苏州大学校史丛书

总主编 王卓君 朱秀林

苏州医学院简史

顾 钢 王馨荣 著

苏州大学出版社

图书在版编目(CIP)数据

苏州医学院简史/顾钢,王馨荣著.—苏州:苏州大学出版社,2010.4(2019.8重印)
(苏州大学校史丛书/王卓君,朱秀林主编)
ISBN 978-7-81137-468-1

Ⅰ.①苏… Ⅱ.①顾…②王… Ⅲ.①苏州医学院-校史 Ⅳ.①R-40

中国版本图书馆 CIP 数据核字(2010)第 076550 号

苏州医学院简史
顾钢　王馨荣　著
责任编辑　郑亚楠

苏州大学出版社出版发行
(地址:苏州市十梓街1号　邮编:215006)
丹阳兴华印务有限公司印装
(地址:丹阳市胡桥镇　邮编:212313)

开本 787mm×1 092mm　1/16　印张 15.25　插页 2　字数 374 千
2010 年 4 月第 1 版　2019 年 8 月第 2 次印刷
ISBN 978-7-81137-468-1　定价:45.00 元

苏州大学版图书若有印装错误,本社负责调换
苏州大学出版社营销部　电话:0512-67481020
苏州大学出版社网址　http://www.sudapress.com

苏州大学校史丛书编审委员会

主　任：王卓君　朱秀林
副主任：江　涌
委　员：（按姓氏笔画排列）

王书昭　王春元　王顺利　王家宏　叶伟衡　田晓明
白　伦　印其章　朱巧明　朱和生　朱炳元　刘　林
刘有儒　江　村　江　静　芮国强　杨一心　吴融如
何寿春　沈雷洪　宋锦汶　宋肇棠　张云朋　张良田
张学光　张建初　张菊兰　张雪根　陆匡宙　陈一星
陈克潜　杭晓平　罗时进　金　均　周孝谦　周炳秋
周德欣　郑薇青　赵经涌　施明干　姜礼尚　姜建明
姚焕熙　秦和鸣　袁沧洲　袁勇志　夏昌明　顾　钢
顾佩兰　钱培德　徐惠德　殷爱荪　高　敏　高祖林
唐忠明　诸镇南　黄文锦　黄金玉　曹　鄂　葛建一
喻叔英　路建美　蔡衍郎　熊思东

执行主编：王国平

总　序

苏州大学的历史，追溯最早源头，自东吴大学创办至今，已经一百多年了。

历史的偶然性往往使人们惊异不已。近代中国第一所西制大学不是诞生在浸润着欧风美雨的上海等沿海大都市，而是诞生在有着深厚的古老历史文化传统的姑苏。对历史偶然性的惊异又总会激发人们对历史必然性的思索。正因为苏州有着上千年崇文重教传统，才会在近代新的历史条件下宽容地接受了一所异质的教会大学。正因为苏州有着发达的科举文化，当甲午战争失败给社会以空前刺痛之时，才会有一群科举士子毅然转向西学以救亡图存，为大学的兴办创造了难得的生源与际遇。正因为苏州不是沿海大都市，在近代社会转型之际，它更少都市的商业喧嚣，以厚重的文化素养使现代大学茁壮成长……

鸟瞰苏州大学的百年历程，名校汇聚，群贤毕至，千帆竞发，如同百川归流，激荡成壮阔的历史长河。1952年院系调整，苏南文化教育学院、东吴大学文理学院及江南大学数理系合并组建苏南师范学院，不久更名为江苏师范学院。1982年，江苏师范学院改为苏州大学。苏州蚕桑专科学校、苏州丝绸工学院、苏州医学院又先后于1995年、1997年、2000年并入苏州大学。星移物换，万象更新，今日之苏州大学正跨越世纪，攀上历史的高峰，前面是更为辉煌的未来。

这套丛书将向您展开苏州大学一百多年的历史长卷。我们希望，她所承载的历史文化积淀，以及附丽其上的历史记忆、历史评论等等，能让您开卷有益。

Preface

The history of Soochow University today can be traced back to the establishment of the former Soochow University (1900—1952), one of the earliest universities in the country over a hundred years ago.

Amazingly, the first modern Western university in China wasn't born into the coastal metropolis like Shanghai which had been westernized much earlier, but coincidentally in the ancient city of Suzhou which enjoyed great cultural profundity and historical tradition. This amazing coincidence certainly inspired people to reflect its inevitability. It was Suzhou's traditional homage to culture and education that nurtured an open field to a mission university from the West. It was also its developed Imperial Civil Service culture that enabled a group of Suzhou elite scholars to determinedly turn to Western learning for the survival and revival of the nation after the humiliating Sino-Japanese war in 1894. Furthermore, it was the non-coastal metropolis location that made Suzhou less commercialized during the social transformational period and favored, with its rich cultural attainments, by education pioneers. All these helped to create rare opportunities for an institution of higher learning and its maturity.

The centennial history of Soochow University has witnessed mergence of well-known institutions, assembly of the virtuous, and prosperity of attainments, and continuation flows of historical development. During the national reformation of colleges in 1952, Southern Jiangsu Teachers' College, very soon as Jiangsu Teachers' College was formed on the mergence of the School of Liberal Arts and Science of the former Soochow University, Southern Jiangsu College of Culture and Education and the Department of Science of Jiangnan University. Soochow University was renamed in 1982, and in 1995, 1997 and 2000 respectively, Suzhou College of Sericulture, Suzhou Institute of Silk Textile Technology and Suzhou Medical College were merged into Soochow University. With great changes, Soochow University in the 21st century is renewing itself with each passing day for the peak of its historical glory and bright future.

The book series are opening a demonstrative display of the centennial history of Soochow University. It is sincerely hoped that the accumulation of culture, to which historical memories and comments attached will provide readers a beneficial review of the University.

Wang Zhuo-jun Zhu Xiu-lin

前　言

　　苏州医学院(SUZHOU MEDICAL COLLEGE,简称苏医SMC)历经沧桑展风华,医道精进弘仁爱,是国内历史悠久的知名医学院校之一。她溯源于清朝恩科状元、我国著名的实业家和教育家张謇先生与其兄张詧于1912年创建的私立南通医学专门学校(校址设在南通市籍仙观西院)。这是国人最早创办的私立高等医学院校之一,张謇、张詧分别任名誉校长和校长。张謇亲自为学校写下校训"祈通中西　以宏慈善"。① 她的诞生,既体现了创办人"父教育而母实业"②的理念,又涵盖着西医东渐的文化渊源。她的创办,既顺应了时势发展和遵从正规医学教育规律的需求,又成为我国民办高等医学教育本土化的发端。孙中山评价其为中国教育事业"开了历史之先河"。③

　　张謇(1853—1926),是一个爱国主义者,由仕途回乡后,脚踏实地兴实业、办教育,开始走上了"实业救国"和"教育救国"的道路。他在《自订年谱》中写道:"自见乙未马关订约,不胜愤耻,即注意实业、教育二事。"④这是当时爱国人士共有的见识。1895年起,张謇接连在南通、海门等地创建了一系列近代企业。与此同时,他呕心沥血创办了各类学校,包括大专院校7所,师范3所,中、小学300多所。宣统二年,张謇被教育界公推为中央教育会会长。1911年,张謇担任中华民国临时政府实业总长。张謇的"教育为实业之母"的理念,孕育了苏州医学院前身的诞生。他在继南通农业专科学校、南通纺织专门学校之后,又创办了私立南通医学专门学校,其目的是为了防病治病,提高百姓的健康水平。张謇事业的继承者——其子张孝若在后来阐述其父创办私立南通医学专门学校的宗旨时说:"都市集中生活,首重卫生,且医学之发达与否,有关民族之强弱。故人生所需,不可无医,乃建大学医科于学区之中心。"⑤

　　作为苏州医学院的后来者们对张謇的了解和敬仰,更多的是来自于业界及校园内一代又一代师长的口碑。而张謇写下"祈通中西　以宏慈善"的校训,却一直激励着一代又一代"苏医人",在高等医学教育道路上努力探索和开拓奋进。

　　88年薪火传承。1912年创建的私立南通医学专门学校,历经北伐战争、抗日战争、解放战争、新中国建立;先后更名为私立南通医科大学(1927)、私立南通大学医科(1928)、私立南通学院医科(1930)、国立江苏医学院(1938年与江苏省立医政学院合并)、私立南通学院医科(1946年复校重建);1949—1957年又历经全国性院系调整,先后易名为苏北医学院(1952)、南通医学院(1956),逐步建设成为社会主义的新型高等医学院校。1957年,学校

---

① 《张謇全集》,第4卷,江苏古籍出版社1994年版,第296页。
② 王敦琴:《张謇"父教育而母实业"之内涵及其当代意义》,《南通大学学报(教育科学版)》,2006年第1期。
③ 耿新芳:《继承先贤爱国志,再谱杏林新诗篇》,《苏医报》总第307期,2000年1月1日。
④ 《张謇全集》,第6卷,江苏古籍出版社1994年版,第847页。
⑤ 《南通学院院刊》,1947年第4期。

从南通迁至苏州,定名为苏州医学院,进入了一个蓬勃发展的时期;后经"文革"十年浩劫,学校发展停滞;1977年拨乱反正,1978年改革开放之后,迎来了教育和科学的春天。自此,学校重振雄风,迈入新的快速发展时期。

88年春华秋实。学校的隶属关系几经更迭:先由私立改为公立,属中央教育部、华东军政委员会共同领导(1952),后归属第二机械工业部(1962),又移交江苏省(1970),再由江苏省和第二机械工业部双重领导(1973),继而复归第二机械工业部(1978),后又转归江苏省(1999)。在几经变更的过程中,学校逐步确立了教育优先发展的战略地位,实行"三个面向"的方针,教学改革不断深入,苏州医学院焕发出勃勃生机。在世纪之交,高等教育体制转换之际,2000年4月,苏州医学院并入苏州大学,强强联合,携手并进,走向更加辉煌灿烂的明天。

88年岁月如潮。苏州医学院一路走来,从方兴未艾初创期(1912—1916)到奋力前行成长期(1916—1936),从逆境图存低谷期(1936—1949)到私改公立调整期(1949—1957),从搬迁苏州发展期(1957—1966)到十年内乱"文革"期(1966—1976),从正本清源繁荣期(1976—1985)到开拓创新鼎盛期(1985—2000.4),无论道路多么坎坷曲折,无论困难多么重重如山,她总是一步一个脚印,走出了气势,展示了风采。

88年风雨沧桑。苏州医学院一路走来,从小到大不断发展;从南通的启秀楼到苏州的可园,不断变革,由弱变强,从初步长成到枝繁叶茂,不断创新,取得辉煌。在党的正确领导下,经过几代人的努力奋斗,苏州医学院成为一所以两医(核医学和放射医学)两技(核技术和生物技术)为特色的医工结合和文理相通的享誉海内外的综合性高等医学院校。

苏州医学院是国务院首批授权可以授予博士、硕士、学士三级学位的院校之一(首批有2个博士点、3名博士生导师);设置有10个专业、64个教研室、5所附属医院、7个研究所、1个成人教育学院、1个部级重点实验室、13个部、省级重点学科(专业)。1974年,创建了我国最早的脑神经研究室;1981年,首创我国第一个血栓与止血研究室;1988年,在血液病基础研究室、临床血液研究室和血栓与止血研究室的基础上,经上级批准,江苏省血液研究所在附属第一医院成立并挂牌;1994年创立国内首家核医学生物技术重点实验室。拥有1个博士后流动站(临床医学)、7个博士点、50名博士生导师、29个硕士点、233位60岁以下的硕士生导师,是国家首批批准在职攻读硕士学位授予权和临床医学专业硕士学位试点单位。

苏州医学院人才辈出、名师荟萃:拥有中国工程院院士1名,国家级及部省级有突出贡献的中青年专家15名,全国为数不多的中华医学会资深会员2名,部、省级学科带头人和跨世纪学术带头人75名;拥有高级技术职务人员500余名,其中教授(或相当技术职务)160多名;72名高级专家享受政府特殊津贴。截至2000年4月,苏州医学院拥有在校学生6000余名,其中本、专科生3500余名;博、硕士生672名(含在职申请学位生),其中博士生103名,成人教育在读生2800余名。经国家教育部批准开设了4个助教进修班、4个国家级继续教育基地。经卫生部审定的10个学科成立全国医学教育师资进修班。苏州医学院拥有博士生导师自审权,拥有副教授、副主任医师的整体评审权,拥有基础医学功能、形态学科、临床医学内科、外科学科的教授评审权。

苏州医学院对外学术交流活跃,与美国、日本、法国、澳大利亚等国家和我国香港、台湾地区的25所院校和科研机构建立校际合作关系,与国际原子能机构(IAEA)、世界卫生组织

(WHO)的合作十分密切。1978年以来,先后派出300余名教师和科技人员分赴以上国家和地区讲学、进修、留学,其中一半以上已学成回国,此外还接收海外留学人员43名。

苏州医学院图书馆藏书54万余册、中外期刊3000余种,配有光盘检索、缩微阅读系统,且与中国核科技情报所、华东医学情报网、Internet联网。据国际权威检索机构提供的数据,1989—1998年期间,苏州医学院被SCI收录的论文数111篇,居全国千余所高等院校的第79位,居全国百余所医药院校的第16位。1991—1995年期间,苏州医学院被SCI收录的论文数居全国高校第62位,居全国医药院校第8位,居江苏省医药院校首位。

苏州医学院虽历经沧桑风云,但无论从历史的渊源,还是从办学的声誉来看,她都能自立于国内高等医学名校之林,在中国现代医学教育舞台上演绎精彩璀璨的华章,不愧是一座千万莘莘学子向往的杏林殿堂。

2000年4月,苏州医学院与苏州大学合并而画下句号之时,苏医人既充满骄傲地回顾既往,又顺应潮流地看待现实,更满怀豪情地争创未来。

曾记否,南通文峰塔下东二院内,西学东渐,新潮奔涌;曾记否,濠河之滨启秀楼里,群贤毕至,英才咸集;曾记否,姑苏城内沧浪亭畔,可园内山水清丽、花木扶疏,同学们欢声笑语,享受着鸟语花香,灿烂的阳光洒落在青春的笑脸上;曾记否,体现正谊书院丰厚人文底蕴的校园里,学子们坐在宽敞明亮的教室里,聆听着老师传道、授业、解惑,他们自由自在地在知识的海洋里遨游……

光阴荏苒,岁序更新。忆往昔,桃李不言,苏医人风雨话沧桑;看今朝,厚德载物,杏林人再创新辉煌。

目 录

前 言 ·· 1

第一章 方兴未艾初创期(1912—1916) ·· 1

第一节 私立南通医学专门学校创办的历史背景 ·· 1
1. 西医东渐与国人对西医的认知认同 ··· 1
2. 清末民初西医教育的形态和类型 ·· 4

第二节 私立南通医学专门学校的创办缘起 ··· 6
1. 张謇张詧弟兄联手,奠定医校创办基础 ·· 6
2. "父教育而母实业",医校创办变为现实 ··· 9
3. 办学主张循序渐进,创办医校水到渠成 ·· 10

第三节 私立南通医学专门学校的筹建经过 ··· 11
1. 建校选址及规划设计 ··· 11
2. 建校之初的办学经费筹措 ··· 12
3. 扩建南通医院(附属医院) ·· 12
4. 建校之初的师资队伍 ··· 13

第四节 建校初期的学科学制及课程设置 ·· 14
1. "壬子癸丑学制"中有关医学教育的规定 ·· 14
2. 初创时期的招生和学制及课程设置 ··· 15
3. 初创时期的教学方法和成绩考核 ·· 15
4. 熊省之作南通第一次尸体解剖示教 ··· 16
5. 制定《学则》,服从师训,遵守校规 ·· 17
6. 1916年1月举行第一届毕业典礼 ·· 18

第二章 奋力前行成长期(1916—1936) ··· 20

第一节 "祈通中西 以宏慈善"的办学模式 ·· 20
1. 中西医合校的体制融和 ·· 20
2. 中西医渗透的课程兼容 ·· 22
3. 中西医双学的专业互通 ·· 23

第二节 广纳贤才不拘一格,选聘中外优秀教师 ·· 24
1. 优质师资,内培外引,唯才是聘 ··· 24
2. 尊师重教,"优予俸给",提高待遇 ··· 25

第三节 育精英之才,走精品之路 ·· 26
1. 面向全国,招收优生 ·· 26
2. 严格考试,规范课程 ·· 27

第四节　继承父辈的事业,张孝若接掌各校 …………………………… 28
　　1. 少壮英才张孝若 ……………………………………………………… 29
　　2. 升格合并探索,成立南通大学 ……………………………………… 30
　　3. 呈部核准暂称南通学院 ……………………………………………… 33
　　4. 行政机构与经费来源 ………………………………………………… 34
　　5. 稳步前进的附属医院 ………………………………………………… 35
　　6. 医学研究和管理机构 ………………………………………………… 36
第五节　风起云涌的学生运动 …………………………………………… 37
　　1. 声援五四运动 ………………………………………………………… 37
　　2. 组织"南通学生上海五卅血案后援会" …………………………… 38
　　3. 组织南通学生反日会 ………………………………………………… 38
　　4. 南通"一二·九"学生运动 ………………………………………… 38

第三章　逆境图存低谷期(1936—1949) ………………………… 39
第一节　抗战时期,私立南通学院医科漂泊萍踪 ……………………… 39
　　1. 救死扶伤,勇赴国难 ………………………………………………… 39
　　2. 西迁沅陵,并校更名 ………………………………………………… 39
　　3. 苏医邨里,艰难复课 ………………………………………………… 40
第二节　抗战胜利,私立南通学院医科恢复重建 ……………………… 42
　　1. 学院回迁,医科重建 ………………………………………………… 42
　　2. 重建时期的经费来源 ………………………………………………… 43
　　3. 重建时期的师资队伍 ………………………………………………… 44
第三节　私立南通学院医科的教育设施 ………………………………… 44
　　1. 校舍概况 ……………………………………………………………… 44
　　2. 教学概览 ……………………………………………………………… 46
　　3. 图书馆与附属医院 …………………………………………………… 48
　　4. 行政机构 ……………………………………………………………… 49
第四节　抗日救亡运动与共产党地下组织 ……………………………… 50
　　1. 师生抗日救亡运动 …………………………………………………… 50
　　2. 师生反内战,护校迎解放 …………………………………………… 51
　　3. 地下党组织的建立与发展 …………………………………………… 51

第四章　私改公立调整期(1949—1957) ………………………… 53
第一节　维持接收和改造,建立学校新秩序 …………………………… 53
　　1. 成立临时执委会,沪部迁回南通市 ………………………………… 53
　　2. 成立院务委员会,改组校董会 ……………………………………… 54
　　3. 统考统招新生,注意吸收工农 ……………………………………… 55
第二节　全国院系调整,两次更迭校名 ………………………………… 56
　　1. 医科定名为"苏北医学院" ………………………………………… 56
　　2. 健全行政工作机构,制定部门工作职责 …………………………… 57
　　3. 开展思想改造运动,树立为人民服务思想 ………………………… 58

4. 苏北医学院易名为南通医学院 …………………………………… 59
第三节　改造与调整中的教学工作 ……………………………………… 59
　　1. 实施课程改革,统一教学计划 …………………………………… 59
　　2. 专业设置与学时调整 …………………………………………… 59
　　3. 教学组织与课程设置 …………………………………………… 59
　　4. "听、看、做三者合一"的教学方法 ……………………………… 62
　　5. 拓展学生实习基地 ……………………………………………… 62
第四节　科学研究与师资阵容 …………………………………………… 63
　　1. 脊髓灰白质炎防治的研究 ……………………………………… 64
　　2. 植物杀菌剂治疗滴虫性阴道炎的研究 ………………………… 64
　　3. 对出土的明代6具古尸的研究 ………………………………… 65
　　4. 召开学术会议,交流专题报告 …………………………………… 66
　　5. 私转公立后的教师阵容 ………………………………………… 66
第五节　校舍及仪器设备与附属医院概况 ……………………………… 68
　　1. 学院校舍 ………………………………………………………… 68
　　2. 仪器设备 ………………………………………………………… 69
　　3. 附属医院 ………………………………………………………… 69
　　4. 学校经费 ………………………………………………………… 70
第六节　私改公立调整期的群团组织 …………………………………… 70
　　1. 工会组织 ………………………………………………………… 70
　　2. 共青团组织 ……………………………………………………… 70
　　3. 学生会 …………………………………………………………… 71

第五章　搬迁苏州发展期(1957—1966) …………………………… 72
第一节　从南通到苏州,迁校易名苏州医学院 …………………………… 72
　　1. 成立迁校委员会,落实搬迁工作事宜 …………………………… 72
　　2. 中科院院长郭沫若挥毫题写新校名 …………………………… 73
　　3. 筹建苏州医学院南通分院 ……………………………………… 74
　　4. 南通分院易名"南通医学院" …………………………………… 75
第二节　沧浪亭畔新校址,可园人文底蕴厚 …………………………… 76
　　1. 人脉可园,贤达名流荟萃 ………………………………………… 76
　　2. 文脉可园,新旧学堂齐聚 ………………………………………… 77
第三节　贯彻党的"八字方针",落实《高校六十条》 ……………………… 79
　　1. 整风反右和大跃进运动中的校况概貌 ………………………… 79
　　2. 贯彻《高校六十条》,调整健全教学秩序 ………………………… 81
　　3. 坚持以教为主的原则,积极开展教学改革 ……………………… 82
　　4. 合理设置专业,开展本(专)科教学和成教工作 ………………… 83
　　5. 加强师资队伍建设,培养高层次医学人才 ……………………… 84
　　6. 成立医学科学研究委员会,推动医学科研不断发展 …………… 88

第四节　巩固发展附一院,筹建创办附二院、附儿院 …… 88
 1. 天赐庄里,巩固发展苏医附一院 …… 89
 2. 下塘街外,筹建创办苏医附二院 …… 92
 3. 慕家花园,筹建创办苏医附儿院 …… 93
第五节　隶属二机部,筹建创办放射医学系 …… 95
 1. 培养核专业医学人才,筹建创办放射医学系 …… 95
 2. 开办放射专修班,参加核爆监测工作 …… 96
第六节　党组织与工会、共青团工作 …… 97
 1. 党员大会与党员代表大会 …… 97
 2. 工会与共青团工作 …… 98

第六章　十年内乱"文革"期(1966—1976) …… 101
第一节　十年内乱时期的校政概览 …… 101
 1. 停课闹革命和初期的混乱 …… 101
 2. 群众组织夺权与革命委员会的成立 …… 102
 3. 党委工作的恢复与组建 …… 104
第二节　十年内乱时期的教学概况 …… 105
 1. 实行开门办学与组织编写教材 …… 106
 2. 恢复招生,选拔招收工农兵学员 …… 106
第三节　十年内乱时期的医疗工作 …… 107
 1. 组建"医教革命连",开展血防工作 …… 107
 2. 援外支边,抗震救灾 …… 108
第四节　十年内乱时期的科研情况 …… 108
 1. 积极完成省、厅下达的科研任务 …… 108
 2. 结合临床实践,开展多项目研究 …… 109

第七章　正本清源繁荣期(1976—1985) …… 110
第一节　拨乱反正,恢复重建各项工作秩序 …… 110
 1. 落实政策,平反冤假错案 …… 110
 2. 调整领导班子,完善组织机构 …… 111
 3. 召开第七次党代会,开展整党工作 …… 113
 4. 恢复职称评审,鼓舞教工人心 …… 114
第二节　以教学为中心,实现工作重点转移 …… 114
 1. 恢复全国高考制度,招收77级、78级新生 …… 114
 2. 修订教学计划和大纲,开展教改和教学研究 …… 115
 3. 恢复研究生招生制度,招收硕士生和博士生 …… 116
 4. 开办夜大和各类进修班,创建多元办学模式 …… 118
第三节　设置科研机构与管理机构,不断拓展科研新领域 …… 119
 1. 科研机构和管理机构的设置 …… 119
 2. 主要科研成果与承担部省科研课题 …… 120
 3. 恢复和出版《苏州医学院学报》 …… 120

第四节　开展国际合作与对外学术交流 ································· 121
  1. 与日本医学交流与合作 ··· 121
  2. 与法国医学交流与合作 ··· 122
  3. 与美国医学交流与合作 ··· 123
  4. 引进国外智力,接收海外留学生 ··································· 123

第五节　改善办学条件,振兴附属医院 ································ 124
  1. 建造新校舍,增添新设备 ·· 124
  2. 莲香桥堍三香路,重建苏医附二院 ·································· 125
  3. 发展附儿院,振兴附一院 ·· 125

第八章　开拓创新鼎盛期(1985—2000.4) ························ 128

第一节　更新教育理念,调整办学结构 ································ 129
  1. 适应发展需求,设置"九系二部" ··································· 129
  2. 建立教学管理体系,实行教学督导制度 ······························ 130
  3. 拓展临床实习基地,教学管理立章建制 ······························ 131
  4. 加强课程建设,编撰优质教材 ···································· 131
  5. 改进教学方法,实行考教分离 ···································· 131
  6. 定期授课竞赛,深入教学研究 ···································· 132

第二节　稳步发展的研究生教育 ···································· 133
  1. 全国统考与自行命题 ·· 133
  2. 硕士点与博士点 ··· 133
  3. 教学安排与课程设置 ·· 136
  4. 管理制度与教学评估 ·· 137
  5. 开展在职人员申请硕士学位 ····································· 137
  6. 开办研究生课程进修班 ·· 138
  7. 进行临床医学专业学位试点工作 ·································· 139
  8. 严格硕士学位、博士学位的授予 ·································· 139
  9. 建立博士后科研流动站 ·· 142

第三节　形式多样的成人高等教育 ·································· 143
  1. 调整专业设置,增强适应能力 ···································· 143
  2. 加强成教管理,注重成教质量 ···································· 144
  3. 突破单一培养规格,建立专业证书制度 ······························ 145

第四节　科学研究的发展与师资队伍的建设 ··························· 145
  1. 调整研究方向和领域,设置"七所一室三中心" ·························· 146
  2. 抓住机遇突出"核"字,促进重点学科发展 ···························· 147
  3. 重大科研课题与主要科研成果 ··································· 148
  4. 为核安防和核事业保驾护航 ····································· 152
  5.《苏州医学院学报》的作用与影响 ·································· 153
  6. 图书馆文献资源建设与服务 ····································· 153
  7. 师资队伍培养与国外智力引进 ··································· 153

第五节　国际交流合作与国际医疗援助 ·················· 154
　　1. 开展校际交流与项目合作 ·························· 155
　　2. 开展区域双边合作与交流 ·························· 157
　　3. 派遣教师出国进修与接收外国留学生 ················ 160
　　4. 开展国际医疗援助与派遣援外医疗队 ················ 162
第六节　后勤保障与校办企业 ····························· 162
　　1. 后勤保障工作与机构设置 ·························· 162
　　2. 开办幼儿园与职工保健工作 ························ 163
　　3. 发展院系两级校办企业 ···························· 164
第七节　附属医院建设与援建香蜜湖友谊医院 ············· 164
　　1. 附属第一医院（苏州市第一人民医院）··············· 165
　　2. 附属第二医院（核工业总医院）····················· 169
　　3. 附属儿童医院（苏州市儿童医院）··················· 171
　　4. 附属第三医院（常州市第一人民医院）··············· 173
　　5. 附属第四医院（无锡市第四人民医院）··············· 174
　　6. 支援深圳香蜜湖友谊医院建设 ······················ 176
第八节　党政组织建设与统战群团工作 ···················· 177
　　1. 党的组织建设与党政机构设置 ······················ 177
　　2. 党的统战工作与民主党派组织建设 ·················· 181
　　3. 卓有成效的工会与教代会工作 ······················ 183
　　4. 朝气蓬勃的共青团工作 ···························· 184
　　5. 富有生机的学生会和研究生会 ······················ 185
　　6. 鲜明特色的师生文明共建 ·························· 186
　　7. 苏医侨联与苏医台联 ······························ 187
　　8. 苏医党委机关报——图文并茂的《苏医报》··········· 188
　　9. 隆重的80周年校庆大典 ··························· 189

结　语 ··· 192
苏州医学院大事记（1912年3月至2000年4月）············· 195
附录一　苏州医学院历届党政领导一览表 ················· 213
附录二　苏州医学院历届全国、省人大代表、政协委员一览表 ··· 216
附录三　苏州医学院历年在校本、专科学生数一览表 ······· 217
附录四　苏州医学院1978—1999年研究生培养情况一览表 ··· 220
附录五　苏州医学院夜大学（成教）历年招生数、在校人数、毕业人数一览表 ··· 221
参考文献 ··· 223
后　记 ··· 225

第一章 方兴未艾初创期(1912—1916)

苏州医学院的前身——民国元年创办的私立南通医学专门学校,是国人最早创办的高等医学院校之一。她的诞生,既反映了创办人"父教育而母实业"的理念,又展示了西医东渐的文化渊源;她的创办,既顺应了时势发展和遵从正规医学教育规律的需求,又成为我国民办高等医学教育本土化的发端。

第一节 私立南通医学专门学校创办的历史背景

问渠哪得清如水,为有源头活水来。回溯苏州医学院的历史,自然要从她的源头——私立南通医学专门学校说起。私立南通医学专门学校的诞生和创办,既展示了创办人"祈通中西 以宏慈善"(图1-1)理念的实践硕果,又蕴涵着西风东渐、中西医文化渊源的历史背景。

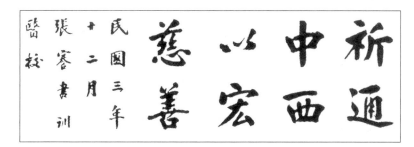

图1-1 张謇题写的医校校训

1. 西医东渐与国人对西医的认知认同

西医学,集技术与科学为一体,人们能够看到立竿见影的医疗效果和超越中医的回春妙手,感受到济世救人的慈悲心怀,这是西医的威力和魅力所在。当西医于晚清时期随着传教活动进入中国之后,从名儒显宦、富商巨贾,到贩夫走卒,虽始而狐疑者或有,但终而严拒者鲜见。

首先,统治阶层的认知与接纳。

清政府官员请传教医师看病在当时不过是一个公开的秘密。钦差大臣林则徐就曾请传教医师伯驾(Peter Parker 1804—1888)看过病。传教医师马根济治愈李鸿章夫人的沉疴,是促成李鸿章投资创建医学校的契机。1898年8月,光绪帝接受维新派的主张,创立京师大学堂,并下谕:"医学一门,关系至重。亟应另设医学堂,考求中西医理,归大学堂兼辖,以期医学精进。"①1902年8月,清廷颁布《钦定大学堂章程》,规定大学分科,仿日本体例,共七科,医科为第七科,下设医学、药学两目。1904年颁布的《奏定学堂章程》中,医科被列为

---

① 《大清德宗(光绪)皇帝实录》(六),台北华文书局1960年印行,第3879页。

第四科,分医学和药学两部分,并规定医本科修业年限为三到四年,预科三年(图1-2、1-3)。可见,此时的西医学在统治者眼里已是关系重大的学科了。不但光绪帝及宫廷大员如此,而且掌握清廷权柄的慈禧太后,对西医也有相当的好感。统治阶层的认知认同,最终为西医在中国的传播、发展与畅行开启了绿灯。

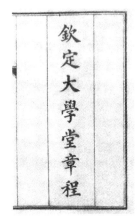
图1-2 《钦定大学堂章程》

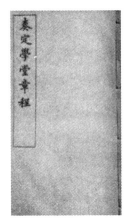
图1-3 《奏定学堂章程》

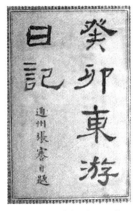
图1-4 《东游日记》

其次,知识精英的推崇与倡行。

19世纪末的中国面临被列强蚕食的危局。一些仁人志士开始寻找救国济世的良方,并为此不懈努力。科学救国、教育救国、医学维新的精神追求也嵌入了他们的思想意识中。洋务运动后期,中西文化交流日甚。一批知识精英走出国门,放眼域外,学习西方先进科学技术。为了借鉴日本的经验,光绪二十九年(1903),张謇东渡日本进行实地考察,往返整整70天。70天内,除着重参观博览会外,他还参观了教育机构35处,农工商单位30处。每看必问,每问必记,每记必思。通过考察,归来之后他写了《东游日记》(图1-4),详细记载了考察中的所见所闻及其感受,为他今后创办私立南通医学专门学校有了新的思考和体悟。梁启超、严复等维新之士力倡医学维新以强身"保种",较之于早期改良派人士,他们的认识又爬升到更高的层面。梁启超痛陈"强国必先强种,强种必先强身,强身必先强医"①之理,认为要想避免被"强食"的厄运,就必须"保种","不求保种之道则无以存中国","保种之道有二,一曰学以保其心灵,二曰医以保其躯壳"。② 因此,梁启超主张开学堂、开医会、刊医报,"采中西理法,选聪慧之童,开一学堂,以昌斯道",进而"通海内外之见闻","甄中西法之美善"。③ 梁启超的思想鼓动了民间兴办"新医"的热情,例如他"在广坐中,慷慨哀激,论保种之道",力陈庸医之弊时,忽有人"涕泗长跪而言曰:'此举若昌,某愿粉身碎骨相赞助','愿悉所有以其半养母,而散其半以就此事'"。④ 1909年,何炳元在《医学丛编》刊载《论中国急宜开医智》一文,极力倡导西医科学为"保种"之根本:"欲强国,必先强种;欲强种,必先讲卫生;欲讲卫生,必先明生理;欲明生理,必先兴医学;欲兴医学,必先开医智。"⑤

---

① 梁启超:《医学善会序》,《时务报》第38期,光绪二十三年八月十一日。
② 梁启超:《医学善会序》,《时务报》第38期,光绪二十三年八月十一日。
③ 梁启超:《医学善会序》,《时务报》第38期,光绪二十三年八月十一日。
④ 梁启超:《医学善会序》,《时务报》第38期,光绪二十三年八月十一日。
⑤ 何炳元:《论中国急宜开医智》,《医学丛编》,1909年初集。

第三,中医药界的兼容与汇通。

中医药界则以平和的心态应对西医的冲击,通过比照,采取开放的姿态认可与接纳西医,并试图通过"汇通"中西医精华,寻求中国医学的发展路径。张謇主张中西双学、中西渗透,认为西方科技有长处,也有短处,并不是十全十美的。他说:"不知外洋各国之所长,遂不知外洋各国之所短。知己知彼,乃可谋国。"① 在对待西医与中医的问题上,社会上有各执一端之议,他说:"今之言医者,顽固自大者无论,其少有知识者又多重西而轻中","社会习惯信中医者多"。张謇既没有采取民族虚无主义,也没有盲目排外,而是具体研究后说:"中医主气化,治虚症亦诚有独至之处。"② 并且列举《汉书·艺文志》医经与经方已划分为二,据此驳斥了贬低中医的说法。但又指出中医的不足之处:"性味虽别而未精详","知其所以然之理,未能知所以然之数"。③ 对西医学,他认为"西药取其精便人服饮,良是","在今日尤不能不取西医学说,以辅吾之不逮"。④ 因此,他在1914年提出"祈通中西 以宏慈善"的中西医结合的主张,并且付诸行动。其一,通中西医药学,著《中药经》。张謇说:"医犹汽车电车,药犹轨与道也。药通,然后可以求医之通。"⑤并请上海科发药房旭尔登先生联络德国柏林大学大伦制药学院院长汤姆斯教授、化学工程师马勒,计划对常用的二三百种中草药进行化验,"与商此事,许其赞成"。⑥ 其二,在自己创办的私立南通专门学校开展中西双学的尝试——"中医科加生理、化学两科,西医科加本草药物科,令学生自加融洽,希冀沟通"。⑦

第四,黎民百姓的畏疑与亲和。

普通民众是西医面对的最广泛的群体,也是其取信中国、扎根中国的社会基础。他们对西医的态度从畏疑、迷惑发展到接受和信赖,表现出空前的热情,西洋医学对于普通民众来说无异于天外来客。

起初,对西医的怀疑、恐惧是社会民众的普遍心理反应。传教医师伯驾(图1-5)的"眼科医局"开业的第一天就遇到挫折,一整天竟然无人问津。第二天,只有一名患青光眼的妇女上门,后来情况才慢慢好转起来。事实上,民间对西医的疑惧和偏见维持很长时间,没有完全消除,一直到19世纪下半期,由于教案迭起,义和团风起云涌,社会上针对教会仍有种种讹言。例如,教会医师以迷药诱人入教,以媚药淫亵妇女;教会医院挖眼剖心用以做药,西医解剖尸体或制作人体标本;等等,均被认为是出于各种匪夷所思的邪恶动机。

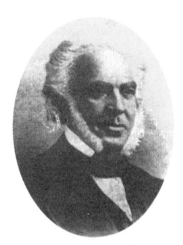

图1-5 眼科医局创办人伯驾
(Peter parker 1804—1888)

上述局面后来出现的逆转,完全依赖于教会医师高超的技艺。传教士伯驾"凭着他在

---

① 《张謇全集》,第1卷,江苏古籍出版社1994年版,第38页。
② 《张謇全集》,第4卷,江苏古籍出版社1994年版,第30页。
③ 《张謇全集》,第4卷,江苏古籍出版社1994年版,第298页。
④ 《张謇全集》,第4卷,江苏古籍出版社1994年版,第295页。
⑤ 《张謇全集》,第4卷,江苏古籍出版社1994年版,第270页。
⑥ 《张謇全集》,第4卷,江苏古籍出版社1994年版,第296页。
⑦ 《张謇全集》,第4卷,江苏古籍出版社1994年版,第297页。

外科上的技巧,不久,就为他的医局赢得了朋友"。① 一大批病人通过伯驾的亲手诊治而痊愈,畏疑心理逐渐消失,就医人数日益增加。"眼科医局"开始出现了繁忙的局面,据伯驾自己的报告:"我看到其中有些人提着灯,在清晨二三点钟就从家里出来,以便及时到达。如果当天收住病人的数目有限,他们将在前一天晚上到来,整夜等候,以便在次日能得到一张挂号票。"②在清末任何一所西医院的门口,都可见到摩肩接踵的拥挤状况:在医院大门外、排在大街上的候诊队伍,每天清晨从四面八方拥来的车马轿子,那些官员、侍从、马夫、轿夫,把整条街挤得水泄不通。人们不得不把小孩举过头顶,避免小孩窒息或被挤伤。

由此可见,只有赢得社会公众的兴趣和关注,西医在中国才有肥沃的土壤,国人的认知、认可、认同,是西洋医学在中国扎根生存的基础。

2. 清末民初西医教育的形态和类型

中国的西医教育首先在广东、上海等沿海城市出现,然后,从南往北,从沿海向内地,从城市到乡村逐渐辐射和发展。我国西医教育源于传教士和教会医院将西医引进中国,在培训中国医务人员上,可以说其功不可没。另外,西方国家在中国的西医派别之争,在学术上起到了百家争鸣的效果,这也促进了清末民初西医学术的繁荣发展。

第一,清末民初西医教育的形态。

维新人士对西医的宣传,引起了社会上对西洋医学的兴趣。"有志于西洋医学者不断增多,许多地方开始出现'医学研究会'、'函授新医讲习班'、'自新医学堂'等组织,以及各种介绍西洋医学知识、探讨中西医学异同的报刊。"③医学救国思想的涌现,既体现了中国近代社会思潮的变革与升华,又对统治阶级的制度变革产生了影响。正是维新派的鼓吹,光绪帝于1898年在变法时下谕"另立医学堂,考究中西医理"。梁启超对此有过这样的评说:"医者,泰西大学为一科,今特许增之,实为维新之一政也。"④

西医教育的初级形态——"师授徒"。

在1900年以前,我国西医人才的培养与教会医院有密切联系,教会医院为医疗上的需要,兼收中国学徒。一般收一两名学徒,教以浅近的医学知识,以口授为主,其目的不过是训练敷裹的护理人员。这种学徒式的训练方法成效不高,很难算得上是正规的医学教育,而且培养出来的人员,不能满足当时医疗上的需要,能够培养出像关韬这样出类拔萃的医生是极为罕见的,但毕竟还是培养了一些中国的西医人才。关韬(1818—1847)是中国近代学习西医外科的第一人,但学习形式依然是"师授徒"的形式。关韬在关乔昌的指引下,自愿跟随传教士伯驾学医,开了中国人师从外国人学习西医外科的先河。关韬是一个活泼而有责任感的青年,也是一个学习西医的积极实践者,凭借自己的勤奋和才智,使西医逐步为中国人所接受,促进了西医在中国的传播,为中国第一代西医生树立了成功的榜样。⑤

西医教育的中级形态——西医学校诞生。

创建医学校是适应时势的需求。它的目的在于使西医知识的传授进入正常轨道,不再

---

① George H. Danton, The Culture Contacts of the United States and China, The Earliest Sino-American Culture Contact 1784~1844, New York:1931, p. 45.
② W. W. Cadbury and M. H. Jones, At the Point of a Lancet, Shanghai, 1935:p. 41.
③ 廖育群:《歧黄医道》,辽宁出版社1991年版,第267页。
④ 梁启超:《医学善会序》,《时务报》第38期,光绪二十三年八月十一日。
⑤ 马伯英、高晞、洪中立:《中外医学文化交流史——中外医学跨文化传通》,文汇出版社1983年版,第349页。

沿用传统中医教授法,改变了师带徒的形式。医学校创建之始,就要求医学教学必须遵从教育规律,从基本原理和基础知识着手。1866年,第一所正式的西医学校是传教士嘉约翰(John Glasgow Kerr 1824—1901)(图1-6)。创办的附设在博济医院内的"博济医校",她的诞生表明了西医教育进入了从以师带徒向近代中级形态医校过渡的阶段。博济医校最早开创了解剖学、生理学、病理学、微生物学的教学工作。这所医校培养出了大批学生,这些学生毕业后多在华南地区活动,直接从事医疗事业或者进入其他医学校担任教师,对该地区的西医传播有很大的影响。

西医教育的高级形态——高等医学院校创建。

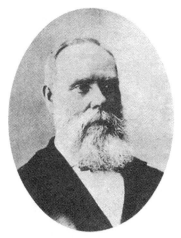

图1-6 博济医校创办人嘉约翰
(John Glasgow Kerr 1824—1901)

西式医院的扩大化和正规化,同时也促进了西式近代医学教育体制的建立。大量的医学校和医学院兴办起来,从而培养了大批中国人成为西医生。如果中国人不能以自己为主来掌握西医知识,那么若要担当起西医在华活动的主要角色,推动中国西医学的发展,使西医学在中国上升为主要地位并长久地继续下去,则是根本不可能的。另一方面,西医学在中国一定会发展其教育体系,培养中国医生,已是当时必然的趋势。

现代教育制度和医学教育体系通过设立医学院而确立。医学院或为教会大学所设,或在教会医院附设的医校基础上发展。辛亥革命以后,北京、直隶、江苏、浙江、广东等省先后设立了一些国立或省立医学校。1912年,北京成立北京医学专门学校(北京医科大学前身);同年,杭州成立浙江省立医药专门学校(浙江医科大学前身),苏州成立江苏医学专门学校(1927年并入上海医学院);1916年,保定成立省立直隶医学专门学校(1949年4月改称河北医学院)。在此时期,我国还相继开办了一些私立医学院校。1909年,广东创办私立医科专门学校(中山医学院前身);1912年,张謇和张詧创办私立南通医学专门学校(苏州医学院前身);1914年,成都华西协和大学开设医科,长沙成立湘雅医学专门学校;1915年,北京创办私立协和医学院。这些医学院校与以往的医院附带教学相比,已不可同日而语,它们在民国西医教育史上均占有重要地位。

第二,清末民初西医教育的类型。

清末民初的西医高等教育,从办学主体来看,存在着多元办学模式,主要有四种类型。

第一种类型为外国教会办的西医高等教育。无论在办学数量,还是在办学质量上,教会的医学教育都是首屈一指的,影响也最大。其中圣约翰大学医学院以其鲜明的特点和高质量而成为教会医学教育的典型代表。

第二种类型为国民政府办的西医高等教育。随着国人自主意识的觉醒,政府逐渐收回教育权,开始自办西医院校,于是便产生了政府办的西医高等教育(含国立和省立),主要以国立北京医学专门学校为代表。

第三种类型为外国政府或财团办的西医高等教育,主要以北京协和医学院、同济医学院为代表。

第四种类型为受教育救国、实业救国思想的影响,一些实业家创办的医学院校,主要以张謇和张詧创办的私立南通医学专门学校为代表。

各种多元办学模式的学校,其办学特点也不尽相同,仅从学术角度讲,流派纷呈,相对自由的竞争环境,促进了医学科学和医学教育的发展。概而言之,清末民初的西医教育从无到有,从一开始教会医院的零星授徒,到后来几乎遍布全国的各级各类医学院校的出现,从最初的主要由教会办学到后来逐渐官办、民办医学教育等一系列过程,基本实现了西医教育的本土化,最终在中国大地上建立了现代医学教育体系。

第二节 私立南通医学专门学校的创办缘起

私立南通医学专门学校的创办,究其缘由,既有西风东渐、新旧交融、西医文化的渊源元素,又有清末民初西医教育体制初具的体系元素,更有创办人张謇和张詧的社会责任和政治理念及个人学养、经历等特定背景的关联元素。私立南通医学专门学校无不打上创办人张謇和张詧两人的思想、理念、实践的印痕。因此,了解创始人张謇和张詧的人生轨迹和事业印痕及心路历程,是我们认识私立南通医学专门学校创办缘起的基础。

1. 张謇张詧弟兄联手,奠定医校创办基础

张謇(1853—1926),字季直,号啬庵,江苏南通人,清末状元,我国近代著名的实业家、教育家、思想家,出身于一个以务农为主兼营小瓷器的中等农人之家庭(图1-7)。张謇幼年聪慧好学,3岁启蒙,4岁入私塾,时"命背诵千文,竟无伪"。16岁中秀才。此后为生计一边做幕僚,一边准备举业。33岁中举人。1894年(时年41岁)高中状元(图1-8)。张謇著有《张季子九录》《张謇函稿》《张謇日记》《啬翁自订年谱》等。

张謇先受任清政府商部头等顾问官(1904),出任江苏咨议局议长(1909)、全国农务联合总会会长,被教育界公推为中央教育会会长(1910)。他先后任南京临时政府实业总长(1912),袁世凯政府农林、工商总长(1912),并兼任全国水利局总裁(1913)、中华农学会名誉会长(1917)等职。他对近代中国社会的发展作出了卓越的贡献,1895年起,在现代工业兴起之际,于沿海滩涂的开发、江淮水系的治理、农业的技术改造、教育事业的变革、社会公益事业的兴办以及城市现代化的建设等方面,都取得了前所未有的成就,走出了一条社会改革、经济发展的独特道路。张謇陆续在南通、海门等地呕心沥血创办了各类学校,包括335所小学、21所中学、20多所职业中学、3所高等专门学校(纺、农、医)。特别是他在其后半生,竭尽全力经营故乡南通,将一个封建闭塞的小县城,建设成一个城市布局合理、经济社会协调发展的"模范县"。

他的辉煌业绩得到世人的高度评价和赞誉。孙中山先生评价张謇,说他为中国教育事业"开了历史之先河"。20世纪30年代初,胡适先生在为《南通张季直先生传记》所写的序言中说:"他独立开辟了无数新路,做了三十年开路先锋,养活了几百万人,造福了一方,而影响及于全国。"1953年,毛泽东在与黄炎培等人谈话时曾经谈到中国的民族工业,说有四个人不能忘记:讲到重工业,不能忘记张之洞;讲到轻工业,不能忘记张謇;讲到化学工业,不能忘记范旭东;讲到交通运输业,不能忘记卢作孚。①

---

① 《张謇研究年刊》,2007年,第28页。

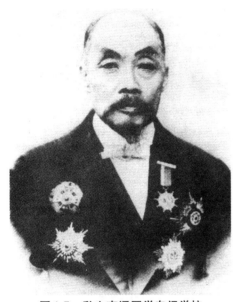

图 1-7　私立南通医学专门学校
创始人、名誉校长张謇

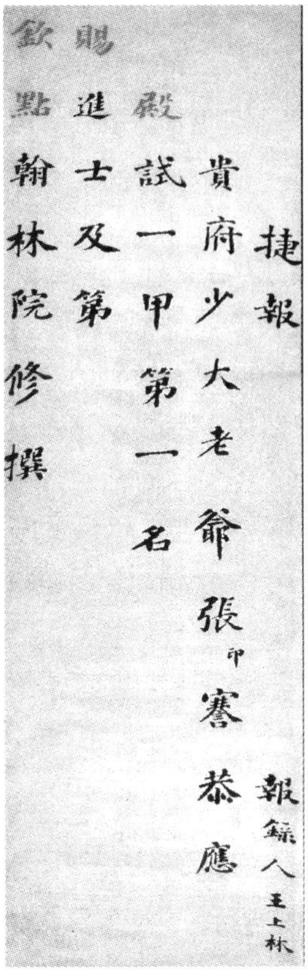

捷報
貴府少大老爺張印謇恭應
殿試一甲第一名
賜進士及第
欽點翰林院修撰
報錄人王上林

图 1-8　状元捷报——张謇登上科举之途
最高峰的历史印证

如果说把清代状元的形象与身着西服的照片相重叠很难,那是因为其间得有一个较大的转换过程,而这个过程恰恰让张謇痛苦却又明智地经历了。他的挚友刘厚生说:“张謇一生似乎是一个结束二千年封建旧思想,最最殿后,而值得注意的一个大人物。同时亦是走向新社会,热心为社会服务的一个先驱者。”①

校长张詧(1851—1939),字叔俨,号退庵,晚号退翁,为张謇三兄(图 1-9)。其为人精明干练,是张謇在南通创办各项事业的得力实施者。1857 年与张謇同入私塾就读。1879 年报捐县丞。1883 年,至驻扎朝鲜的吴长庆军中帮办后勤事,后以军功保举知县,签分江西。1889 年任南昌县帮审,1890 年任良口厘差,1892 年署贵溪知县。1896 年,奉湖广总督调任宜昌川盐加厘局坐办,1899 年回贵溪任上,次年补宜春县知县。张詧在任时以干练之才

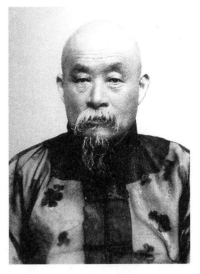

图 1-9　私立南通医学专门
学校校长张詧

① 赵鹏:《状元张謇》,中华工商联合出版社 2003 年版。

名,深得民心。1901年,张詧曾请刘坤一协助,以洋务之名差调张詧回南通协助办纱厂,而江西巡抚李勉林未允,反调张詧任东乡知县。张詧为处理当地乡民抗粮,以及乡民与西洋传教士冲突之事,曾负债六千金,但因处理得当,得到上谕传旨嘉奖。1902年,李勉林调任广东,张詧因张謇电促,再次辞职获允。回乡后全力协助张謇开创各项事业,如大生纱厂、通海垦牧公司、大达轮步公司、广生油厂、复新面厂、阜生蚕桑染织公司、资生铁冶公司及淮南各盐垦公司。历任大生纱厂、大生分厂、复新面厂协理,通州劝学所总董,筹备自治公所董事会副会长,通崇海泰总商会、农会会长,南通纺织专门学校、甲种商业学校、南通医学专门学校校长或总董,南通女子师范学校名誉校长等职。1909年受江苏巡抚瑞微命,为江苏农工商局办。1910年夏辞职回乡。1911年武昌起义后,南通光复,张詧被推为民政长兼总司令,力谋地方安靖,南北统一后方辞职。1914年创办大有晋盐垦公司。1917年创办大豫盐垦公司。张謇出任农商总长期间,南通实业、教育各事业均由张詧负责。南通事业兴盛,多由张謇开创,而张詧则是一个重要助成者,通常张謇主于外,张詧治于内,对大生企业管理致力尤多。张詧工书法,亦能文,著有《具儒堂集》。

张謇曾高度评价其兄张詧:"退庵无弟,则创之势薄;啬庵无兄,则助之力单。故蛰蛰相依,非他人兄弟可比。"①私立南通医学专门学校,如果没有张謇和张詧弟兄两人联手,就没有方兴未艾的初创期,更没有后来的奋力前行的发展期。

濠南别业是张謇在南通城区建造的第一座自己的住宅(图1-10)。1915年落成时,他的门人江谦有对联相贺:"有庇人广厦万间,最后乃营五亩;非举国悉民饱食,先生何暇安居。"对联正是讲张謇在南通的地方自治初具规模初见成效后才营建此宅,同时联语更赞叹了他忧以天下乐以天下的博大胸怀。与张謇住宅濠南别业隔河相望的是张詧的住宅城南别业(图1-11)。张謇曾为此宅题联:"舍南舍北皆春水,山鸟山花吾友于。"表达了兄弟间的手足深情。

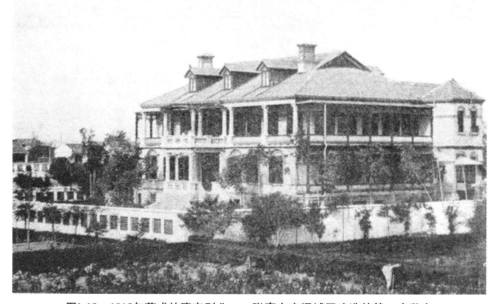

图1-10　1915年落成的濠南别业——张謇在南通城区建造的第一座私宅

---

① 《张謇全集》,第1卷,江苏古籍出版社1994年版,第143-144页。

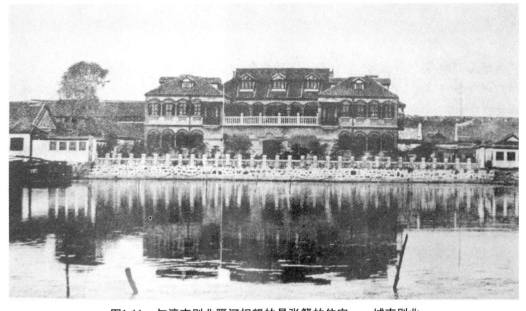

图1-11 与濠南别业隔河相望的是张詧的住宅——城南别业

张謇因国事在外奔波时,他所创办的一系列的实业、教育和社会公益事业全靠张詧在南通鼎力相助。时人评说:南通的事业由张謇手创,而获得成功者,都是张詧协助完成的。张謇主外,张詧主内;张謇作规划,张詧去执行;张謇主持大计,张詧料理细节。1920年张詧七十岁生日时,张謇有贺诗道:"生自田家共苦辛,百年兄弟老逾亲。人间忧患知多少,涕笑云谁得似真。""投老方知四海空,天教兄弟著南通。山川草木都吾事,不觉年时已到翁。"

2. "父教育而母实业",医校创办变为现实

私立南通医学专门学校成功创办,是学校创办人张謇"父教育而母实业"理念的实践硕果。

"父教育而母实业"是张謇一个著名的论断。他把实业与教育的两者关系比喻为一个家庭的父母双亲,相互补充、相辅相成的至亲至密的关系。教育要靠实业来资助,而实业又要以教育培养人才,"教育又为实业之母",也就是以教育来哺乳实业。用他的话"以实业辅助教育,以教育改良实业",教育与实业相迭为用,教育为实业培养人才,实业为教育提供资金。在当时,张謇就已经较为深刻地认识到世界之竞争,是人才之竞争。人才的培养要靠学校的教育,办学校需要智力投资,既然要投资,就要有资金,资金从何而来?所以,他首先办实业,办实业的目的就是为教育筹集和积累资金。

在张謇的心目中,教育极为重要。他说"一国之强,基于教育","救亡之策莫急于教育"。[1] 他的"父教育而母实业"的救国方略,源于时代的启示和他的思考。其中既有外国殖民侵略带来的刺激,又有社会政治运作所产生的推动,也有出国考察所产生的感悟,更有传统文化中"天下兴亡、匹夫有责",以及对国家民族负有强烈社会责任感的呼唤。张謇生活的时代,中国正处于灾难深重的半殖民地半封建的畸形社会,列强的不断侵略致使一个个不平等的条约强加在中国人民的头上。张謇深感中国濒临亡国灭种的危险,西方如此疯

---

[1] 《张謇全集》,第4卷,江苏古籍出版社1994年版,第211页。

狂的掠夺激发了他对民族的危机感,对国家救亡图存的紧迫感。他认为"实业、教育,强国之大本也",由此进一步升华,"舍我其谁"的社会使命感和责任感,从而逐步形成了他主张实业救国、教育救国的理念。

当他历经艰难曲折,创办大生纱厂成功(图1-12),有了一定的经济基础之后,从1902年开始创办教育事业,又经过十年的创办初等、中等教育的经验积累,在所办的实业和教育之间良性互动的基础上,张謇和张詧萌发了创办农、医、纺三科高等教育的想法。尤其在辛亥革命前后,张謇和张詧兴办的工业已初具规模,工业人口相应集中,张謇感到医药卫生落后,影响实业之发展。他说:"都市集中生活,首重卫生,且医学之发达与否,有关民族之强弱。故人生所需,不可无医,乃建大学医科于学区之中心;而附(属)医院于其侧院,非以为营利也,也含有慈善公益,学术实习诸义。"①这就是张謇、张詧决意创办一所高等医学专门学校及附属医院的重要缘由和出发点。

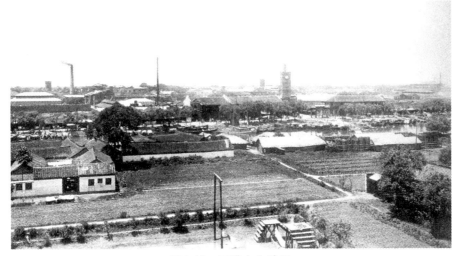

图1-12 远眺大生纱厂

3. 办学主张循序渐进,创办医校水到渠成

早在1898年,张謇就为翁同龢拟订过大学堂办法,这就是后来成为维新变法唯一的成果——京师大学堂办法。1901年,张謇在《变法平议》中阐明"较其次第,宜各府州县先立小学堂于城……第二年四乡分立小学堂……第三年,即以先立小学堂为中学堂……第四年各省城立专门高等学堂……第五年,而京师大学堂可立矣。"接着总结办学应"由各府州县小学、中学循序渐进而至高等学堂、大学堂之序也"。②

张謇自甲午战争始,至1926年逝世止,从事教育活动凡三十年。三十年间,他大力倡导推进近代教育,提出"师范启其塞,小学导其源,中学正其流,专门别其派,大学会其归"的不同层次学校具有不同教育职能的观念。他所创办的教育事业,是同时代任何一位教育家都不可比拟的。从纵的方面来说,由普及到提高,有完整的体系,如学前教育,初等教育,中等教育,高等教育;从横的方面来说,有普通教育、职业教育、特种教育、社会教育等。所办学校之多,效果之显著是前所未有的,他打破了封建旧的教育制度,开创了近代新教育,丰富

---

① 《南通学院院刊》,1947年第4期。
② 庄安正:《张謇年谱(晚清篇)》,吉林人民出版社2006年版,第183页。

的教育实践活动使其形成了独特的教育思想。他认为:"凡事须由根本作起,未设小学,先设大学,是谓无本。"①"故立学校须从小学始"②,张謇循序渐进办学的思想在南通办学的实践中得到了充分的体现。他在1902年创办了全国第一所民办师范学校,有了师资以后就办小学,待小学有了毕业生后,1906年开始办中学——通海五属中学(即南通中学)。待高等专门学校有了生源后,才于1912年开始办高等教育。张謇之子张孝若亦记其事:"吾父之言曰:'吾办教育,必自小学至大学,贯成一系。农、医、纺织各应于经济之情形、社会之需要而谋次第之发展。'"③随着南通早期现代化的发展,都市人口集中,卫生状况十分重要,而医学既不可或缺又关系到民族之强弱,1912年,张謇与其兄张詧联手创办医学专门学校便瓜熟蒂落、水到渠成了。

第三节 私立南通医学专门学校的筹建经过

医学作为一门分类繁多、科目复杂的学科,必须有相应的实物教具、实验室、医院等一系列教学辅助设施,再加上西医学当时在国内是一门新兴学科和专业,没有西医学教育背景的传统知识分子是不能胜任医学专业教学任务的。因此,筹建私立南通医学专门学校,相对其他学校的筹办而言,更是旁无所依,前无所考,困难多,难度大。

建立医科教育是张謇早有的设想,他考察日本回国后的次年,即1904年,就派通州师范学校毕业的熊辅龙(字省之)至日本千叶医学专门学校学习,以养育储备人才。辛亥革命爆发,清宣统三年九月(1911年11月),通州(南通)响应武昌起义,宣布光复,张詧被推为民政长兼总司令。此时,熊辅龙正好毕业回国,立刻向反清独立的通州(南通)军政府报到,并受命组建了军医处。军医处设在金石、徐滋森旧设之医科学校校舍,以应付可能的战事。因战事未至,通州光复后局势稳定,军医处渐兼民用。未久,军医处成立了通州医院,熊辅龙任院长。民国元年二月(1912年2月),遂由熊辅龙具体筹办通州医院附设医科学校。之后,在张謇与其兄张詧精心策划和多方筹措下,一所与南通早期现代化的发展相适应、为城乡民众防病治病所需而培养医生的私立南通医学专门学校就应运而生了。

1. 建校选址及规划设计

1912年3月19日,私立南通医学专门学校创办,暂借籍仙观(即三官殿,又称温元帅庙)庙宇西院招生授课。该校初称"通州医院附设医科学校",在3月14日的报纸上还刊登了《通州医院附设医科学校特别广告》(图1-13),

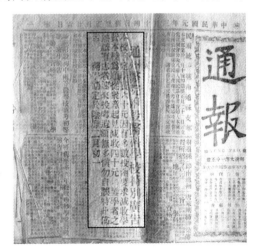

图1-13 通州医院附设医科学校招生特别广告(《通报》1912年3月14日)

---

① 《张謇全集》第1卷,江苏古籍出版社1994年版,第24页。
② 《张謇全集》第1卷,江苏古籍出版社1994年版,第111页。
③ 张孝若:《南通大学成立纪念刊宣言》,1928年。

谓:"有志者速来投考,遗额无多,慎勿自误,特此布告。开学期定于阴历二月初一。"①之后,又在 4 月 7 日的《通报》上刊登了《南通医院附设医科学校续招插班生第一次试验合格者如左》的 17 人名单②,其时因江苏省临时议会已做出了关于废州称县的规定,故原校名更名为南通医院附设医科学校。张謇与其兄张詧对熊辅龙筹办医科学校的工作十分赞赏,但又担心仅靠学费作为办学经费将会入不敷出,因有前宣统三年"县人金石、徐滋森所设医科学校费绌停办"的教训,为"嘉其志",于是筹集巨额私资投入学校建筑和日常费用。该年夏,"学校改名南通医学专门学校,张謇、张詧出任校长"。③

因城南籍仙观的场地狭小,没有发展的余地和足够的空间,1912 年 8 月,张謇和张詧共同出资 13700 余元,遂委派学校庶务——南通名中医金石为筹办人,选定建校校址于昭武院,并购买附近民房拆建新校舍,孙杞参与规划与设计。昭武院位于县城南大街之东侧,为一座破旧古庙,院内原有一所名为"南通中医学校",曾招收过三期学生,因费绌停办。张謇购得庙址后,即拆毁庙宇建筑校舍,1913 年 4 月竣工,建成校舍房屋 73 间,回廊雨道 37 处。民国二年(1913)一月,张詧校长数次在《通报》刊登了《南通医学专门学校招考乙班生广告》。④ 同年 4 月,私立南通医学专门学校迁入城南新校址——原昭武院开学授课。

2. 建校之初的办学经费筹措

南通医学专门学校的开办费用,主要由张謇、张詧弟兄二人承担。据南通大学档案馆馆藏《南通医学专门学校五年度支略》记载,私立南通医学专门学校时期经费来源主要靠学费和学校创办人张謇和张詧私资。1912—1916 年五年间的经费为 31952 元,其中收学费 5346 元,膳费 7973 元,张詧出资 13025 元,张謇出资 4000 元,社会人士捐助 650 元,医院盈余等其他收入 958 元。校舍建筑费 13740 元和附设医院院舍建筑费 16400 余元,均系张謇和张詧投资。私立南通医学专门学校创建初期,备有显微镜等仪器。1914 年设图书室,至 1916 年,购书费用 426.91 元。

3. 扩建南通医院(附属医院)

张謇十分注重实践教学环节。他强调"将欲行之,必先习之,有课本之学习,必应有实地之经验"。⑤ 医学作为一门分类繁多、科目复杂的学科,必须有相应的实物教具、实验室、医院等一系列教学辅助设施。张謇和张詧创办私立南通医学专门学校之后,为适应学生实习基地的需要,1912 年 8 月 9 日,决定对 1911 年创办的南通医院进行扩建,孙杞参与规划与设计。

原通州医院(后改为南通医院)建于清宣统三年(1911 年 8 月)。通州(南通)当时响应武昌起义,成立军政府,张詧被推举为军政府总司令。军政府设军医处,由刚从日本千叶医校毕业回国的熊辅龙担任军医,并办南通医院。1912 年 12 月,军医处撤销,所购器械、药品拨归南通医院。

1913 年 5 月,张謇亲自选定了医院地址(图 1-14),他和张詧又出资 16400 余元,购得校

---

① 《通州医院附属医科学校特别广告》,《通报》,1912 年 3 月 14 日。
② 《南通医院附设医科学校续招插班生第一次试验合格者如左:周壬庆、季闳年、钱维翰、熊辅云、夏祖鸿、钱宝、胡维城、胡维芳、徐承德、刘金简、范天麟、李宏春、张 翰、张联桂、侯宝贤、郑镜明、张若骅》,《通报》,1912 年 4 月 7 日。
③ 姬树:《通医始建前后》,《江海晚报》,2002 年 11 月 12 日。
④ 《南通医学专门学校招考乙班生广告》,《通报》,民国二年一月九日、十六日。
⑤ 《张謇全集》第 2 卷,江苏古籍出版社 1994 年版,第 453 页。

南土地11.7亩,并委托宋跃门主修附属医院,扩建医院院舍。1914年6月建成,张謇题写院名——"南通医院"。此外,张謇和张詧还斥巨资购买了一批先进医疗器械,充实和装备南通医院。医院设一等病室楼房3幢,二等病室10间,三等病室14间,诊病室23间,传染病室5间,解剖室3间,洗衣消毒室2间,男浴室4间,女浴室1间。张謇委任熊辅龙主持院事。初名的南通医院,后改称为私立南通医学专门学校附属医院。

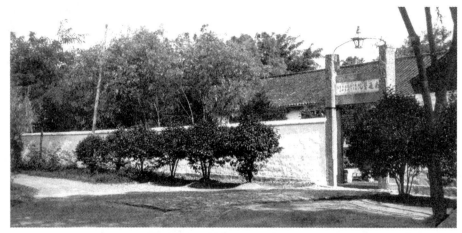

图1-14　为医学学生提供实习的南通医院(1913年)

南通医院创立之初,设有病床80张,分内科、外科及妇产科,医生有熊辅龙、熊雪松等人(图1-15)。熊辅龙内外兼治,曾主持南通第一例尸体解剖示教。他研制戒烟丸,"戒脱者不下两千人,通如海泰城乡戒烟局无不采用"。熊雪松女士,日本千叶医校毕业生,擅长妇产科,据称接生"既无临盆坐灰袋之苦,亦无产后疾病之险。受益者深感其恩"。①

1916年2月,熊辅龙离开医院,沈尧阶任医院主任。同年9月,添聘金沙镇中医专家胡瑞,诊治内科、妇科、幼科、喉科及一切疑难杂症。

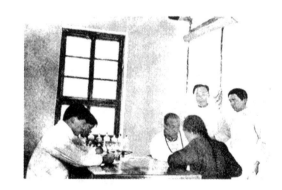

图1-15　建校之初期,一乡人前来就诊的场面

南通医院——私立南通医学专门学校附属医院在20世纪20年代末,其规模和医疗设备与诊治水平,真可谓"现代化"医院了。

4. 建校之初的师资队伍

创办学校首重师资。建校之初,张謇尊重人才,爱惜人才,大胆使用人才,在使用中进一步培养人才。1912年创办私立南通医学专门学校的时候,他就聘请熊辅龙(省之)担任医校第一任主任兼南通医院院长。熊辅龙的医疗水平当时在南通有一定的声誉,据当时《通海新报》记载:熊省之能医治不少疑难病症,病人常常登报鸣谢。他研制的戒烟丸,一年中

---

① 《苏州医学院院史》(内部资料),第97页。

"霍然戒烟者不下一千余人","通如海泰城乡戒烟局无不采用此药"。① 民国二年(1913)八月二日,张謇、张詧等人联名在《通海新报》上介绍熊省之精制的戒烟神丸(图1-16)。此外,张謇还聘请了从日本千叶医学专门学校留学回来的李希贤、从日本长崎医学专门学校留学回来的赵铸担任主任。李希贤兼授眼耳鼻喉科,赵铸兼授外科学,又如内科学教授李素冰、外科学教授林之祯等都是留学日本回国的学有专长的医学人才。

在张謇和张詧的努力下,民国元年(1912),私立南通医学专门学校开办之初就有教职员7名,大部分都是学有专长的留学回国人员。

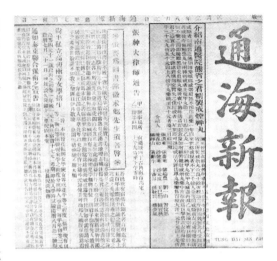

图1-16 戒烟神丸广告

第四节 建校初期的学科学制及课程设置

中国近代学制的产生与发展,是中国教育近代化的一个极为重要的方面。中国近代三部学制即壬寅学制(1902)、癸卯学制(1903)、壬子学制(1912)的出现,是中国教育近代化发展到不同阶段的重要标志,对中国教育近代化的进程产生了积极的推动作用。中国近代的西医教育,客观上讲,需要制定学制,统一课程,但由于中国西医教育自身的特点,民国初期几乎都为列强所把持、操纵,各自为政,中国官方的学制规定很难对其发生影响。第一次学制改革(1902年张百熙主持拟定的《钦定大学堂章程》,即壬寅学制;1903年的《奏定学堂章程》,即癸卯学制),均提倡高等专门教育的发展。高等专门教育是高等教育的一个种类,其程度按清廷规定,与高等学堂同属高等教育范畴。

清廷壬寅、癸卯学制中关于医学教育的规定很简单,虽然这个学制还存在着明显的缺陷,但它毕竟标志着我国对医学教育有了正式的制度规定。

1. "壬子癸丑学制"中有关医学教育的规定

1912年,南京临时政府成立,由于清末的"癸卯学制"虽经多次补充修订,仍不断有批评意见,加之政体变更,彻底改订清末学制已成必然。学制草案几经讨论,在参照日本学制的基础上,结合中国的实际经验,教育部于1912年9月初正式公布了民国学制系统的结构框架,即"壬子学制"(当年为农历壬子年)。"壬子学制"公布后至1913年8月,教育部又陆续公布了一些法令规程,这些法令法规使"壬子学制"得以充实和具体化,有些与"壬子学制"略有出入,但无碍"壬子学制"的结构框架,综合起来形成了一个全面完整的学制系统,称为"壬子癸丑学制",又称"1912—1913学制"。

"壬子癸丑学制"规定在高等教育阶段,分为预科、本科、大学院三个层次。其中预科3年,本科3—4年,分为文、理、法、商、医、农、工等七科。本科之后设大学院,不定年限。本科毕

---

① 张退庵、张啬庵:《介绍南通医院熊省之君精制戒烟神丸》,《通海新报》,民国二年(1913)八月二日。

业生授予学士学位,这是我国最早建立的学位制度。另外,在主系列之外的各类学校中,还设有与大学平行的专门学校,包括医学、药学。医学51门,药学52门。后又颁布了专门学校规程,医学48门,药学31门。这个学制一直执行到1922年北洋政府公布《壬戌学制》为止。

1915年9月,北洋当局又公布高等文官考试命令,凡在国外高等学校修习各项专门学科3年以上毕业并获得文凭者,皆可参加考试。考试分为一、二、三、四等。报考医科的第二试为基础医学,第三试为临床医学。报考药科的第二试为物理、化学、调剂学、制药学等科目,第三试为各科实际操作。可见民国初年已制定医学考试规程。

2. 初创时期的招生和学制及课程设置

私立南通医学专门学校以"祈通中西 以宏慈善"为宗旨,以高等学识技术养成医学专门人才为目标。根据"壬子癸丑学制"中有关医学教育的规定,私立南通医学专门学校的学科学制及课程作了如下设置——

学科学制:私立南通医学专门学校初创时期(1912—1916),只设西医科。1915年附设产科传习所。西医科,设预科和本科,预科学制1年(1919年下半年起预科停办),本科学制4年。教学内容等基本仿效日本模式。

招生对象:1912年私立南通医学专门学校开办伊始,学校实行单独招生,招生计划、招生条件和招生办法,均由学校自行决定。本科,旧式中学毕业或有同等程度者;预科,新式中学二年级以上或有同等程度者。考试科目:国文、数学、理化、英文或德文。每次招生少则十名,多则二十名不等。从每年招生人数来说,私立南通医学专门学校的培养方式是精英模式。

课程设置:西医预科:修身、国文、日文、德语、算术、代数、几何、物理、化学、生理、动物、矿物、体操。西医本科:修身、德语、化学、物理、系统解剖学、局部解剖学、组织学、胎生学、生理学、医化学、卫生学、微生物学、病理学(总论)、病理解剖学、病理组织学、药物学、诊断学、内科学、外科学、矫正学、眼科学、耳鼻咽喉科学、妇科学、产科学、儿科学、皮肤病学及花柳病学、精神病学、裁判医学。

学年学时:1912—1913年,学校实行春季始业,新生2月入学,1914年改秋季始业,新生9月入学。一学年分三学期,第一学期8月1日至12月31日,第二学期1月1日至3月31日,第三学期4月1日至7月31日。暑假70天,寒假15天,春假7天。学时,第一学年每周29学时至32学时,第2学年每周34学时至36学时,第三和第四学年每周35学时以上。

作为近代中国民办高等西医教育肇端的私立南通医学专门学校,从其学科学制、招生对象、课程设置、学年学时的设置可以看出,它具有早期中国近代高等西医教育的性质。

3. 初创时期的教学方法和成绩考核

西医教育是循序渐进的,无论是过渡形式的教学,还是初具规模的医学校,教学格局基本类似,只是程度深浅不同而已。一般的医学教育定学制为3年至4年,后期才延至5年;教授的课程为化学、生物、物理、解剖学、生理学、内科学、外科学、产科、儿科、五官科、皮肤科和药物学;教学内容集中在生理、解剖、化学、外科和药学;仍以实用性为主,缺乏必要的教学模型,很少有解剖示教。中国医学教育早期所表露出的上述特点,普遍存在于19世纪前50年的欧美医学院和大学中,而不独是中国社会特有的现象。

私立南通医学专门学校的西医教育初具规模,开办之初,招收培养的人数不多,但其教育形式、内容和质量与欧美的教育水准相比较,差距并不很大。教学方法,没有医学教科书,基本采取教员口授、学生笔记的方式。人体解剖等形态课,结合模型、挂图讲解。第三学年进入临床教学阶段,三年级和四年级学生每天轮流至南通医院实习。

学生成绩考核有临时测验、学期测验、学年测验和毕业考试。临时测验一学期两次以上。核定学期成绩时参照临时测验成绩,核定学年成绩时参照学期测验成绩。有一项主要学科不及格者留级。一学年缺席三分之一以上者不得参加升级考试。毕业考试分理论考试和实践考试。学生成绩优异,可获学校奖励;学期考试合格列本级第一名者,下学期免交学费。学年终,对品行方正、学术优异者发给奖励证书;毕业考试名列第一者,可获成绩优异证书。

4. 熊省之作南通第一次尸体解剖示教

人体解剖在近代中国的兴起是西医学植根于中国的重要标志,也是西医学在中国发展的重要基础。人体解剖在近代中国的实施不是一帆风顺的,而是经历了艰难的过程。西方解剖学,虽然在康熙年间就传入了中国宫廷,但是由于康熙帝的顾忌,受及"身体发肤,受之父母,不敢毁伤"的封建伦理约束,没有让解剖学著作流入社会。鸦片战争之后,西方解剖学再次传入中国。例如,英国传教医师合信著有《全体新论》一书,于1850年在广州出版,流传甚广,但直到清末民初,尸体解剖仍是禁止的。

1902年,清政府颁布的《钦定大学堂章程》关于医科大学的课程说明写道:"在国外尚有解剖学、组织学。中国风俗礼教不同,不能相强,但以模型解剖之可也。"明文规定不解剖尸体,只能用模型学习解剖。这一规定严重影响和制约了医学专门学校的教学。因此,北京医学专门学校校长汤尔和①两次呈清政府要求准许医校和医院进行尸体解剖。直到1913年11月22日,北洋政府终于颁布准许尸体解剖的总统文告和内务部令。

由于解剖学是近代医学的一门基础课程,通过尸体解剖可以明确诊断,积累教学和科研资料,促进医学诊治进步。私立南通医学专门学校开办不久,就着手尸体解剖示教的准备。

为了让私立南通医学专门学校学生对书本知识有一个感性认识,1915年4月30日,在张謇和张詧的竭力支持下,熊省之(辅龙)在校内作了南通历史上第一次尸体解剖示教。

这次尸体解剖示教,成为当时轰动一时的重大新闻。当年的《通海新报》评论此次解剖"为吾通破大荒之第一声",有关档案资料评价"吾国公然施行解剖者,前仅省立医学专门学校,本校实第一也"。这次解剖地点为院南楼隙地,楼上坐女宾,楼下列男宾,前来观看者达七八百人之众,除了私立南通医学专门学校的全体师生外,还有当时的县长、警察局长等地方政府要员和各位绅士、校董以及其他学校的师生代表。

据1915年5月15日《通海新报》上《医校解剖尸体记》一文记载:解剖之前,举行尸体解剖仪式。熊省之(辅龙)与来宾合影留念,合影之后,熊省之发表了演说。熊省之的演说引经据典,上下纵横,雄辩有力。他首先阐明医学与解剖的关系甚为重要,《黄帝内经》上就有"死可以解剖视之"之说,三国时期的华士元也擅长人体解剖。熊省之把人体比做一部机器,认为"以不明人体构造而治病,是何异以普通人修理机器"。他还认为,医学的进步与解剖有关,若不重视解剖,则妨碍中医的发展。西方国家重视解剖,所以"腾跃踔越,无不咸有一日千里之势"。不明人体构造,"外科不明血管经络,内科则不明部位构造"。熊省之还特别强调自己非常重视人体解剖,只不过因为尸体难得,一直未能如愿。"我国公然试行解剖者,前谨有省立医学专门学校,本校是第二",这次有幸得到尸体,"实为本校之幸福"。医校

---

① 汤尔和(1879—1940)是开创我国人体解剖学、组织学事业的主要先驱者之一,同时也是我国早年的医学教育学家。他于1910年从日本留学归来,受政府委托组建了我国第一所国立医学校北京医学专门学校(北京大学医学院的前身),任校长10年,并讲授人体解剖学、组织学和胚胎学,编译《精撰解剖学》《组织学》等著作。

用来解剖的尸体有四类:死刑者、路毙者、无家族收领者、施医不幸造成死亡者。国外拿破仑一世、三世,路易十三世、十七世、十八世等人,死后都作了尸体解剖,前不久,日本桂太公爵胃癌病死亦请解剖。可见国外如何重视人体解剖。这次解剖的尸体,是一位"施医不幸,而死者年18岁"的尸体。既无父母,也无兄弟,贫苦无家,流为乞丐。3月下旬来南通医院求诊,诊断为第三期肺结核,医院已无法医治,遂婉言谢绝。不久病人又来医院就诊,熊省之送给病人小洋一枚,关照他买些食物,不必再服什么药了。仅隔一日,病人又来医院,哭着要求住院,并诉说,纵然不病死亦将饿死。医院收下这位病人,并请人立据"遂详县备以完手续",不到20天,病人就死了。

熊省之演说之后,开始解剖。他先剖开尸体的胸腔。去其肋骨,露出心脏和肺。先取出心脏,大小如拳头,位置偏右,只有四房而无七孔。接着,熊省之取出右肺,分三叶,再取左肺,分两叶。切开则泡沫夹着脓一起流出,状如蜂窝。这是由于肺结核脓溃而成。待到腹部切开后,先取肝,胆则纵附肝下,色黄,大小如香蕉,内含黄汁,有管道通小肠,粪便的颜色就是黄色。其次取出左右肾,各有管道通膀胱。再次取胃,胃有两口,上通食道,下通小肠。小肠之后为大肠。大肠小肠以展量之,三丈有余。最后解剖头部。切开皮肤后锯骨,露出大脑,颜色洁白,血管密布如绸,形状如球,中有沟界,高低不平,纹络甚多。熊省之介绍:"纹络越多越深,则人愈聪明,此人所以为万物之灵也。"接着,他解剖了神经、小脑。熊省之非常幽默地说:"头最宝贵,中医谓人身知觉、运动皆归于肝,实大误也。西医则归于脑。因其重要,固周围坚骨。前装眼以避物打击,左右装耳闻声以避祸,舌以辨味而防毒,鼻以嗅气而保生。假使头部不装此机关,或移诸他处,吾恐此高高在上者,朝不保夕矣。设使辨味机关不装于人口舌之上,而装于胃中,令食鸦片为药膏,及胃觉吐出不易,即能吐出,岂不太烦?造化真巧矣哉!"闻者无不捧腹大笑,忍俊不禁。整个解剖从下午3时开始到6时结束,历时3个小时。解剖后的尸体仍缝合如初,并用棺木殓葬。每年逢4月30日,私立南通医学专门学校师生还要同往致祭,永远勿替,以示诚心。①

这次南通历史上第一例尸体解剖示教,在当年是很有影响的一件事,对开化社会风气,推进医学事业及医学教学发展,都起了非常积极的作用。

5. 制定《学则》,服从师训,遵守校规

张謇十分重视对学生品德修养的教育。他历来主张"首重道德,次则学术",认为如果"道德学术,俱属优美,又何患其学无所用哉?"②学校创建之初,制定了《江苏南通医学专门学校学则》(以

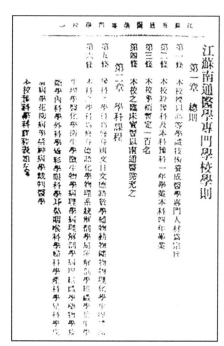

图1-17 《江苏南通医学专门学校学则》
(1919年颁布)

---

① 《医校解剖尸体记》,《通海新报》,1915年5月15日。
② 《张謇全集》第4卷,江苏古籍出版社1994年版,第110页。

下简称《学则》)(图1-17)。

私立南通医学专门学校除主要开设医学课程外,还开设了修身、医德等课程。据《学则》规定,《修身》课程从第一学年入学到第四学年毕业,每学期都开,每周一课时。

1914年12月,张謇亲自为私立南通医学专门学校题写了"祈通中西 以宏慈善"的校训。要求学生"尊崇国体恪守国法义勇奉公修成共和国民之人格,敬学长重公德以求社会之信仰,坚守志操习勤耐劳涵学艺养成独立之精神,贵时间重秩序勉运动节饮食卫身体洁衣服整居室养成自治之习惯,遵守校规,服从师训"。①《学则》规定"志愿者报名时须填入学志愿书并缴验修业文凭或证明书"。报名时须缴纳报名费2元,考否概不发还。《学则》规定:凡经本校录取新生于入学时须立志愿书及父兄或亲属之保证书。《学则》规定"保证人须绅商学界素有名望、于学生之身份一切可以担保者,如入学校后保证人因事远行或作古务须从速报告本校并另觅保证人着换填保证书"。

《学则》对学生制帽、制服也作如下规定:夏季用麦草帽,前附徽章,襟章右侧用M,左侧除预科用V外,一、二、三、四年级以罗马数字表示之。

《学则》规定:依疾病事故不得已自请退学时,须具备理由书,经保证人连署送校验核。有下列项目之一者退学:一、违纪校章屡戒不悛者;二、资性太低难期进益者;三、入学时学膳费逾二星期不缴清者;四、未经允假旷课二星期者;五、学年试验二次不及格者。

《学则》还对学生考试、晋级、奖励等都作了具体规定。对成绩优异者奖励,规定学期考试合格列第一名者下学期免交学费。

6. 1916年1月举行第一届毕业典礼

私立南通医学专门学校第一届本科生1915年12月毕业,他们是浙江的郑镜明、南通的李鸿春、如皋的徐承德、泰兴的周玉庆、丹徒的胡维芳5人(图1-18、1-19)。

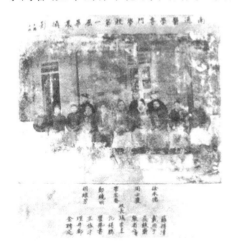

图1-18 私立南通医学专门学校第一届毕业生合影

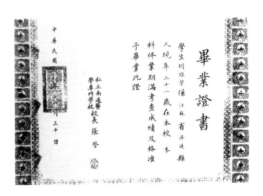

图1-19 私立南通医学专门学校第一届毕业生毕业证书

1916年1月16日,在私立南通医学专门学校内隆重举行第一届本科生毕业典礼。是日,张謇因身体不适,未能莅临毕业典礼。张謇拨冗出席,在毕业典礼上发表训辞,要求毕

---

① 《江苏南通医学专门学校学则》,1918年。

业生对病人不管贫富都要"存不欺心",言辞颇为恳切。熊省之在毕业典礼上也要求学生"慈善谦和忍耐谨慎勤学及勿嫉妒"。① 参加毕业典礼的有南通县长卢鸿钧及学界代表百余人,整个毕业典礼有九项议程,场面既隆重又热烈。

由于"祈通中西 以宏慈善"这一校训的熏陶和激励,首届本科毕业生把握实际,手脑并用,诚信笃实,勤恳拼搏,学有成就,受到社会的器重(图1-20)。

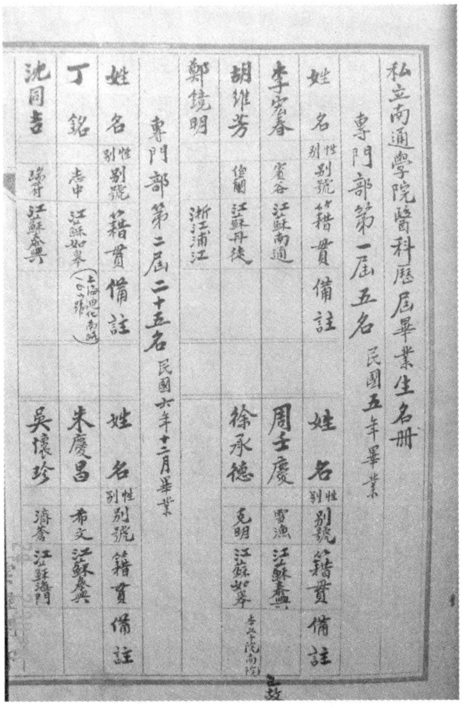

图1-20 私立南通学院医科历届毕业生名册

私立南通医学专门学校自1912年3月19日创办,到1916年1月16日举行首届本科毕业生毕业典礼,标志着创校四年,规模初具,各项事业蒸蒸日上。在张謇和张詧的带领下,正从方兴未艾初创期走向奋力前行成长期,谱写学校的新篇章……

---

① 《医校第一次毕业志盛》,《通海新报》,1916年1月20日第4版。

第二章　奋力前行成长期(1916—1936)

私立南通医学专门学校开创期的筚路蓝缕，经十余年的殚精竭虑，从无到有，从小到大，终获成功，在社会上颇享赞誉。1922年3月，经北京政府教育部迭次考鉴，批准私立南通医学专门学校立案，并准予毕业证书由省教育厅验发，招生呈报备案，1927年更名为私立南通医科大学，1928年继而成为私立南通大学医科，1930年又易名为私立南通学院医科，从而步入奋力前行的成长期。

第一节　"祈通中西　以宏慈善"的办学模式

张謇和张詧办校的目的是为了培养中西医相结合的新型医生，在西医科的基础上，1917年大胆独创，增设了中医科，学制预科1年，本科4年，并聘请了一批有名望的中医任教。这一举措，与1914年张謇亲自题撰"祈通中西　以宏慈善"校训的初衷是一脉相承的。这个校训，不仅阐明了私立南通医学专门学校——中西医合校、中西医渗透、中西医双学的办校宗旨，而且在当时的全国高等医学教育办学模式中也是独树一帜的。

1. 中西医合校的体制融和

近代西医学作为一种新的医疗方法和医学体系在中国的传播，开始是通过西方传教士和教会团体的努力而实现的。随着中国引进西学规模的不断扩大，西医学作为西方文化的组成部分逐渐受到中国官方的重视，特别是进入民国时期，随着兴办西医药事业力度的加大，医学院校和医院陆续在各地建立，并向国外派遣了更多的留学生。西医学在中国得到较快的传播和发展。国内培养的医科毕业生和学成归国的医科留学生，形成了一支新的卫生队伍，逐步形成了与传统中医学分庭抗礼的地位。

随着中国新文化运动逐渐兴起，以阴阳五行为说理工具的中医学，同其他中国传统文化一样，遭到了日益激烈的批判。一些文化名人否定中医的评述，基本上不是对中医认真研究而得出的结论，而是为了积极引进西学，进而批判中国传统文化的一种矫枉过正的偏见。一些西医界人士以西医学为标准，力斥中医学之"短"，甚至企图通过政府立法消灭中医于一旦。

1912年1月中华民国成立后，同年10月教育部公布《大学令》史称"壬子学制"，1913年经修改后称"壬子癸丑学制"。诸种学校令陆续颁布以后，人们发现其中唯独没有中医内容，这就是近代史上著名的"教育系统漏列中医"案。不管是无意还是有意不列，这无疑是一个大问题。该学制一直执行到1922年新的"壬戌学制"公布为止。但这个新的"壬戌学制"也未包括中医教育，进而遭到了中医界的强烈反对。

最先公开批评北洋政府医学教育政策者，为扬州中西医学研究会创建人袁桂生。他说："今年教育部所颁之医学专门学校章程，事前既未采集众议，更未宣布其政见，贸然自订之而自颁之。吾知主持其事者必由一二日本之留学生。夫以留学生之知识而主持中国医科之教育，又乌能合乎中国之国情耶？……窃谓教育总长对此事当负完全责任，延聘海内医界通人讨论此事，先从编书入手，将来即以新编之书为全国医校讲义及参考书，则取他人之长而国粹仍得昌明，不致蹈日本之覆辙。"①

清末民初两次制订学制均以日本体制为蓝本，其不列中医的意图是十分明显的，决非"漏列"二字可以遮掩得过去。实际上，延至1914年，京师医学会已派代表与当时教育总长汪大燮交涉，要求立案将中医列入医学教育系统。汪氏却说："余决意今后废去中医，不用中药。所请立案一节，难以照准。"②汪大燮字伯塘，浙江钱塘人，为清之遗老。光绪二十九年(1903)曾任留日学生监督，民之前则出使英国、日本，1913年9月至1914年2月任北洋政府教育总长。汪伯塘的废止中医意见及不许将中医教育立案，就是照抄日本的办法。当时，江西当局又颁布了取缔中医章程32条，与汪遥相呼应。在这样的情势下，教育部公布"大学规程"，医科分医学、药学二门，定科目五十余种，全属西医学说；又公布"医学专门学校规程"与"药学专门学校规程"，亦不列中医医药教育于其内。

结合南通地方自治和医疗卫生实际，张謇不顾部规，力排众议，于1917年在私立南通医学专门学校大胆独创地增设了中医科，当年招生，开设医学源流论、内经、难经、金匮要略、伤寒论、温病论、杂症论、外科正宗、伤骨科、生理、生化、生理解剖学、国文、医德等课程。为了解决中医科学生的临床实习，张謇和张詧在学校附近临时办了中医院，由中医科的教师担任医师，带教医学生（图2-1、2-2）。

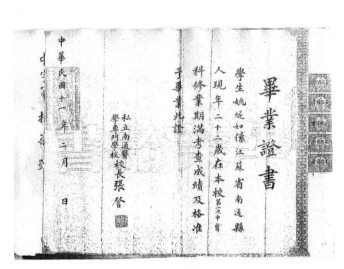

图2-1 中医科第一届毕业生毕业证书

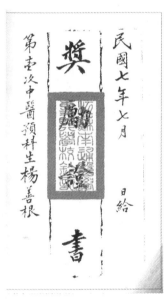

图2-2 中医预科生杨善根荣获学校颁发的奖励证书

张謇认为中西医两者各有所长，应各取其所长。祖国医学是中华民族的精华应该弘扬，西医是先进的医学技术，应该好好学习，好好掌握为我所用。他说："今日言医者，顽固自大者无论，其有少知识者，又多轩西而轻中，以为西人医学与药学截然分两半，故辩性较

---

①② 赵洪钧：《近代中西医论争史》，安徽科学技术出版社1989年版，第140页。

精,而施效易见,不知中医之道也。"③在如何促进中西医结合、如何做到中西医合校汇通融和、如何培养能取中西医所长的医学人才方面,张謇和张詧作了大胆探索。其一,聘请一批留学日本的西医学专家,如熊省之、李希贤、赵铸、李素冰、林之祯等到校任教,分别任西医主任教授眼耳鼻喉科、外科学、内科学。其二,1920 年,张謇聘请了德国外科专家夏德门(Dred Schel Demann)医学博士任南通医院总医长兼医校教授。其三,与此同时,聘请了一批有名望的中医学专家到校任教,如俞汝权、刘叔敏、陈巽伯、石念祖、孙在兹、金石、姜省轩、沙元栖、戴用于等。

张謇将中西医名流、专家学者集聚于一校,为中西医之间的交流、切磋、沟通提供了便利条件。中西医合校汇通融和,为中西医结合、培养中西医兼通的人才,打下了坚实的基础。

2. 中西医渗透的课程兼容

在19世纪末20世纪初,西方医学正处于突飞猛进的阶段。方法论上彻底完成了转变,原子论(还原论)的方法使西医学成为实验医学,分析性实验所及之处,新发现、新发明、新疗法、新药物,遍地开花。基础理论与临床医学都有突破性进展。这时候的西医,即使在临床疗效方面,也一跃而大大超过中医了。这种巨大的反差,对当时的知识界、政界,都是一个强烈的刺激和震撼。

面临西医学术发展和队伍壮大的严峻挑战,中医界一些具有进步思想的中医学家,开始思考中西医关系问题,探讨新的历史条件下传统中医学的发展途径,形成了中医近代史上的"中西医汇通派"。中医、西医虽属两种互有所长的不同学术体系,但二者研究的客观对象,都是人体的健康和疾病,因而是应该并能够相通互补的。

张謇认为中西医应相互渗透,学中医者应学习先进的西方医学科学,以提高医学水平;学西医者也应学习中医这个祖国的传统医学。因此,张謇在私立南通医学专门学校中,中医科的教学计划增设了"生理"、"生化"和三年级增加了"生理解剖学"等专业基础课程;除了这种中学西体外,还实行西学中体,在西医的临床医学专业的教学计划中增设了"本草药物科"。通过学习课程的相互渗透,促进中西医结合。张謇认为中西文化是能够汇通的。他反对那种鄙视西学、夜郎自大、因循守旧的做法,因而他主张学习西方的自然科学知识等先进的优秀文化遗产。同时,他也反对在向西方学习的过程中不加区分地全盘照抄,强调教育必须为社会服务,必须充分考虑到本国乃至本地区的实际情况,要有自身的特色。他在1916年曾明确表示:"夫课程之订定,既须适应世界大势之潮流,又必须顾及本国之情势。反复斟酌损益,乃不至凿圆而枘方。"④

初创时期的私立南通医学专门学校,为了中医教学的需要,1917年增设中医诊病处作为学生实习的基地。张謇试图通过这所医学专门学校,促进中西方在医学上的相互结合,取长补短,服务于人类,在吸收西方先进医学的同时,用科技的方法研究中医中药,以发挥祖国医学的特长。1922年上半年,"张啬公前为谋沟通中西医药起见,曾发编订中药经,拟集合同志十人,共筹经费十万元,聘德国柏林大学药物院教授托姆(司)氏,化学工程师密勒氏,及吾国精通药性数人,担任化验编辑等事。唯赞同者寂然无人嗣。张氏以此举关系甚巨,特瞩本县医学专门学校先行办理。闻该校业经设立研究会,择定浅近中药分析,已得数

---

③《张謇全集》第1卷,江苏古籍出版社1994年版,第295页。
④《张謇全集》第4卷,江苏古籍出版社1994年版,第148页。

十种,刻已继续进行云"。①

3. 中西医双学的专业互通

随着西医学的传入和发展,中国医学界呈现出中西医并存的格局,处理中西医关系问题的指导思想和方法,构成了中国近代医学发展的重要侧面。中西医学学术上的差异,并非是一种是非之分、先进与落后之分、科学与迷信之分,而是中医学与西医学内涵之科学原理之别,二者完全属于不同的体系。这好比不能用尺来量物重,不能用秤来度体长一样。

张謇主张先学中医数年,以后再学西医。在私立南通医学专门学校中实行中医科毕业后再学西医。为了鼓励这种学习的积极性,采用了免交学习西医学费的奖励办法。他认为,既学中医,又学西医,中西医集于一身,有利于二者的融合。中医科的本科毕业生瞿立衡、张炎等就是在他这种措施的鼓励下,又学了西医。他们既懂中医,又懂西医,极大地便利于他们在医疗实践中摸索中西结合的具体规律和路径。私立南通医学专门学校还组织学生到日本进行毕业实习。例如,1919年选派第三届10多名成绩优异的毕业生到日本三井医院、顺天堂医院、上井医院毕业实习。1930年,第十三届毕业生赴日本东京帝大、庆应义塾大学、京都帝大医科、大阪医大、神户医大及其附属病院参观考察,开拓了医学生的眼界(图2-3)。

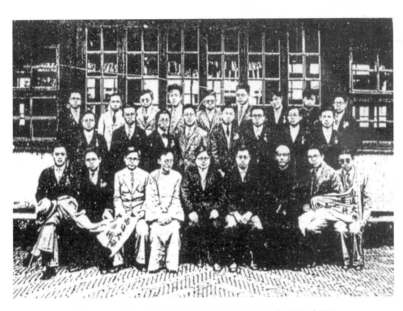

图2-3 1930年第十三届毕业生赴日本参观团合影

私立南通医学专门学校经过十年的苦心经营,规模上有了一定的发展,校园占地面积达20余亩,校舍增加到200余间,教职员工40余人,在社会上颇享赞誉。因此,1922年3月,北洋政府教育部经过迭次考鉴,批准私立南通医学专门学校立案,并准予毕业证书由省教育厅验发,招生呈报备案。作为一所私立学校,得到社会公众的认可,确实是不容易的。然而,1922年的北洋政府教育部,崇洋媚外,在批准私立南通医学专门学校立案的同时,强令私立南通医学专门学校停办中医科,强行终止了张謇在中西医结合教育方面的有益

---

① 《通海新报》,1922年7月2日。

探索。

曾执教于私立南通医学专门学校20余年的瞿立衡教授回忆说:"张謇主张中西医学相结合,我就是首届中医班的学生,1921年中医班毕业后,又进入西医班学习,1925年毕业后不久赴德国留学。张謇所言祈通中西医学,今天看来,在那个历史时代,能提出沟通中西医学,其精神可佩。中西医结合困难重重,诸家反对,绝非短时间所能沟通的。"①张謇在中西医结合汇通融和方面,确实动足了脑筋,做出了努力,并采取了一些措施,也收到了一定的效果。1920年,张謇在一次讲话中总结沟通中西医时说:"南通设医校有年矣,意在沟通中西,而效未大著,思之思之,乃计先通药学,药通然后可以求医通,医犹汽车电车,药犹轨与道也。"②张謇为自己的衷愿未能得到实现而深感怅惜。如果用历史的眼光来审视,其原因并非张謇关于中西医结合教育思想的偏颇,而是中西结合的难度确实很大,一时难以见大效;加上北洋军阀政府当局的崇洋媚外,某些西医界人士抱着民族虚无主义的态度,从而扼杀了张謇这一教育思想的进一步探索。但是,张謇"祈通中西"的思想和抱负难能可贵,它对这所学校(图2-4)今后的建设与发展产生了久远的影响。

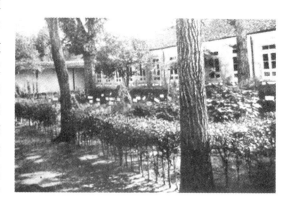

图2-4 私立南通医学专门学校庭院

第二节 广纳贤才不拘一格,选聘中外优秀教师

在筹办私立南通医学专门学校的过程中,张謇和张詧感到最为棘手的就是大学的师资问题。因为与中小学教师相比,大学教师的素质、知识和能力要求更高,这种人才更为难得。如何解决大学的师资问题,一直是张謇和张詧思考的问题。

1. 优质师资,内培外引,唯才是聘

在教师的选聘方面,张謇和张詧坚持五湖四海、唯才是聘的原则,强调用人不但要打破地方观念,甚至要打破国界。张謇和张詧不拘一格,广纳贤才,选聘优秀教师,主要采取了两种办法。

第一种办法,是"采访本国散在各国大学毕业之学生,招致回国",或"访已在各国学高等各科学者,助其学费,令入大学,分门学习,订立志愿书,学成归国,尽大学教员与助费年期相当之义务"。③ 由于张謇重才爱才惜才用才,先后有熊省之、沈尧阶、俞国钧、赵铸、李希贤、黄鸣鹄等留学生和国内医科大学毕业生愿意投身于西医教育事业,慕名到私立南通医学专门学校任教。与此同时,张謇还积极从自己的学校选派并资助优秀毕业生到国外学习深造,学习西方先进的科学技术和管理知识,学成后回母校工作。

---

① 孙约翰:《南通近代医学教育史料——介绍一所由国人创办较早的医学专门学校》,《交通医学》,2002年第16卷第5期。
② 《张季直九录·教育录》卷一。
③ 《张謇全集》第4卷,江苏古籍出版社1994年版,第66页。

私立南通医学专门学校,不仅为社会培养了一批医务人才,而且为本校培养了一批师资。毕业生戴尚文毕业后曾担任过南通医院院长,后去日本留学,回国后又到母校担任教学工作;张念和、朱宏之、殷士豪等毕业后到日本留学,回国后到母校任教;瞿立衡毕业后,到德国留学,在柏林大学获得博士学位,回国后担任南通学院医科科长兼任教学、医疗工作;徐光明、黄思宪、张炎等毕业后,都曾在母校任教。这批本校毕业生中,择优选送出国的留学生,学成归国后都成为20年代末期学校教学、医疗、科研、管理的骨干。

第二种办法,是聘用外国的专家学者。张謇主张"于用人一端,无论教育实业,不但打破地方观念,并且打破国家界限。人我之别,完全没有的,只要那个人能担任,无论中国人外国人都行"。① 1920年,私立南通医学专门学校聘德国外科专家夏德门(Dred Schel Demann)医学博士,任南通医院总医长兼教授(图2-5)。1932年,聘请意大利籍医学博士贝贡新(Bergonzlnl),担任细菌学、医化学教授。外籍教师的加盟,使医校的学科建设和医院的医疗业务水平,在短短的几年内有了显著的改观和提高。第一次世界大战期间,当张謇得知因中国对德国宣战,而须遣返回德国的德侨中有不少是专家学者时,便与有关当局磋商留下了10多人,其中有些人也到学校任教。

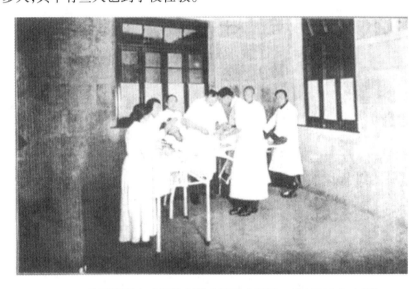

图2-5 德国外科专家夏德门博士受聘来医院工作(1920年6月)

由于张謇不拘一格,广纳贤才,当时南通成了国内外著名专家学者云集荟萃的地方。这些专家学者的到来,不仅为私立南通医学专门学校提供了优质的师资,而且带来了新思想、新知识、新技术,推动了南通地区医学教育事业的发展。

2. 尊师重教,"优予俸给",提高待遇

张謇提出对教师要"优予俸给",建议用栽种树木、挖池塘养鱼等方法增加教师收入。他还参照当时英、法、俄等国的工资制度,并根据当时医校的财力,确定了教师的薪俸标准:(大学)专科教师为70元、80元至100元。在私立南通医学专门学校职教员表(民国六年)中,教师的薪俸可见一斑,见表2-1。

---

① 《张謇全集》第4卷,江苏古籍出版社1994年版,第203页。

表2-1 私立南通医学专门学校职教员表（民国六年）

姓名	籍贯	职务	每周授课时数	月俸银数	到校年月	资格
张詧	南通	校长	无	无	1912.3	
张謇	南通	名誉校长	无	无	1912.3	
沈尧阶	崇明	西医主任教员	15	100	1916.8	同济医工大学医科毕业
俞国钧	如皋	中医主任			1917.8	
赵铸	丹徒	西医教员	13	100	1916.9	日本长崎医学专门学校毕业
李希贤	泰兴	西医教员	11	100	1916.9	日本千叶医学专门学校毕业
黄鸣鹄	江都	西医教员	15	100	1917.9	同济医工大学医科毕业
胡维芳	丹徒	西医教员	11	24	1916.2	本校西医科毕业
石念祖	江都	中医教员	6	24	1917.9	
刘远达	南通	中医教员	12	40	1917.4	
理乃昌	南通	物理化学教员	8	20	1913.8	
李萼	南通	国文教员	6	12	1917.9	
冯廷杰	南通	学监、矿物生理教员	3	22	1917.9	
戴效宾	南通	舍监兼修身国文教员	4	22	1914.9	南通师范学校讲习所毕业
金石	南通	会计兼庶务	无	16	1912.3	南通政法讲习所毕业
王在溶	南通	书记	无	6		南通师范学校讲习所毕业

由表2-1可知，张謇和张詧无分文月俸，他们舍己立校的高风亮节深为世人敬仰。而专职教师的待遇比行政人员的待遇高。根据当时的物价水准，这一工资标准在当时是很高的，体现了张謇高薪养"知"、保全教师的斯文形象、让教师专心教学的设想。此外，他还奖励终身从教人员来提高教师的社会地位，以形成尊师重教的社会风尚。

第三节 育精英之才，走精品之路

私立南通医学专门学校（含私立南通医科大学、私立南通大学医科、私立南通学院医科时期，1916—1929，下同）以状元办学的鲜明特色和良好的外部形象，吸引了众人的目光；中西合璧、各具特色的教学内涵，吸引了许多有志学子报考就读。张謇主张要向国外的大学看齐，培养的人才不能比国外大学培养的人才逊色。张謇的教育精品意识渗透到他的办学活动中，私立南通医学专门学校的教育思路，就是立足育精英之才、走精品之路。

1. 面向全国，招收优生

私立南通医学专门学校办学规模始终不大，面向全国招生，坚持生源质量，有意控制招生人数，颇有仿效北京协和医学院之模式。我们从数次刊登在上海《申报》上的招生广告中可以看出其招生人数和办学规模。

例如，刊登在民国十四年七月四日《申报》上的《教育部立案私立南通医学专门学校第十二次招生》广告云:"学额,二十名。纳费,年纳学宿费四十元,两期预交,膳费自理。学科,照部章。学级,四年毕业。报名,自登报日起至额满日止。随缴试验费二元,取否不退,保证金五元,学费内扣算,不取退还,取而入学者不退。呈验母校校长盖章之照片,曾经教育官厅盖印之毕业证书。资格,旧制中等学校毕业或新制高级中学毕业。有母校校长保函及报名手续齐全者可免试录取,唯入学体格检查不合格者,仍不收录。试期,八月十一日本校试验。校址,南通县南门外。校长,张謇、张詧启。"

从上述面向全国招生启事可以看出:其一,招生人数少,规模小,学额每次少则十名,多则二十名至四十名不等。可以这样说,私立南通医学专门学校培养方式是精英模式。其二,对招生对象的资格和程序是严格的,入学考试科目是规范的,和现代医科大学入学考试科目相当。其三,该校招生和现代大学招生一样,也实行保送生制。

私立南通医学专门学校从1912至1929年,12届共培养193名毕业生(见《医科各届毕业人数表》),其中,中西医本科生有37名。每届医科平均只培养16人,见表2-2。

表2-2 医科各届毕业人数表①

届别	1	2	3	4	5	6	7	8	9	10	11	12
人数	5	25	22	6	15	16	18	19	26	15	10	16

如果将招生数与毕业生数相比,其中淘汰率也是较高的。可见私立南通医学专门学校,考试之严,教学质量之高。

私立南通医学专门学校(含私立南通医科大学、私立南通大学医科、私立南通学院医科时期)招生规模虽不大,学生来源却很广,高素质的生源已较丰富,而且外地申请入学者也不少(见《历届医科学生省籍构成比较表》)。以江苏为主,办学影响渗透到浙江、安徽、山东等周边省区,进而波及到福建、广东、广西、江西、湖南、湖北、贵州、四川、河北、辽宁、山西、陕西。后六届医科的外省籍的学生所占的比重较大,见表2-3。

表2-3 历届医科学生省籍构成比较表(注:7人省籍不详者未统计)②

年份	1916	1917	1918	1920	1922	1923	1924	1925	1926	1927	1928	1929
江苏籍学生数	4	24	17	5	10	8	6	5	5	4	2	5
外省籍学生数	1	0	2	1	5	7	11	14	21	10	8	11

私立南通医学专门学校作为一所地方私立大学,之所以能够吸引南通境外、江苏之外的学子前来求学,关键就在于她的办学能力,她有一支过硬的师资队伍,她有一贯重视高深学术研究的优良传统,她有为优等生提供出国实习和留学深造的机会。

2. 严格考试,规范课程

张謇和张詧办学严谨,且更注重实用,奖惩分明。凡违犯校规屡教不改者、未经允许旷课两周以上者及在五年中考试成绩两次不及格者均作退学处理。对于学业成绩优异者给予多种奖励,如学期考试成绩合格列本级第一名者,次学期免缴学费一次;毕业考试第一者,给予成绩优胜证书,学年终品行、学术优异者,给予奖励证书,并从成绩优异者中选送往日本、德国留学深造。毕业时学生必须通过毕业考试,毕业考试分两期进行:第一期考解剖

---

①② 《南通大学医科民国十九年毕业纪念刊》,南通:内部资料,1931。

学、组织学、医化学。第二期考微生物学、内科学、外科学、妇科学、皮肤病学、耳鼻咽喉科学、眼科学、儿科学等。学生成绩采用四等级分制,即甲(80分以上),乙(70分以上),丙(60分以上),丁(60分以下)。① 这些考核制度虽属苛严,但为保证医学教育质量之提高,实不可少。今日看来,仍有借鉴和可取之处。

从课程设置来看,私立南通医学专门学校与国内外正规高等医学院校一样科学规范。预科期间外语有日语、德语,其他课程有国文、数学、动物学、植物学、矿物学、物理、化学、生理、体操等。医本科之课程为德语、化学、物理、局部解剖学、系统解剖学、组织胚胎学、生理学、医化学、卫生学、微生物学、病理学、病理解剖学、病理组织学、药物学、诊断学、内科学、外科学、矫形学、眼科学、耳鼻咽喉科学、妇科学、产科学、儿科学、皮肤花柳病学、精神病学、裁判医学等26门课程。1924年江苏高等检察厅批准学校解剖监犯尸体,学校开始有条件结合尸体进行教学。组织学、病理解剖学等课,除教员口授外,还指导学生用显微镜和标本实习。至1921年,各基础学科均设有实验室。1936年医科解剖示教挂图600幅,寄生虫学示教挂图80余幅,病理肉眼标本80余件,寄生虫肉眼标本20余件。

学校十分重视理论与实际相结合。1919年,张謇在《为沟通中西医学致阎督军函》中说:"医但言理则空,药各有则实。必实而后空可证,必空而后实可神。"教学人员既是教师又是医生,注重培养学生实际工作能力,毕业出来的学生动手能力较强,从而受到社会赞誉。

第四节 继承父辈的事业,张孝若接掌各校

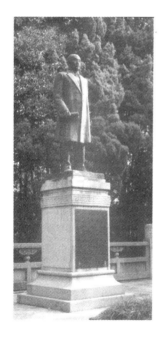

图2-6 张謇铜像

张謇曾说过:"一个人一生要定三个时期:三十岁以前是读书时期,三十岁到六七十岁是做事时期,七十岁以后又是读书时期。"为此,他在南通南郊五山一带营建了一些别墅,用作老而休息和读书的场所。闲暇时还邀友前往,流连于山水之间,诗词唱和。不过,这种闲暇并不太多,因为强烈的责任感和事业心使他不可能超然物外,自幼接受的儒学教育,早就奠定了他执着的精神和积极入世的态度。张謇有一段话,颇能表达他的入世态度:"下走之为世牛马,终岁无停趾。私以为今日之人,当以劳死,不当以逸生。下走尚未忍言劳也。"所以直到临终前夕,他还在为各项事业奔波。1926年8月1日,已感身体不适的张謇仍冒着酷暑,偕同工程师视察沿江保坍工程,数日后病情加重,24日中午与世长辞,享寿七十有四。张謇逝世的消息传出后,举国悲哀,各处的挽唁函电如雪片而至。许多地方不约而同地开会追悼。11月1日,南通各界举行了庄严隆重的出殡仪式,数以10万计的百姓自发前来送别,以此表达对张謇的缅怀之情。

张謇的灵柩安葬于南郊墓园(图2-6),墓园是张謇生前选定的,墓上不铭不志,仅在石

---

① 《江苏南通医学专门学校学则》,1918年。

阙上题刻"南通张先生之墓阙"八字。① 这是张謇的长眠之处。墓地是他先期选定的,当时他还为墓门预作过一副对联:"即此粗完一生事;会须身伴五山灵。"南通的五山因他的长伴而增辉;而他所开创和所憧憬的事业,更有待后来者的薪火相传。

1926年8月24日,张謇也因年事已高卸去校长之职(图2-7)。张孝若先生不负众望,继承父辈事业,致全力于实业、慈善、教育,并接任农、医、纺三校之长,为传承父辈未竟事业,而勤勉工作,敬业述事。

为了实现父亲张謇组建南通大学的遗愿,历经一年,张孝若将父辈创办的私立南通医学专门学校、私立南通纺织专门学校,分别升格更名为私立南通医科大学、私立南通纺织大学。又经一年,张孝若按其父成立南通大学之遗愿,将私立南通医科大学、私立南通纺织大学与先期成立的私立南通农科大学合并,组建成立私立南通大学,而私立南通医科大学成为其中的医科。

私立南通大学的建立,在20世纪20年代的中国,不仅标志着南通高等教育事业走在全国的前列,而且标志着南通高等教育事业在历史上开始走向鼎盛。

1. 少壮英才张孝若

张怡祖(1898—1935),字孝若,又字潜庐,张謇之子。从小就受父亲张謇的熏陶,性格温和,毫无娇气,自幼聪慧。7岁时在家中启蒙于日本女教师森田政子,能过目成诵。次年,就学于南通师范学校

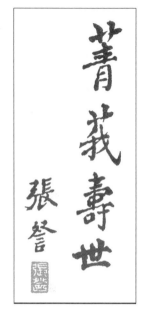

图2-7 张謇题词

附属小学。1913年就读于德国人所办青岛大学中学部,后转入上海震旦学院。1917年留学美国,就读于哥伦比亚大学,获商学学士学位,归国后佐父亲经营南通事业。先后担任南通实业总稽核所所长、南通中等以上学校联合会会长、南通县教育会会长、通崇海泰总商会特别会董、苏社理事、大祐盐垦公司总经理等职务。1920年参与创建淮海实业银行,并任总经理。同年,创设南通自治会,并担任理事长。1921年在南通创设南通棉业、纱业、证券、杂粮联合交易所,任交易所理事会理事长。在父亲张謇的精心培育下,张孝若学有所长,成为栋梁之才。

1922年,张孝若被北洋政府任命为考察欧美各国实业的专使,先后到美国、英国、法国、德国、荷兰、比利时、意大利、瑞士、奥地利、日本10国专察。回国后,将所见所闻整理成30万字的《专察欧美日本国实业报告书》,除向政府及有关部门呈报外,还应邀在上海、南京、南通等地报告、宣传。根据所专察各国的煤产、钢铁、纺织、航运等经济情况和重要工商业情况,分析中国与欧美、日本各国的差距,提出振兴中国经济的十大要策,即清理外债、举办路政、提倡农垦、促进贸易、救济劳工、实业统计、普及实业知识、整理币制、裁免厘金、划一度量衡,并且认为"中国工商业之前途,视斯十者之能否实行也"。可惜其时军阀争战,所议均未能实施。张謇将其报告校订并题写书名《张孝若演说稿》出版。张孝若在出国专察期间,鉴于外人对中国的不了解,"随时注意宣传中国文化及社会进步情况,使各国对于中国渐能由了解而进于善感"。途中作诗词194首,张謇为其校订,汇编成册,取名为《士学集》。

---

① 赵鹏:《状元张謇》,中华工商联合出版社2003年版,第48–49页。

回国后,张孝若被任命为中国驻智利全权公使(未莅任)和扬子江水道委员会会长。

1926年8月,张孝若继承父业,致全力于实业、慈善、教育。先后任私立南通医学专门学校校长、私立南通医科大学校长、私立南通农科大学校长、私立南通纺织专门学校校长、私立南通纺织大学校长、私立南通大学校长、私立南通学院院长、大生纱厂董事长、大达轮步公司总经理、淮南各盐垦公司常务董事长、大陆报馆董事等职。时值军阀混战,时局动荡,张謇所办各项企事业大多运行艰难,张孝若"苦心撑持,朝夕不遑,先业赖以不坠",同时谢绝外事,潜心整理张謇生平文字和往来函件,将实业、教育、慈善、政闻及当时制艺等内容,编成《张季子九录》一书,并以白话文撰成《南通张季直先生传》。不幸的是,1935年10月18日,张孝若突遭暗杀,逝于上海寓所,时年37岁。

图2-8是曾与张学良等被并称为"民国四公子"的张謇之子张孝若像。从照片上便能看出他那时的玉树风姿。他熟知父亲望子成才的殷切,也深谙名父之子的难为,因而奋勉拼搏,希望有所树立而克绍父业。可是与父亲一样,他的理想和才干终究也被所处的社会抑制。至于他不幸英年早逝,则又增人另一重惋叹。

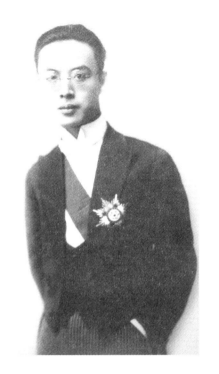

图2-8　私立南通大学校长张孝若

2. 升格合并探索,成立南通大学

民国初期,各地军阀割据,政府无力统一管辖各地的教育,对私立学校的规制与地位等不成熟的意见与规定,全国各地无法一致遵守。直到北伐战争结束,南京国民政府才得以考虑实施酝酿已久的教育体制的改革。1926年,国民政府教育部为了统一全国医学院校课程,更定新制,废去大学两年的预科。1927年6月6日,国民政府的中央政治会议决议先在江苏、浙江、广东三省进行大学区制试验。1929年,南京国民政府教育部制定颁发《私立学校规程》,决定对公私学校重新登记注册。

为了配合上述新的教育体制和新的《私立学校规程》,1927年8月,在张孝若先生的主导下,私立南通医学专门学校升格更名为私立南通医科大学,取消预科,本科学制改为五年;而私立南通纺织专门学校则升格更名为私立南通纺织大学。(图2-9、2-10)

1928年6月8日,张孝若校长召集私立南通农科大学、私立南通医科大学、私立南通纺织大学的教职员工和学生代表,在私立南通农科大学召开私立南通大学筹备委员会预备会议。在会上,张孝若校长致词:"吾为农医纺三大学校长,准事实之便利,求适合于法令,拟合并三大学而为南通大学,分农医纺三科。"致词之后,张孝若宣布:王志鸿、陆费执、王青直、李鹭宾、李希贤、理平度、林子祯、范石侯、黄友兰、张谊、卢先德、蒋枷安、宋庆祥、夏永生、董奎先、马玉汝、许先涛、朱翔生等人为私立南通大学筹备委员会委员,并负责筹备一切事务。同年6月11日,张孝若校长在南通俱乐部召开私立南通大学筹备委员会第一次会议,

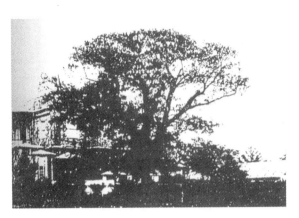
图 2-9　私立南通医科大学博物苑南馆外景

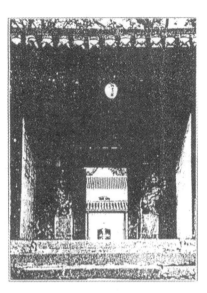
图 2-10　私立南通医科大学图书馆

讨论接收教养公积社及校董会章程等(图 2-11);6 月 13 日,私立南通大学筹备委员会在南通俱乐部召开第二次会议,讨论基产临时保管委员会草章及附属中学问题。决定附属中学为私立南通大学三科公有,学生毕业,皆可直接升入私立南通大学三科;6 月 17 日,私立南通大学筹备委员会在濠阳小筑举行第三次会议,讨论各科编制及经费预算各案;6 月 20 日,私立南通大学筹备委员会在私立南通农科大学举行第四次会议,讨论私立南通大学组织大纲草案。1928 年 9 月 17 日,私立南通大学筹备委员会,在私立南通农科大学召开第五次会议,讨论礼聘校董事宜,决定敦聘李石曾、于右任、李宗仁、秦汾、何玉书、张轶欧、钱永铭、许璇、荣宗敬、周威、吴兆曾、徐肇钧、褚民谊、张孝若、王志鸿、李希贤、陆费执、戴尚文、张谊等社会名流和国民党政府的军政要员等十九人组成私立南通大学的校董会(图 2-12、2-13、2-14)。

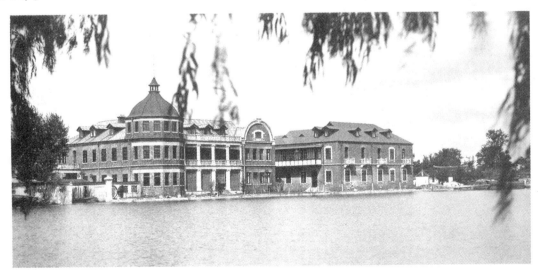
图 2-11　召开三校合并事宜的所在地——南通俱乐部外景

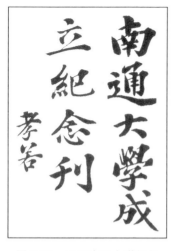

图 2-12　私立南通大学校长张孝若题词

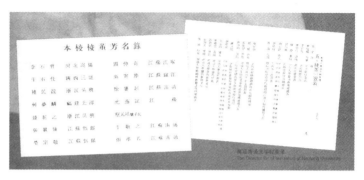

图 2-13　两届私立南通大学校董名录

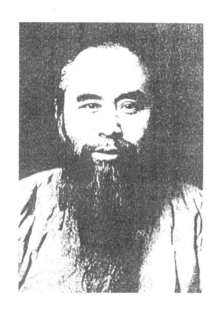
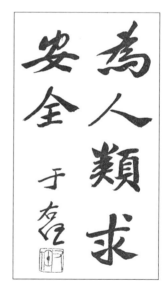

图 2-14　校董于右任和他的题词

经过私立南通大学筹备委员会五次会议的认真讨论和慎重研究,在张孝若先生的主导下,决定将私立南通医科大学、私立南通纺织大学和早在1919年就已定名的私立南通农科大学重新组合,统一名称为私立南通大学。农、医、纺三大学,分别为私立南通大学的农科、医科、纺科,张孝若先生出任校长。私立南通大学于1928年8月成立以后,当即上报南京国民政府教育部备案待批。

张孝若在《南通大学成立纪念刊·宣言》中写道:"吾父兴办地方自治事业,盖有序焉。先实业,次教育,实业所以裕教育之本,教育所以储实业之材;更进而互助,以求其发达。……而最大之目的,及最后之结晶,则为南通大学。孝若继承此起,知救国之道惟提倡学术。而城南区域山水明秀,树木交荫,距市尚远,居民较少,俨然已成一学区。准事业之便利,遵法令之适合,非亟以农、医、纺织合组南通大学不可。"(图2-15、2-16)

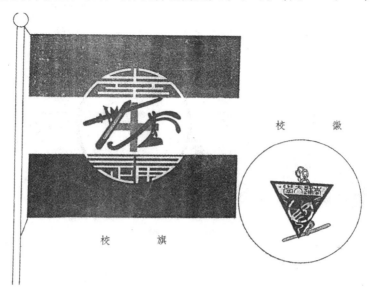

图2-15　南通大学校旗、校徽

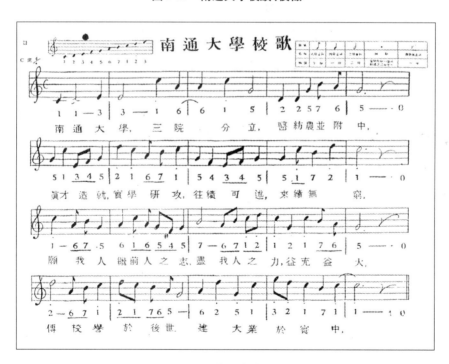

图2-16　南通大学校歌

由于三校历史沿革的原因,私立南通大学的体制如同"邦联制",农、医、纺三科仍各自为政,各科实行独立招生、独立教学与独立管理、独立核算的体制。

3. 呈部核准暂称南通学院

1929年,南京国民政府颁布《大学组织法》,规范了私立大学的发展。按照部颁新规定,大学分为文、理、法、农、工、商、医等学院，具备以上学院中三个学院的高校，才有资格称为大学。私立南通大学虽建有农、医、纺三个学院，但部章上所列学院名称并无纺织学院。私立南通大学只能以两个学院（农、医）的办学规模向政府注册，而纺科则成为附办。因此，1930年南京国民政府教育部令："先准以南通学院名义立案，俟具备三学院呈部核准后再恢复旧名。"但南京国民政府教育部将南通大学以"南通学院"为名立案的签文至1930年11月18日才到达南通，私立南通大学只好暂称私立南通学院，张孝若出任院长。

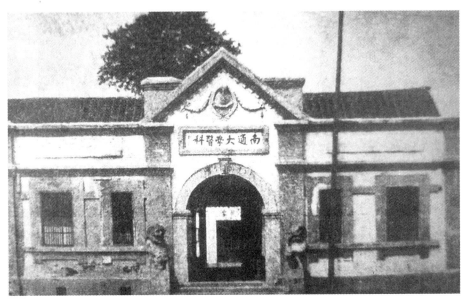

图2-17　南通大学医科校门（1928年）

1930年，私立南通医科大学由私立南通大学医科（图2-17）而成为私立南通学院医科。医科本科学制，1936届起由5年制改为6年制。张孝若院长聘私立南通医学专门学校毕业后出国留学深造并回校执教的瞿立衡担任私立南通学院医科的第一任科长。

1935年10月，院长张孝若不幸去世。1935年11月，褚民谊任私立南通学院代理院长，1936年8月，由郑亦同接任私立南通学院院长。

4. 行政机构与经费来源

私立南通医学专门学校至1927年改为私立南通医科大学期间，行政机构无大变化。私立南通大学期间，学校有校董会。设董事长1人，董事若干；医科设科长1人，下设教务主任、舍务主任、事务主任。1930年，南通医院改名为私立南通学院医科附属医院。私立南通大学改称私立南通学院，机构仍沿袭私立南通大学体制。

1935年校董事会成员调整，是年院务改革，除农、医、纺分别设科长外，成立总办公处、教务处、总务处，协助院长管理全院教务和事务，教务处下设注册组、训育组、体育组、图书组、出版组。总务处下设文书组、会计组、庶务组。

1928年组建私立南通大学后，医科、农科、纺织科房屋均成为学校校舍之组成部分，由学校统管。

私立南通学院时期（抗日战争前），经费来源有四：一、政府补助；二、大生纱厂补助；三、学校基产及事业收入；四、学费。1934年，全年经费192148元（其中医科48110元）。来源：

国民政府教育部补助42638元,江苏省政府补助12400元,南通棉纺会补助25200元,大生纱厂补助48010元,大达公司补助10000元,基产租息4098元,事业收入13400元,学费36402元。后来大生纱厂参加银团,无法开支私立南通学院经费,学校经济较困难。

5. 稳步前进的附属医院

私立南通医学专门学校的附属医院在岁月的更移中稳步前进,良性发展(图2-18、2-19、2-20-1、2-20-2)。

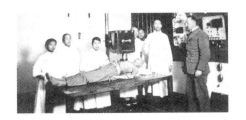

图2-18　1918年7月附属医院购进首台X光机

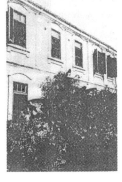

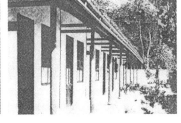

图2-19　各科诊察室和病室之一

1916年6月,私立南通医学专门学校主任李书城,专门赴上海购买医疗器械多件,包括X光机,装备学校和医院。1917年9月,医院根据医疗业务发展,各科室进行调整,设内科、外科、花柳皮肤科、眼耳鼻喉科,医生由私立南通医学专门学校教员担任。

1918年,张謇为了提高医学专门学校教学水平和学习国外先进医疗技术,得知青岛一所野战医院之德人欲变卖医疗器材回国的信息后,即以数万元将该院之重要医疗器材,如各科手术器械、化验仪器、理疗设备、小型X线机、发电机等数十件全部购下,充实于附属医院。

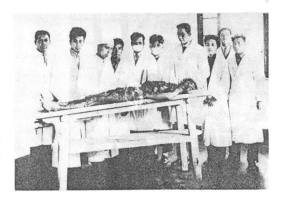

图2-20-1　尸体解剖实习

当年7月,附属医院主任沈尧阶辞职,由唐熙年接任附属医院主任。唐熙年任职后,扩充西医,加强中医,聘请一批医生充实医院,主要有杨辑五、黄季平、赵寿铭、李书城、俞汝权、刘叔敏、陈巽伯、孙在兹、施伯衡等。中医外科请兴化世医顾益之担任。

1919年夏,南通时疫流行,唐闸地区尤为严重。附属医院在大生纺织公司设立临时分院,由赵铸(寿铭)医师主持,历时两月。时疫过后,临时分院撤销。年底,附属医院X光楼

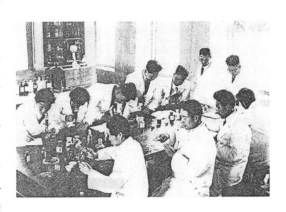

图2-20-2　病理组织学实习

动工。

1920年3月,附属医院主任唐熙年辞职,金聘之接任附属医院主任。同年5月,X光楼建成,分上下两层,共八间,同时建成手术室5间。1920年,又聘德国专家夏德门(Dred Schel Demann)博士为医院总医长,使医院科室之建设,业务技术等方面,在短短几年内有了显著的改观,成为20年代苏北地区的一所著名医院。①

夏德门主持西医期间,得到各界人士的赞誉,就诊者越来越多,且均得到满意的治疗效果。有一乳腺肿疡患者,多年苦痛不堪,经医院诊治,施行手术,数日即愈。又有患疝气大肠溃疡者,经剖腹割去烂肠,也很快治愈。夏德门于1921年离院回德国。

1922年和1924年,附属医院附设产科传习所,开办两期助产护士讲习班,培养助产护士,传授新法接产,在南通市乃至于苏北地区开创新法接生的先河。1924年,附属医院新建尸体解剖室和传染病室。1925年初,医院招收看护妇新生19人,学习了一年半时间,全部毕业,医院留用数名。

1928年8月,南通医院(附属医院)更名为私立南通大学医科附属医院,戴尚文任医院主任(图2-21)。戴尚文是私立南通医学专门学校毕业生,毕业后赴日本东京帝国大学深造。戴尚文上任后,恢复妇产科,由冯启亚博士担任;内科医长由赵师震接任。1929年7月,戴尚文辞职,先后由陈定、赵师震、陈端白任医院主任。

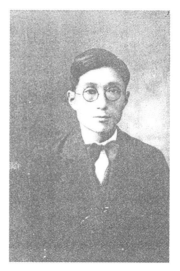

图2-21 戴尚文教授

1930年,私立南通大学改为私立南通学院(图2-22),医院改名为私立南通学院医科附属医院。1931年5月,附属医院重新改组,设院长制,下设医务主任及事务主任。院长及医务主任由外科医长何星萃担任。事务主任由金聘之担任,1935年3月,聘外科专家黄竺如应诊。1936年9月,医院院长由著名寄生虫学专家、医科科长洪式闾②兼任。

6. 医学研究和管理机构

1912年至1933年,学校未单独设立医学科研管理机构。随着意大利博士贝贡新(Bergonzinl)和著名寄生虫学专家洪式闾教授的加盟,学校医学科学研究获得跨越式的新进展。

1932年,私立南通学院医科聘请意大利博士贝贡新担任细菌学、医用化学教授之后,逐

---

① 《访瞿立衡先生谈话摘录(1982)》,南通大学档案馆。
② 洪式闾(1894—1955),男,汉族,浙江省乐清县人,病理学、寄生虫学家。1917年毕业于北京医学专门学校。1920年、1924年先后赴德国、美国进修学习。1929年获日本医学博士学位。1917—1920年,任北京医学专门学校病理学助教。1920—1922年,赴德国柏林市立病院理科进修病理学,后赴汉堡热带病研究所攻寄生虫学。1924年,任北京医科大学教授、校长。1925—1926年,在德国汉堡热带病研究所从事研究工作。1927年,接办浙江杭州英国圣公会广济医院,任院务委员会主席。1928年,任杭州医院院长。1928年,建立杭州热带病研究所,任副所长。1936—1938年,任私立南通学院医科科长兼附属医院院长、寄生虫学教授。1938—1949年,任国立江苏医学院寄生虫学教授、部聘教授、寄生虫学研究所主任,兼任同济医学院、西北医学院寄生虫学教授。中华人民共和国建立以后,他担任浙江省卫生实验院院长,1954年,他任浙江省卫生厅厅长,1955年逝世。他编著的《病理学总论》《病理学各论》两书,是国内最早、最完整的病理学专著。他是中国人体寄生虫学学科的奠基人和寄生虫病研究机构创始者。

步开展医学基础研究。贝贡新毕业于德国柏林大学,获医学博士学位,担任过意大利那波里血清研究院副院长。学校根据贝氏的专长和医学科学研究的需要,向国民政府教育部申报,创设浆苗血清研究所,得到批准后,于1934年成立私立南通学院医科浆苗血清研究所,意大利人贝贡新博士任技术负责人。这是私立南通学院医科建立的第一个医学科学研究所。

私立南通学院医科浆苗血清研究所,在贝贡新博士的主持下,研究浆苗血清方面取得新进展,研制成功十余种生物制品。这些生物制品经过机理和疗效的实验检析,均具有较高的水平和实用价值。例如,研究所研制的霍乱无毒苗制品,是按照外毒素的方法研制的,一反当时医学界认为的霍乱只有内毒素的观点。

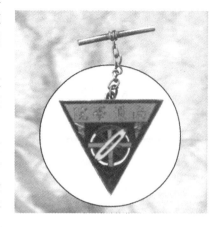

图 2-22　私立南通学院校徽

1936年8月,洪式闾教授受聘担任医科科长。洪式闾教授是位具有国际声誉的著名寄生虫学专家。他在寄生虫的研究方面成绩卓著,发表的专著得到国际学术界的重视。他研究的成果之一,基础膜染色法和钩虫定量计算法为世界各国医学界所采用。在虫体形态学方面否定了医学科学界有关姜片虫的许多错误论点。为此,他曾去日本参加学术会议,并宣读他著述的关于姜片虫研究的论文。

在洪式闾教授担任南通学院医科主任兼寄生虫学教授期间,医学科学研究大大前进了一步。他将原女红传习所改为私立南通学院医科第二分院,设置了解剖学、生理学、病理学、细菌学、寄生虫学等6个研究室,并增设了动物房。他鼓励师生从事科研,定期举行学术报告会、读书报告会等。是时,医科形成了很浓厚的学术气氛。与此同时,出版了首期《南通医刊》。医疗、教学、科研之需的中外图书、杂志、各种资料,也大量逐年增加。

1928年,私立南通大学成立,校长张孝若将其父张謇所办私立南通图书馆划归学校,成为私立南通大学图书馆,后称私立南通学院图书馆。农科、医科、纺织科各设分馆。1937年,总馆藏书2万余册,杂志450余种。

1936年,私立南通学院医科科研仪器设备明显增加,有显微照相机、人工太阳灯、高压消毒锅、大蒸汽消毒器、电气离心沉淀器、电气保温箱、冰箱等,显微镜增至30多架。

第五节　风起云涌的学生运动

1. 声援五四运动

1919年五四运动发生后,私立南通医学专门学校学生积极响应,5月15日约请私立南通纺织专门学校、南通农校、商校、师范等学校代表开会。到会代表30多人,公推医学专门学校代表为会议临时主席。会议通过决议,主要内容:电告北京政府和中国驻巴黎专使,要求收回青岛和废除不平等条约;通电北京、上海总商会和南通商会,要求抵制日货;与上海学生团联系,希望一致行动;决定各校成立宣讲团,宣传时势和抵制日货。5月18日,南通学生一千余人集会公共体育场,成立南通学生会,私立南通医学专门学校学生陈光宇任会长,私立南通纺织学校学生贾铭任副会长,会后游行示威。6月3日起,医学专门学校、纺织专门学校、农校、商校、第七中学等学校学生罢课,联合发表罢课宣言。罢课后,医学专门学校学生每天上街讲演。陈光宇派学校宣讲团代表罗元骏,偕同上海学生联合会代表何荃,至石港、马塘、潮桥等地宣讲,听者多为之感动。罢课延续至暑假,9月新学期开学复课。

2. 组织"南通学生上海五卅血案后援会"

1925年5月,日本资本家在上海枪杀工人顾正红,导致"五卅"惨案和上海反对帝国主义运动,私立南通医学专门学校学生与其他学校学生一起组织"南通学生上海五卅血案后援会",发动各校学生声援上海工人和学生反对帝国主义斗争。6月11日,后援会召开第五次会议,公推私立南通医学专门学校学生代表汪昆为主席。在后援会组织下,医学专门学校学生和他校学生多次参加游行示威。

3. 组织南通学生反日会

1931年九一八事变后,私立南通学院农科学生发起组织南通学生反日会,在农科大礼堂举行成立大会,声讨日本帝国主义侵占我国东北三省,私立南通学院医科学生参加,并组织战地救护队,准备至东北马占山抗日部队,开展救护工作。学生员符谦、苏金山分别任正副队长。

4. 南通"一二·九"学生运动

1935年"一二·九"抗日救亡运动,医科学生黄拾、刘耀祖、黄筱燕(女)等组织同学响应,12月23日,医科、农科、纺科同学上街游行示威,高呼"停止内战,团结抗日"、"打倒日本帝国主义"等口号。游行第二天,医、农、纺三科学生成立"南通学院学生晋京请愿团"。26日清晨四时半,300余名学生步行去天生港码头,8时抵达,10时全体登轮。政府当局对学生爱国行动恐惧,南通专员公署专员徐某,南通县县长金宗华及军队官员前往阻挠,扣船停发。27日上午,崇敬中学100多名同学至港要求参加,学院晋京请愿团欢迎,当即登轮。女子师范100多名同学徒步至港慰劳请愿团。同日下午,医科又有数十名男女同学离校到港登轮。医科留校同学成立医科晋京团后援会,担负后方宣传、联络接济任务。

政府官员继续威吓阻挠,学生拒绝下船返校。12月28日清晨起,全体同学绝食,并发表《告各界书》。学生绝食斗争使国民党当局惊慌,28日,江苏省政府派专员吴铸人来南通,与南通地方官员一起对学生软硬兼施,答应把学生要求转达蒋介石。29日,学生由政府派汽车接回。

私立南通医学专门学校,在步入奋力前行的成长期之际,也是南通高等教育处于鼎盛之时。私立南通医学专门学校,无论是更名为私立南通医科大学,还是继而成为私立南通大学医科及私立南通学院医科,在社会上都颇享赞誉,是中国近代高等教育史上的"一颗明珠"。

第三章 逆境图存低谷期(1936—1949)

抗日战争爆发后,在中华民族处于灾难深重的日子里,私立南通学院医科师生同全国人民一样,上下一心,共赴国难,经历了八年抗战,度过了重重困难,在举步维艰的岁月里,学院处于逆境图存的低谷期。

第一节 抗战时期,私立南通学院医科漂泊萍踪

抗战八年,私立南通学院医科师生辗转湘、贵、川,过着箪食瓢饮的清苦生活,时时听着日军飞机在头顶轰隆而过,可就是在风雨如磐黯故园的岁月里,流徙的南通学院医科以其自由与灵性的光芒,融入到江苏医学院之中,成为闪亮的一脉。

1. 救死扶伤,勇赴国难

随着日军侵华战争日益扩大,南通经常遭受日本飞机轰炸,私立南通学院因战事被迫停课。为了适应抗日战争大局的需要,1938年8月,私立南通学院本部及纺织科和农科迁至上海江西路451号,继续办学,农科和纺织科复课。南通学院医科奉国民政府军委会令,在私立南通学院医科科长、附属医院院长洪式闾博士的率领下,将附属医院的病床设备、药品、器材、化验仪器等运至扬州,医科及附属医院随迁至扬州,改办为第七重伤医院,洪式闾带领大部分教职员和学生前往医院工作,为抢救前线受伤的抗日将士立下了汗马功劳。我方一批又一批伤员被送进第七重伤医院,整个医院几乎无空闲之地。医护人员不分昼夜,忘我工作。他们全身心扑在救治伤员上,不求功名,繁忙中无暇给后人留下救治伤员的数据,致使我们今天已无从得知师生们从死亡线上救回了多少抗日勇士。这所国内较早创建的私立南通学院医科,凭借其雄厚的医师实力和丰富的临床经验,使许多抗日将士起死回生,重返杀敌战场。

2. 西迁沅陵,并校更名

1938年,因抗击日寇的战局发生转移,第七重伤医院辗转来到湖南衡阳。私立南通学院医科的教师、学生,为了抗击日本侵略,在战争中随军事行动转移,颠沛流离,共赴国难,过着极其艰苦的流徙生活,努力完成抢救伤员的工作任务。

此时,全国各战场医护人员严重缺乏,急需大量培训医疗救护人员送往前线。由私立南通学院医科和附属医院组成的第七重伤医院,急国家之所急,决定恢复教学。但远离家乡,且在战时极度混乱之中,甚感经费无着,后继艰难。1938年夏,恰逢江苏省立医政学院的师生,在院长胡定安博士的带领下,迁至湖南沅陵,且借沅陵油漆职业学校校舍一部,并搭建草舍,开课教学。与私立南通学院医科一样,他们也正感经费缺乏,困难重重。当时,两校均感经费无着,前途难测,经磋商有意合并。两校迭经分呈国民政府教育部请予救济。1938年8月9日,经国民政府教育部呈奉最高国防会议通过,决定江苏省立医政学院与私立南通学院医科合并,更名为国立江苏医学院,并于湖南沅陵正式成立,国民政府教育部聘

胡定安博士为院长(图3-1)。1938年8月,私立南通学院院长蒋亦同和医科主任洪式闾(图3-2),向国立江苏医学院胡定安院长办理移交手续,国民政府教育部派国立艺术专科学校校长滕固监交。移交名册中有教授7人,讲师2人,医师8人等计51人。

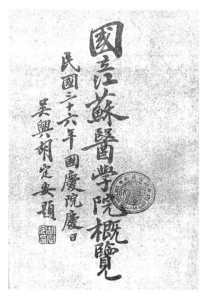
图3-1　国立江苏医学院概览

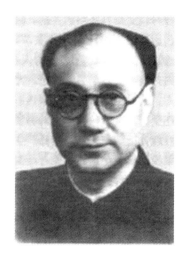
图3-2　洪式闾教授

国立江苏医学院成立不久(图3-3),日寇进犯长沙,沅陵逼近前方,教学甚感不便,学校再也难以放下安静的课桌。1938年12月,师生们被迫撤离沅陵,迁徙贵阳,借贵阳达德学校的校舍继续上课。

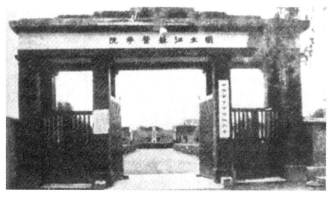
图3-3　国立江苏医学院校门

3. 苏医邨里,艰难复课

1939年1月15日,胡定安在贵阳就任国立江苏医学院院长。同时,接国民政府教育部令,学校迁至重庆。

1939年1月26日,原私立南通医学专门学校校长张謇在上海逝世,终年88岁(1851—1939)。远离母校而身处颠沛流离之中的原私立南通学院医科师生闻此噩耗,无不悲伤志哀。

1939年3月6日,胡定安率员赴重庆安排迁渝事宜,在重庆枣子岚桠47号,设驻渝办事处。3月23日勘定北碚为新院址,并购下北碚医院为院舍,办事处移至重庆纪明坊3号。

4月14日，学校停课迁往重庆，5月6日师生抵达，5月23日在北碚复课。学校安顿后，获政府资助，教学秩序步入正常。

1939年8月，成立附属医院，为军民分科诊疗疾病。11月20日，附属医院在北碚正式开诊，固定床位有46张，设内、外、妇、儿、眼耳鼻喉、精神卫生、皮肤花柳病等科，以及理疗、检验、药局等科室。既满足教学，又便利群众，医疗水平在当地具有较高影响。同时，矗立在嘉陵江边的房屋，也被人们亲切地称为"苏医邨"。

学校师生抵渝不久，1939年5月30日，组成了若干空袭救护队。10月18日，又与红十字会救护总队合作，组成空袭流动医疗队。每当敌机空袭重庆，凡是有伤亡群众的地方，就有国立江苏医学院师生奋不顾身担任救护的身影。1940年5月，敌机轰炸学校所在地北碚，群众伤亡颇重，师生们冲向一线急救和护理伤员，受到国民政府教育部的传令嘉奖。6月24日，敌机两次轰炸北碚，学校附属医院三等病房被炸毁，造成7人死亡，5人受伤，激起广大师生的极大愤慨。

学校在重庆北碚办学，由于处于战时，条件相当艰苦，没有电灯，也没有自来水，更没有幢幢高楼。但师生们在艰苦的生活、动荡的时局中坚持勤奋研读，嘉陵江畔的船夫曲和苏医课堂的读书声交响在一起，成为当时的一景。在坚持正常教学的同时，学校适应当时社会需要，拓展教学，启动科研，服务社会。1939年6月，学校成立了社会教育推行委员会，并兼办卫生教育施教区。1940年1月4日，成立公共卫生学暨邵象伊教授领衔的公共卫生事务所。1941年11月，该所与中国育婴保健会合作，开办了北碚婴儿施诊所，结合临床推动儿童卫生保健。1942年11月，附属医院成立社会服务部。

为适应战时需要，1939年10月，学校开办了以初中毕业生为对象的护士助理职业训练班，学制1年。1941年4月，筹办附属医院高级护士职业学校。护校于1942年9月1日正式开学。1941年4月1日，为边疆学校代办卫生教育专修科。1942年8月，国民政府教育部核准添办卫生教育专修科，学制3年。1944年3月，国民政府教育部核准学校举办高中毕业为起点、学制为6年的医学本科，修业期满、成绩及格者可授予医学学士学位。同年7月，国民政府教育部批准增办初中毕业为起点、学制为6年的医学专修科。

为发展我国预防医学，胡定安院长以及洪式闾、邵象伊、褚葆真等教授集议，发起成立中国预防医学研究所。此议得到翁文灏、朱家骅、陈果夫、金善宝、潘公展、茅以升、罗家伦、竺可桢等人的鼎力相助。1941年5月17日，中国预防医学研究所正式成立，由胡定安院长任总干事。研究所下设4部9系：微生物学部辖细菌学系、寄生虫学系、疫苗血清学系；卫生学部辖基础卫生学系、公共卫生学系；传染病学部辖流行病学系、防疫学系；编辑部辖杂志系、丛书系。1942年7月，国民政府教育部批准成立了医学研究所。同年8月，医学研究所成立寄生虫学部，由国民政府教育部聘洪式闾教授任主任，招收医科大学毕业生，研究期限两年，研究期满，参加硕士学位考试，及格者由教育部授予医学硕士学位，同年12月招收第一届研究生兼助教赵慰先1人。1943年8月招收第二届研究生2名。1945年8月和1946年1月，研究生王培信、赵慰先完成硕士考试和论文答辩，被授予硕士学位。在寄生虫学部主任洪式闾教授的领导下，李非白教授和杨复曦技师的论文《蠕虫透明标本制作新法》（A Mdimm For Mounting Parasitic Helmiuth）全文刊登在1945年第156卷《自然》杂志上。①

---

① 《南京医科大学志(1934—2004)》，科学出版社2004年版，第71页。

八年抗战,私立南通学院医科师生们为了国家和民族抵御外辱,义不容辞地奔赴战场,凭借自己的专长,奋力救治负伤的抗日将士,特别是在战时紧缺的医护人员培养上作出了重大贡献,为人类和平与正义书写了光辉一页。抗战八年的艰苦岁月,也使私立南通学院医科师生们付出了极大的辛劳和代价,与江苏省立医政学院合并,成为国立江苏医学院的学脉之一,致使原私立南通学院医科中辍,但是他们无怨无悔,融合在国立江苏医学院之中,发挥自己应有的作用,出色地完成了历史赋予的光荣使命。

第二节　抗战胜利,私立南通学院医科恢复重建

1945年8月15日,当日本帝国主义宣布无条件投降、抗日战争胜利结束的喜讯传来,私立南通学院师生和全国人民一样欣喜若狂,欢呼雀跃,相互祝贺。吃尽战争之苦的师生们,期待着和平,期待着复原,期待着安定的学习和工作环境,渴望为振兴中华民族的科学文化办好学校。

1. 学院回迁,医科重建

随着各大学陆续回迁和陆续复原,国立江苏医学院亦筹划回迁镇江。1946年2月,为了重返南通市原址复校,私立南通学院成立了还校委员会。还校委员会决定将在上海的农科和纺织科分批回迁南通市,但在上海仍设分部。由于南通市各界人士对恢复医科的呼声很高和地方医疗卫生的需要,1946年2月,私立南通学院决定在原址恢复医科(图3-4)。复办医科的报告很快便得到国民政府教育部的批准。复办医科工作委任黄季平教授负责。

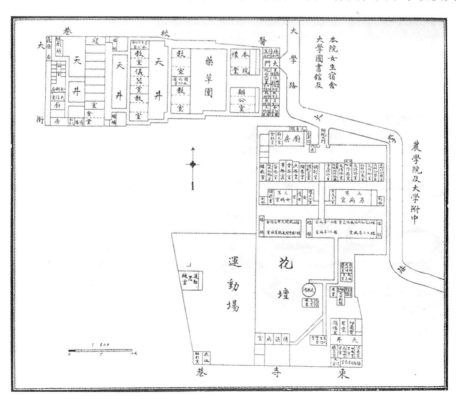

图3-4　私立南通学院及附属医院平面图

由于私立南通学院医科原址遭到了很大的破坏,校舍毁损殆尽。附属医院改为第七重伤病医院之后,医疗仪器设备在内迁转移中全部散失。因此,返原址复课的工作非常艰难。

1946年7月,医科正式恢复并招新生,学制仍为6年。同年秋,第一次招收了新生81名,课程参照国民政府教育部《大学医学院及医科暂行课目表》设置。同年8月,私立南通学院本部迁返南通,农、纺两科二、三、四年级学生仍留上海,私立南通学院留上海部分称"沪院",南通部分称"通院"。同年9月17日,医科、农科、纺科一年级新生在南通开学上课,农、医、纺三科,一年级新生共8班350名新生,统称新生班,形成"通院"、"沪院"两地办学的格局。

1946年11月11日,私立南通学院于西院大礼堂举行隆重的还校典礼仪式。礼堂布置热烈庄重,堂中悬有创办人张謇和张詧两先生肖像,旁悬还校大幅红布对联:"韧基于世纪十载以前,群才蔚起,百业昌荣,鼓舞九州树模范;还校于胜利周年之后,四郊筑垒,万方多难,要凭教育挽狂澜。"礼堂大门上悬联:"继续先贤大业,确信唯实业教育真能救国;发扬南通精神,须知必忠诚纯朴乃称学人。"南通各机关负责人、学院校董、校友及师生500余人参加。首由常务校董张敬礼(系张謇之侄)(图3-5)领导行礼,来宾相继致词,院长张渊扬(图3-6)报告还校经过后,复由常务校董张敬礼报告私立南通学院创办历史、宗旨及今后办学计划,末由校友代表傅云鹄致词后,与会人员合影留念。同年12月,私立南通学院农、医、纺三科校友会成立。

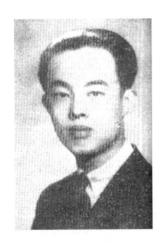
图3-5 常务校董张敬礼

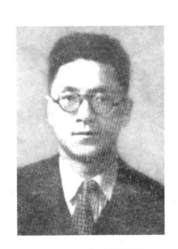
图3-6 院长张渊扬

2. 重建时期的经费来源

1946年,私立南通学院常务校董张敬礼任大生纱厂经理,并主持私立南通学院院务。张敬礼再次聘请瞿立衡教授出任私立南通学院医科科长,继续医科的恢复工作。私立南通学院大部分经费由大生纱厂承担。为了医科的复办重建,大生纱厂用法币16亿多元购置敌产——江北医院院舍及设备,装备和建设附属医院。张敬礼身为大生纱厂经理,除给医科支持大部分经费外,还凭借在社会上的地位和名望,通过各种媒介接受敌产江北医院,将一批战备剩余医疗设施及仪器设备、药品等充实于附属医院。由于南通市各界人士的支持,全体教职员工的努力,医科复办计划得以逐步实现。之后,私立南通学院经费大部分仍由大生纱厂承担。1949年开始,人民政府每年补贴5%名额人民助学金。

3. 重建时期的师资队伍

私立南通学院医科复办初期，遇到的最大难题是师资队伍匮乏。1937年有医科教员18名，其中教授5名，副教授4名，讲师6名，助教3名。因战事，师资大部分流失。医科恢复重建后，1947年有23名教师，其中教授11名，副教授3名，讲师5名，助教4名。名单如下——

教　　授：瞿立衡　黄季平　汤肇虞　巫祈华　吕运明　季鸣时　张谷生
　　　　　徐玉相　孙雄才　邹巽以　周　德
副教授：徐承德　程学达　杨庆骝
讲　　师：陆群超　瞿镜人　孔受天　娄子丰　瞿振纲
助　　教：钱佩韦　张汝仁　张仲茜　郭以鲜

之后，私立南通学院医科科长兼附属医院院长瞿立衡教授和黄季平教授通过各种关系，多方联系，1948年先后又聘请了曾在日本九州帝国大学毕业的鲍耀东教授担任外科主任，聘请曾在日本京都帝国大学毕业的薛永梁教授担任皮肤科（花柳病）主任，聘请季鸣时教授担任有机化学教学，聘请吕运明教授担任生理学教学，聘请巫祈华教授担任神经解剖学教学，聘请汤肇虞教授担任组织胚胎、解剖学教学。由于助教缺乏，又从学生中间物色一批家庭困难、学习成绩优秀的学生做工读生，这些工读生抽出一定时间担任某些学科的助教工作，学校给予他们一定的报酬，毕业后留校担任各科的助教。

第三节　私立南通学院医科的教育设施

1936年，私立南通学院及医科的教育设施基本完备。1938年南通沦陷，校舍被日伪军侵占，教育设施遭到破坏，图书馆馆藏图书大部大部散失，附属医院毁损殆尽。抗日战争胜利后，被侵占房屋才收回。在私立南通学院还校委员会和主政私立南通学院的常务校董张敬礼及南通各界人士的努力下，私立南通学院及医科的教育设施得到一定程度的恢复。

1. 校舍概况

1938年南通沦陷，校舍大部分被日军侵占，北院办公室及图书馆被日本江北公司侵占，医科、农科（东二院）房屋为日军兵营，唐闸纺科房屋被做为警备队部。家畜场、蚕桑讲习所、苗圃60余间房屋被拆毁。抗日战争胜利后，被侵占房屋才收回（图3-7）。

1946年校舍概况：

（1）东一院，计有楼房20间，平房8间，为各科系1年级教室；此外的测候所1座，系凸字式平房4间，场地有家畜场1处，运动场3所，共占地5亩多。

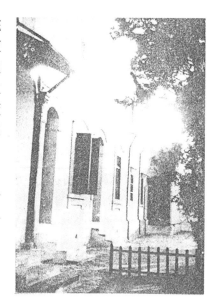

图3-7　教授宿舍

（2）东二院，计有楼房118间，平房16间，因日军驻扎过久，待大修理后使用。场地则有麦作试验场、棉作试验场及花圃菜地等。此外有鱼池及天水池各1方，共占地约13亩。

（3）西院，计有楼房 20 间，平房 43 间，内为礼堂教室及学生宿舍（图 3-8）等，场地有曝晒场、运动场各 1 处，水井 2 口，共占地 5.7 亩。

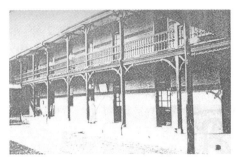
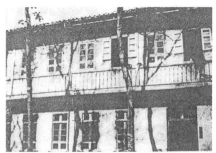

图 3-8　学生宿舍

（4）北院，为总办公处、图书馆及实验室（图 3-9、3-10），有楼房平房共 66 间，喷水池 1 方，亭榭 1 座，花圃 4 块，共占地 4.5 亩。

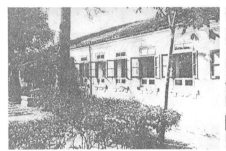
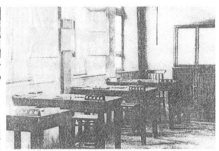

图 3-9　办公室一隅和教室之一

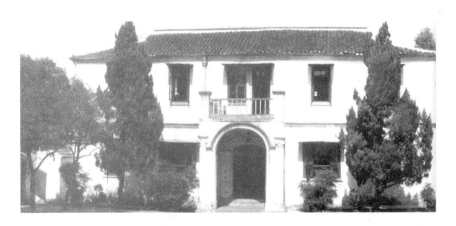

图 3-10　私立南通学院办公楼

（5）南院，计有楼房 43 间，平房 61 间，共 104 间，内为膳堂寝室、浴室、盥洗室、厨房等。此外有水井 2 口，天水池 1 口，曝晒场 1 处，共占地 12.8 亩。

（6）图书馆西馆房屋为三民主义青年团借用，医科二院濠南路房屋为精进中学借用，均待收回。

（7）蓄鱼池（养鱼池），位于北院和东二院之东，占地 88 亩。

（8）城南江家桥 1 号附属医院房屋计有 4 层楼洋房 1 座，平房 4 幢，菜圃、花圃、广场等，共占地 97.96 亩。

（9）唐闸纺织科房屋，计有楼房 82 间，平房 135 间，共 217 间。运动场 2 处，水塔 1 座，滤水池 1 口，天水池 2 口，共占地 22 亩多。此外尚有漂染整理用房，计平房 12 间，水池、烟囱各 1 座。

2. 教学概览

私立南通学院医科时期，从教学实际出发，1947 年新建了解剖室，并建立了生物学、化学、组织学、生理学、药理学、病理学等实验室，1948 年建立了细菌学实验室。1949 年私立南通学院医科已有研究室 6 个，实验室 7 个。

私立南通学院医科本科（与私立南通医科大学和私立南通大学医科时相同）课程设置为 34~44 门。医科与私立南通学院农科、纺织科共同必修课有：军事教育、国文、体育、外国语、数学、化学、物理等。

医科专业课有：战时救护训练、生物学、有机化学、解剖学、组织学、胚胎学、神经系统解剖学、生物化学、生理学、药理学、细菌学、病理学、寄生虫学、物理诊断学、实验诊断学、内科学、热带病学、放射学、小儿科学、皮肤花柳科学、精神病及神经病学、泌尿科学、妇产科学、矫形外科学、公共卫生学、眼科学、耳鼻喉科学、法医学、中国医学史。

医科学时，6 年制，前 5 年共有 5940 小时左右，第 6 年为医院实习，时间 11 个月。各级每周学时 30~36 小时。

1936 年 1 年级每周 30 小时，其中讲授 21 小时，实验 9 小时；2 年级 33 小时，其中讲授 16 小时，实验 17 小时；3 年级 34 小时，其中讲授 17 小时，实验 17 小时；4 年级 34 小时，其中讲授 20 小时，实验 14 小时；5 年级 29 小时，其中讲授 14 小时，实验 15 小时。

1947 年学校《医科暂行科目表》规定，每周授课 33 小时至 36 小时。医科仍无教科书，由教员编写讲义，指定参考书，教员口授，学生记笔记。基础课讲授时，按照需要配有示教挂图及标本。人体解剖尸体来源少，1946 年仅一具。人体骨骼常由教员带领学生到农村荒冢拾捡。各学科在实验教学中实行基本操作训练，1947 年上有机化学课时，组织学生做尿素提取实验和阿司匹林、萤光素等药物制造实验（图 3-11、3-12、3-13）。

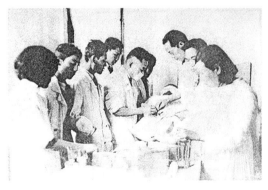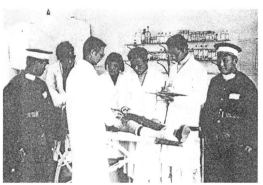

图 3-11　泌尿科实习和法医实习

学校对学生实施训育。训导要目:"1. 忠勇为爱国之本;2. 孝顺为齐家之本;3. 仁爱为接物之本;4. 信义为立业之本;5. 和平为处世之本;6. 礼节为治事之本;7. 服从为负责之本;8. 勤俭为服务之本;9. 整洁为强身之本;10. 助人为快乐之本;11. 学问为济世之本;12. 有恒为成功之本。"

学校规定成绩优异、品行端正、体格健全、家境清贫的正式生,可申请为免费生或公费生。免费生,除膳费、书籍费、制服费照章缴纳或自办外,其他各费一律免收。公费生,除享受免费生之待遇外,每年由学校津贴150~200元。毕业学生学校授予学士学位。

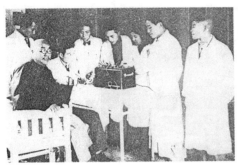
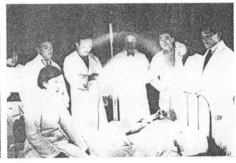

图3-12 电疗实习

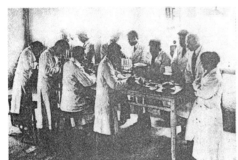
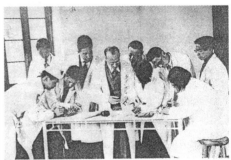

图3-13 生理实习和生物实习

从1946年至1949年,医科本科毕业生100名;其中6年制毕业生70名,5年制毕业生30名(图3-14、3-15、3-16)。

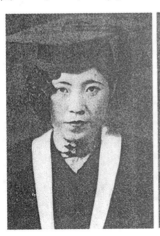
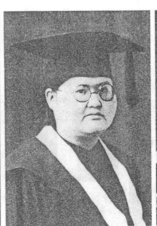
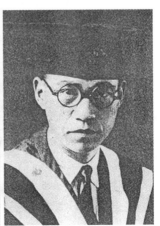

图3-14 医学生毕业照

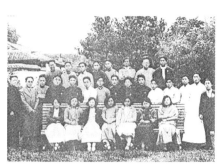
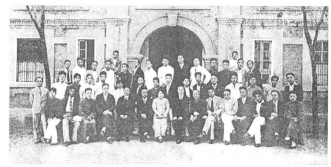

图 3-15 南通通俗医学会和第七届毕业生合影

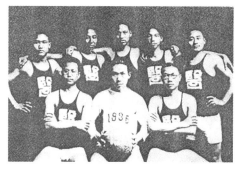
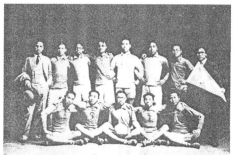

图 3-16 医科篮球队和足球队

3. 图书馆与附属医院

私立南通学院图书馆前身,为私立南通大学图书馆。1928年私立南通大学成立之际,校长张孝若将其父张謇所办南通图书馆划归学校,成为私立南通大学图书馆,后称私立南通学院图书馆。农科、医科、纺织科各设分馆。1937年,总馆藏书2万余册,杂志450余种。抗日战争期间,大部分损失。1947年5月,《南通学院月刊》记载:图书馆设在北院后进,为五间楼房一座,下层为书库,二楼三楼为阅览室……共五万余册。其中不乏珍本,惜不甚合本院农、纺、医各学科参考之用。另有各种新书1500余册。书报阅览室陈列报纸18种,杂志100余种。每日上、下午晚间开放三次。医科分馆图书,抗日战争中全部损失,1946年重置,1948年藏书2000余册(图3-17)。

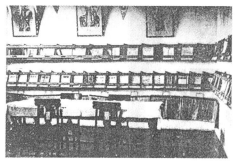
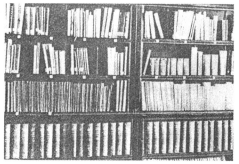

图 3-17 图书馆

1936年9月,私立南通学院附属医院院长由寄生虫学专家、私立南通学院医科科长洪式闾教授兼任。1937年8月17日,日军飞机轰炸南通基督医院,附属医院派出救护队将伤员接至医院抢救。一个月之后,私立南通学院医科及附属医院内迁,经扬州辗转至湖南沅陵,附属医院随私立南通学院医科与江苏省立医政学院合并,组成国立江苏医学院而中断。

抗日战争胜利后,国民政府接管日军所办南通江北中央病院及其分院,改称南通公立医院,1946年改称南通县卫生院。是年5月,私立南通学院购原江北中央病院院舍及设备,恢复附属医院。同时挂"南通公立医院"招牌(9月终止)。私立南通学院附属医院院长先后由黄季平教授、瞿立衡教授担任。

1946年,私立南通学院附属医院分设医务、总务两部,设置内科、外科、妇产科、眼耳鼻喉科、皮肤花柳科、肺科、牙科等11个业务科室,聘请了一批知名医生,共有职工143名。附属医院还成立护士学校。1947年,附属医院制定《学院教职员暨学生就诊优待办法》(图3-18)。

解放前夕,院长瞿立衡教授因病去上海治疗,医务长夏元贞任代理院长。因物价上涨,医务员工生活困难,夏元贞代理院长想方设法解决了问题,安定人心。在解放前几天,国民党军队进驻医院,夏元贞代理院长等人想方设法保护医院完好,迎接南通解放。

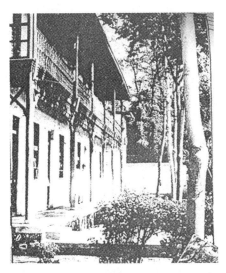

图3-18 医师宿舍

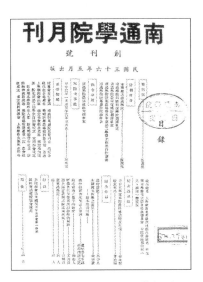

图3-19 《南通学院月刊》创刊号

4. 行政机构

抗日战争胜利后,私立南通学院及医科时期的行政机构与抗战前基本相同。1947年5月《南通学院月刊》创刊(图3-19)。同年6月,私立南通学院制定《医科发展计划》。1948年9月制定了《私立南通学院组织章程(修正草案)》。

(1)私立南通学院医科,1936年至1949年历任院长名单如下:

  1936.8—1940.1 郑亦同任院长

  1940.2—1942.6 郑瑜任代理院长

  1942.7—1945.2 徐静仁任代理院长

  1945.3—1945.12 严惠宇任代理院长(图3-20)

  1946.1—1948.7 张渊扬任院长

1948.8—1949.7　唐启宇任院长
1949.8—1950.5　张敬礼任院执委会主任

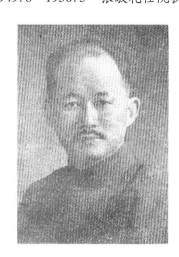 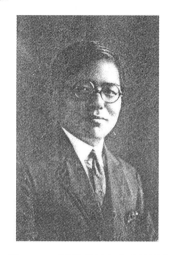

图 3-20　代理院长严惠宇　　　图 3-21　医科科长赵师震教授

（2）私立南通学院医科 1936 年至 1949 年历任医科科长（主任）名单如下：

1928—1929　　李希贤任医科科长
1930—1931　　赵师震任医科科长（图 3-21）
1931—1936.8　瞿立衡任医科科长
1936.8—1938　洪式闾任医科科长
1946.7—1946.8　黄季平任医科科长
1946.9—1952.4　瞿立衡任医科科长

第四节　抗日救亡运动与共产党地下组织

抗日战争前后时期，私立南通学院及医科的抗日救亡运动，在共产党地下组织领导下蓬勃开展，宣传八路军、新四军战绩，团结师生抗日救亡，帮助师生树立必胜信心。解放战争时期，在共产党地下组织领导下，开展反内战、反迫害、争民主的斗争，分化和孤立学校反动势力，护校迎解放。

1. 师生抗日救亡运动

私立南通学院医科（含私立南通医学专门学校、私立南通医科大学）抗日救亡运动在地下党的领导和组织下蓬勃开展。早在 1925 年"五卅"运动之时，党员就是运动中的积极分子，带领学生以多种形式揭发帝国主义在中国的罪行，激发广大师生的爱国热情。

私立南通学院初期的地下党，以"九一八"事变为背景，宣传抗日救国。抗日战争期间，学院地下党组织，先后发动学生参加"学生抗日救亡协会"、"苏北同乡会"等群众性进步组织，排演《放下你的鞭子》等进步戏剧，教唱《五月的鲜花》等救亡歌曲。在学生运动被迫转入地下以后，则以学术团体等形式开展活动。组织的学术团体有"澄社"、"农科农学会"、"绿野农学会"、"绿野体会"、"读书会"等。

私立南通学院地下党组织按照上级党组织布置，着重向党员和群众宣传党的抗日民族统一战线政策，宣传毛泽东持久战战略思想，宣传八路军、新四军战绩，帮助师生树立必胜信心，团结师生抗日救亡，党组织介绍部分学生阅读《西行漫记》等书刊，帮助他们认识共产党，了解抗日根据地。1942年，地下党配合上级党组织做代理院长郑瑜的思想工作，促使他带领部分师生一度至淮南抗日民主根据地——铜城市办学。

抗日战争时期在校学习和战斗过的地下党员有：曲苇、余友秦、胡瑞瑛、舒鸿泉、薛蔚芳、陈义鑫、刘洁芳、鲁绮霞、尹敏、王涵钟、王崇道、翁大钧、华光、应燕娟、但家珩、汪湘、何致昌、凌锡簋。

2. 师生反内战，护校迎解放

抗战胜利后不久，国际国内形势又发生了急剧的变化。由于美国政府支持国民党政府的独裁和内战政策，不久，全面内战爆发。国统区政治腐败，经济凋敝，物价猛涨，民不聊生，严重地影响学校的正常工作。

解放战争时期，在私立南通学院地下党组织党员学习毛泽东《抗日战争胜利后的时局和我们的方针》等著作，使党员认清形势，明确任务。党小组根据学生不同特点，布置党员联系积极分子和中间群众，分析学生政治思想动向、生活和学习状况，和他们结伴，建立感情。还利用壁报、油印报对群众宣传教育。针对部分学生要读书、要饭吃的要求，做深入细致的思想工作。1945年9月至1947年，利用清寒同学互助会，向校友募捐和组织义卖义演，帮助大部分清寒同学解决学费问题，从而将这批学生团结在地下党周围，投入对敌斗争行列。

1946年国民党反动派在南通制造"三一八惨案"，白色恐怖笼罩南通。是年9月，医科恢复，农科、纺织科新生班也在南通上课。广大学生在地下党领导下，不畏强暴，开展反内战、反迫害、争民主的斗争，分化和孤立学校反动势力。

私立南通学院沪院地下党，发动群众与敌人作斗争，组织学生参加上海反内战大游行，声援南京"五二〇事件"；开展"反破坏、反开除、反迫害"斗争；三次组织党员和积极分子参加上海全市规模政治斗争——上法事件、同济事件和九龙事件。成立"农支友团契"、"纺修社"等群众性进步组织。

私立南通学院地下党，按照上级关于"积蓄力量，广交朋友，发展党组织"指示开展工作。组织积极分子参加夜航读书会（后称幼学读书会）、女同学会、"纺联团契"等群众性进步组织，宣传党的方针政策，介绍解放区军民合作、民主、团结等情况，揭露国民党法西斯统治。1947—1948年在私立南通学院党支部战斗过的党员有王彪、李连钊、袁天钧、严春明、刘宜兴等。

1948年底，南通处于黎明前夕，国民党反动派加紧对地下党搜捕和对进步人士的迫害。私立南通学院地下党组织，将已暴露的党员和积极分子及时撤离转移，同时组织未暴露骨干以更隐蔽方式，发动群众，坚持反迫害斗争，并开展护校活动，迎接南通解放。上海解放前夕，私立南通学院沪院地下党，组织人民保安队和人民宣传队，保护学校，宣传解放战争形势和党的政策，迎接上海解放。

3. 地下党组织的建立与发展

（1）地下党组织建设。

私立南通学院地下党组织，1927年至1928年私立南通医科大学期间，开始的组织活动，1928年因白色恐怖而转移。1934年，私立南通学院医科学生共产党员王国鼎（王刚）等先后被捕,地下党组织遭敌人破坏。

1938年南通沦陷,私立南通学院迁往上海租界。上海地下党派曲苇至私立南通学院开辟工作,至1945年抗日战争胜利,曾四次建立地下党支部。历届支部与支部书记情况如下:

  第一届 1938年9月至1939年10月 支部书记:曲苇
  第二届 1940年9月至1942年10月 支部书记:舒鸿泉
  第三届 1942年10月至1942年12月 支部书记:胡瑞瑛、尹敏
  第四届 1945年5月至1945年9月 支部书记:翁大钧

1948年国民党大肆逮捕进步学生,私立南通学院沪院党员,按上级部署,绝大部分撤退和隐蔽,地下党支部于是年9月重建。1946年至1949年党支部书记,先后由贺锦霞、王彩彪等担任。1946年,私立南通学院本部和沪院部分年级回迁南通,私立南通学院沪院党支部在私立南通学院建立分党支部。1947年,中共南通城工委学委派党员王彪至私立南通学院医科读书,同时在私立南通学院建立地下党支部,王彪任书记。至1949年初任党支部书记的还有李连钊、严春明。因隶属不同的上级党组织,故私立南通学院两个地下党组织之间没有组织隶属关系。

1949年9月,沪院全部迁返南通。中共南通学院支部由中共上海市新城区委员会领导改属中共南通市青年部领导,并与原通院党组织合并。党支部书记王彩彪、副书记顾石明。王彩彪、顾石明均系纺织科学生,于1950年5月毕业离校。

(2)地下党的党员人数统计。

1939年私立南通学院有党员3名,1942年8名,1944年1名,1945年9名。1946年发展至21名。1948年国民党大肆逮捕进步学生,地下党按上级部署转移,沪院剩党员1名,后发展4名。通院地下党员3名,至年底剩1名。1949年20名。

  1949年2月,南通市解放,从此,私立南通学院医科以崭新的姿态,汇入新中国高等学校的浩浩荡荡队伍之中,为新中国高等医学教育事业作出自己应有的贡献。

第四章 私改公立调整期(1949—1957)

1949年2月2日,南通市解放;同年5月27日,上海市也获得解放。私立南通学院通院和沪院的师生员工以无比激动的心情,载歌载舞,迎接中国人民解放军进入南通市和上海市。南通市军管会和上海市军管会按照中央人民政府"对私立学校采取保护维持,加强领导,逐步改造"的方针,实施"民族的、科学的、大众的"新教育,依靠学校广大教职员工,保证教学秩序正常,维持工作秩序正常,努力做好私立南通学院沪院迁回原址办学的组织安排工作。

第一节 维持接收和改造,建立学校新秩序

1. 成立临时执委会,沪部迁回南通市

1949年2月3日,南通市军管会派裴定到私立南通学院了解情况,宣传党的政策,要求学校按规定积极做好开学准备。同年2月21日,私立南通学院开学,28日上课。在南通市军管会、上海市军管会的领导下,私立南通学院的通院和沪院,分别成立了通院临时院务执行委员会和沪院临时院务执行委员会。之后,上海市军管会决定,将私立南通学院的沪院迁回原址,这一决定,受到通、沪两院师生的热烈拥护。

由于私立南通学院院长唐启宇向校董会辞职,其他校董会成员也大都各奔东西。1949年8月3日,私立南通学院院务联席会议在南通举行,通院和沪院的临时院务执行委员会全体委员,以及教师、学生、工友代表参加会议。苏北行署南通行政区专员公署文教处负责人丁冲到会讲话。会议讨论通过事项主要有:一、准予唐启宇辞去私立南通学院院长职务;二、建立临时统一领导机构,定名为私立南通学院临时院务执行委员会,原通院和沪院的临时院务委员会一并撤销;三、瞿立衡任医科科长,蒋德寿任纺科纺工系主任,诸楚卿任纺科染化系主任,夏永生任农科农艺系主任,冯焕

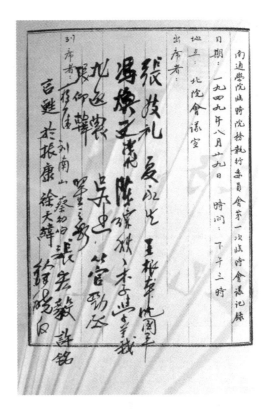

图4-1 1949年南通解放,私立南通学院成立临时执行委员会主持校务,此图为第一次会议记录

文任农科畜牧兽医系主任。

8月4日,私立南通学院临时院务执行委员会举行第一次会议(图4-1、4-2),选举张敬礼为主任委员,夏永生为副主任委员。8月6日,私立南通学院临时院务执行委员会举行第二次会议,决定成立迁校委员会,办理沪院迁返南通事宜。私立南通学院临时执行委员会成立了以教授冯焕文为主任委员、以学生张绪武(原私立南通医学专门学校名誉校长张謇之孙,曾任江苏省副省长)为副主任委员的迁校委员会。在两地党政机关的直接领导和关心下,9月,沪院顺利迁返南通市原址,并恢复上课。12月20日,医科临时科务委员会成立。

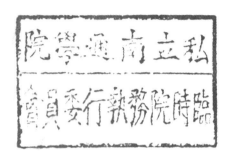

图4-2 私立南通学院临时执委印鉴

2. 成立院务委员会,改组校董会

1950年5月5日,私立南通学院常务校董提出学院行政负责人和院务委员会成员名单,呈请南通专员公署转呈苏北人民行政公署核准。苏北行署指令称:"所呈南通学院主要行政负责人和院务委员会人选,准予先行备案。"

同年6月1日,私立南通学院院务委员会正式成立,相关的行政机构也一并建立。

私立南通学院院务委员会委员名单如下:

张敬礼 冯焕文 蒋德寿 张家汉 夏永生 孙石灵 瞿立衡 诸楚卿
黄季平 王同观 郑学年 施福仁 郭宜祐 陆静孙 陈冠世 理平度
王咸叔 严继昂 姚德生 许尊岱

私立南通学院院务委员会主任委员、副主任委员名单如下——

主任委员:张敬礼 副主任委员:夏永生

私立南通学院正副院长名单如下——

代理院长:张敬礼(图4-3)

副 院 长:冯焕文 蒋德寿

是年夏,苏北人民行政公署,根据私立南通学院关于改组校董会的申请,原则上同意新校董会成员名单,并转请华东军政委员会核定。新校董会成员名单如下:

顾怡生 顾贶予 赵 琅 顾尔钥 孙卜菁
宋炳生 冯焕文 瞿立衡 蒋德寿 冷御秋
严惠予 王艮仲 张文潜 于敬之 张敬礼

1951年7月28日,华东军政委员会教育部通知:"冷御秋、严惠予与大生纱厂关系不大,似可不必参加校董,余均同意。"

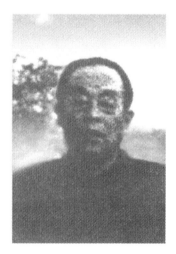

图4-3 代理院长张敬礼

在校董会和院务委员会的领导下,私立南通学院行政机构逐步健全和加强,学校各项行政事务和教学工作运作一切正常。代理院长张敬礼先生因主持大生纱厂不胜劳顿,故口头和书面向苏北行政公署提出辞呈,并要求苏北行政公署委派人员领导学院工作。1950年12月18日,中央人民政府教育部批复:"私立南通学院聘任顾尔钥为该院院长事准予备案。"同月,经上级党委批准,中共南通学院支部领导成员进行调整,顾尔钥任书记,孙石灵任副书记(原为书记)。

私立南通学院在党的领导下,在组织机构上取消训导处,在教学上撤销了"党义"、"军训"等课程,并逐步开设了马列主义、新民主主义革命史等政治课程,向学生传播社会主义科学理论。苏北行政公署和地方党政机关,还选派专职政治教员或兼职教员来校授课,加强了对教师和学生政治思想教育,并建立了经常性的时事政治学习制度,组织教职工进行时事政策学习。

1951年6月,全院师生热烈响应党和国家提出的"抗美援朝,保家卫国"号召,报名参加"抗美援朝医疗队"。私立南通学院组织了一批由13名师生参加的医疗队奔赴朝鲜战场。同时又有19名学生报名参军和考入军事干校。同年5月,私立南通学院党支部和团总支分别接受3名同志入党和13名同志加入共青团。

同年12月,私立南通学院医科成立校务委员会,主任委员瞿立衡,副主任委员黄竺如。

3. 统考统招新生,注意吸收工农

根据中央教育部指示,私立南通学院向工农兵敞开大门。招收新生时注意吸收工农干部和工农青年入学。1950年的私立南通学院招收新生简章就规定,凡具有下列条件之一,并于报名时缴有机关、部队、工厂或团体之证明文件者,得从宽录取:(1)有三年以上工龄的产业工人;(2)参加工作三年以上的革命干部、革命军人;(3)兄弟民族学生;(4)华侨学生。此外,私立南通学院制定了人民助学金标准及申请办法,并经苏北人民行政公署核准,对家境贫寒的学生给予资助。

1952年,教育部规定,全国统一招生。即:全国统一命题,统一规定报考条件、考试科目、政治审查标准、健康审查标准、录取新生原则以及招生的方针政策、办法。学院根据教育部规定,先后制定了《私立南通学院招收新生简章》和《苏北医学院暂行学则草案》。

苏北行政公署和华东军政委员会对私立大学十分关怀,把私立南通学院列入国家高等院校的序列,给予各方面的帮助和支持。华东军政委员会行文通知学院要求"每二个月必须向部按期报告",并把私立南通学院学制、招生、毕业分配等重大问题纳入国家计划。1950年开始,中央教育部即令私立南通学院报告每年的招生数和毕业生数,按国家计划统一分配。招生时间、招考地点和名额均由人民政府设置。以往私立南通学院学

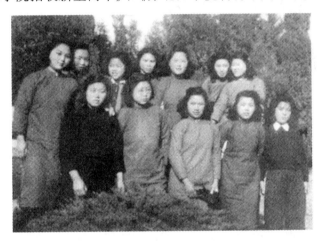

图4-4 1950届女同学在啬园凭吊先校长张謇时合影留念

生毕业,一般是由老师介绍职业,或自找出路。1951年私立南通学院41名毕业生,就先集中无锡苏南公学进行统配学习,尔后,由国家安排工作岗位(图4-4、4-5)。这是私立南通学院自成立39年以来,毕业生第一次由国家统一分配工作,受到私立南通学院和师生们的普遍欢迎。

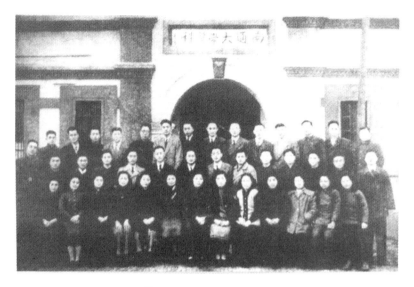

图 4-5 1952 届同学合影

第二节 全国院系调整,两次更迭校名

1951年11月,政务院113次政务会议批准了高教部在全国工学院院长会议提出的院系调整方针和实施方案,明确指出全国高校院系调整的方针是:以培养工业建设人才和师资为重点,发展专门学院,整顿和加强综合大学;要求以华北、东北、华东等高校集中的地区为重点,全国一盘棋进行大规模的院系调整工作,基本按苏联高等教育模式,设单科学院,使大多数省都有一所综合大学,工、农、医、师范等学院配套,专业集中。在全国院系调整工作过程中,私立南通学院亦被列入其中。

1. 医科定名为"苏北医学院"

1952年上半年,中央教育部和卫生部对私立南通学院进行"全面调查"。7月,经上级批准,成立中国共产党南通学院委员会。院系调整中,私立南通学院的三科,一分为三,农科迁至扬州,与无锡江南大学农艺系、江苏文教学院农学系合并成立"苏北农学院",教师和学生随农科并入,后改为江苏农学院,即现在的扬州大学农学院;纺科迁到上海,与上海纺专合并成立华东纺织工学院,即后来的中国纺织大学,现在的东华大学。仅医科保留在南通原址,调整后的医科取名为"苏北医学院",由私立改为公立。

经苏北区党委批准,成立中国共产党苏北医学院委员会,顾尔钥任党委书记,赵定、郑白、钱峰为党委委员。同时,政务院任命顾尔钥兼任院长(图4-6),黄竺如任副院长。

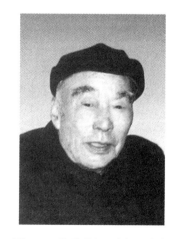

图4-6 党委书记、院长顾尔钥

1953年苏北医学院有7个党支部,党员155名(1956年12月顾尔钥调江苏省卫生厅工作,上级调汪青辰任院长兼书记)。苏北医学院归中央教育部与华东军政委员会共同领

导(图4-7)。

1952年12月4日,根据上级文件规定,南通医院改名为苏北医学院附属医院,苏北第二医士学校、第二护士学校改称为苏北医学院卫生学校,本月起,苏北医学院学生患病住院医疗或门诊医疗、手续费和住院费等费用均免收。12月23日,《苏北医学院院刊》创刊号发行。12月27日,"苏北医学院"命名典礼在学校大礼堂隆重举行,华东军政委员会卫生部医疗处负责人郭光华在命名典礼上代表华东军政委员会卫生部致词,南通市市长孙卜菁、南通军分区及有关方面负责人参加命名典礼。

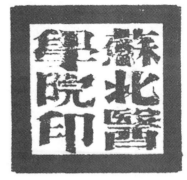

图4-7 苏北医学院印鉴

2. 健全行政工作机构,制定部门工作职责

新建立的公立苏北医学院,根据上级规定和参照兄弟医药院校机构设置,健全了学校行政领导机构,设立了院长办公室、政治处、总务处、教务处等,见表4-1。

表4-1 苏北医学院1954年行政组织系统表

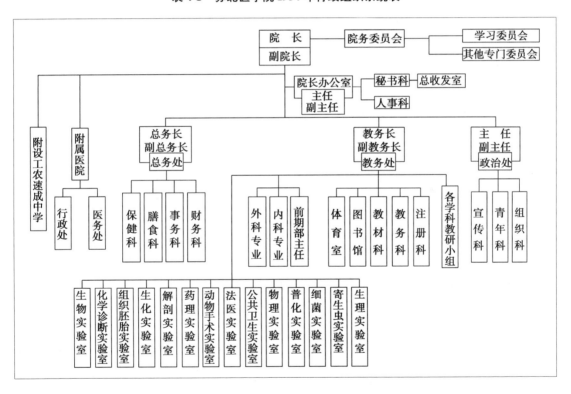

制定院长和各部门职责及工作范围试行草案,并作出相关规定。这些试行草案和相关规定分别在苏北医学院学习委员会编印的《学习通讯》上刊登。

院长代表学校,领导全院一切教学、科研及行政工作;领导全院师生员工政治思想教育;任免或请示任免教师、职员、工勤;执行或请示执行行政纪律,处理奖惩问题;掌握全院经费预算与决算;监督校产管理;批准院务委员会决议并贯彻执行;领导附属及附设机构。

副院长协助院长处理院务,院长缺席时代行其职务。

院长办公室主任、副主任均对院长负责。主任协助院长处理日常行政工作,负责与各部门联系,副主任协助主任,处理办公室日常工作。办公室承办全校性公文函件收发、登记、转递、传达、拟稿、缮写、校对及档案保管等;启用学院及院长办公室公章,负责刻制各处、科、系、室公章;汇集各部门工作计划、总结、汇报及统计材料,按期上报;搜集行政所需参考资料;负责联系各部门文书工作和办理其他有关秘书事项。

政治处主任对院长负责,在上级党委及院长领导下主持全院政治辅导工作,制订政治教育计划,组织和领导师生员工学习马列主义、毛泽东思想;辅导学生生活;了解师生员工政治思想情况,帮助提高政治思想水平;参与人事工作;主持学生分班教育及毕业鉴定;主持安全保卫工作;领导附属及附设机构政治辅导工作。政治处副主任协助主任处理政治辅导工作,主任缺席时,代行其职务。

教务长对院长负责,主持全院教学行政工作、计划、组织、领导和检查各系科教学,计划、组织和检查全院医学研究工作;提出对教学人员进修、升等、降级初步意见;处理学籍问题;监督、管理与调配全院图书仪器、实验材料及体育用品;监督教材、讲义编印和形象教材教具编制管理工作;审核教学研究经费预算与决算;领导附设学校教务工作。副教务长协助教务长处理教学行政工作,教务长缺席时,代行其职务。

总务长对院长负责,主持全院总务行政工作;编造全院预算决算,掌握全院财务收入;筹办调配教具、家具及办公用品;调配房舍、管理水电;管理师生员工公共膳食;管理校产,保管物资设备;编制和执行基本建设计划。办理修缮工作;主管环境卫生和预防保健工作;领导附设学校总务工作。副总务长协助总务长处理总务行政工作,总务长缺席时,代行其职务。

试行草案对处以下各科职责及工作范围也作相应的具体规定。

3. 开展思想改造运动,树立为人民服务思想

1949年10月,中华人民共和国成立后,学校在党的领导下,遵照《共同纲领》规定,"人民政府的文化教育工作,应以提高人民文化水平,培养国家建设人才,肃清封建的、买办的、法西斯主义的思想,发展为人民服务的思想为主要任务",开展政治思想工作。从1950年底开始,结合抗美援朝、土地改革和镇压反革命运动,对师生进行爱国主义和国际主义教育。1951年,学院成立政治学习委员会,组织师生系统地学习历史唯物主义。1952年,在全体教师中开展思想改造运动。根据中央方针,注意启发教师爱国热情,初步树立为人民服务思想。

苏北医学院建立后的三年中,教职员工的政治思想教育着重以下几个方面:

(1) 在学习《实践论》和《矛盾论》基础上,系统学习辩证唯物主义。采取听辅导报告和小组讨论方式,每单元结束,请一位或数位教师结合学科阐述辩证唯物主义某个基本原理。

(2) 学习党在过渡时期总路线和总任务。从1953年11月开始,至1954年秋,每单元由院领导作辅导报告,然后联系实际讨论,从理论上、思想上接受党的各项方针政策。

(3) 举办《共产主义和共产党》讲座。

(4) 组织教职员工批判资产阶级唯心主义。院长顾尔钥作题为《学习唯物主义思想,批判唯心主义思想》的报告,中共南通市委副书记林克来院作《批判胡适唯心主义思想》的报告。此学习至1955年底告一段落。

(5) 组织学习时事政策。

学生政治思想工作,除上马列主义理论课外,着重于形势任务教育、爱国主义和国际主义教育、共产主义道德品质教育。学校废除国民党所设党义、三民主义和训育等课程,开设

马列主义理论课。1950年3月至7月,根据苏北人民行政公署规定,各级均修读《社会发展史》课程,后循序修读《中国革命问题》《辩证唯物论与历史唯物论》《政治经济学》课程。

学校在总结这一阶段工作时称:"经过逐步改造,学校从一个带有浓厚保守性旧学校,开始转向革命前进的新学校。师生通过政治学习和参加一系列政治运动,政治觉悟提高,为人民服务思想初步树立。"①

4. 苏北医学院易名为南通医学院

1956年9月,根据中华人民共和国高等教育部和中华人民共和国卫生部关于统一全国高等医药院校名称的联合通知,苏北医学院改名为南通医学院。同年9月7日,中央批准:郑白同志任南通医学院副院长(列黄竺如之后)。同年9月,中共苏北医学院委员会改称中共南通医学院委员会,同月,苏北医学院附属医院改称为南通医学院附属医院。

第三节　改造与调整中的教学工作

经历了全国院系大调整后的苏北医学院,争取到国家投资,建造了一批教学用房、学生宿舍,添置了必需的教学、科研仪器设备。图书馆也得到了相应的发展,1956年底藏书6000余册。在教学工作方面,通过学习苏联教学工作经验和北京师范大学教研组工作的经验,进行教学改革,明确一切要以教学为中心的目标,使教学工作逐渐步入规范化。

1. 实施课程改革,统一教学计划

1950年8月,按照中央教育部《关于实施高等学校课程改革的决定》,私立南通学院将医科2年级(1949年招收)学制由6年改为5年,将3年级和4年级学生(1947年和1948年招收)修业年限缩短半年。以后本科学制均为5年。1950年入学的医科学生,学习专业从1952年秋季起分内科和外科两学系。1952年2月,经中央教育部批准,私立南通学院医科实行专科重点教育制。1951年11月22日,中央教育部与卫生部联合颁发了《高等学校医学院本科各系教学计划》,该"统一教学计划"所规定的新课程多,实习实验时数多,要求也较高。私立南通学院医科(含苏北医学院、南通医学院)限于办学条件和师资力量,初时教学计划只能作相应的修改,直至1956年才完全按"统一教学计划"开课。

2. 专业设置与学时调整

苏北医学院专业设置,于1952年全国院系调整后开始(过去称系科)。1952年,苏北医学院设医疗专业,本科学制5年,专科学制3年(仅办1届)。

苏北医学院(含私立南通学院医科)医疗专业的学时,1949年至1951年与解放前基本相同。1952年苏北医学院建立后调整。1953年,学时实行每天五时一贯制,1954年取消。根据卫生部指示,每周学时控制在34小时以内。1955—1956年,5年制本科前4年总学时5292,其中讲授2542学时,实验室实习1242学时,实地实习和课堂讨论555学时,临床实习1043学时;第5年生产实习,时间由原来半年改为1年(图4-8)。

3. 教学组织与课程设置

解放前,私立南通学院无正规教研组织。根据《华东地区高等学校教学研究指导组织暂行纲要(草案)规定》,1950年冬,私立南通学院医科建立7个教研小组,各教研小组对教

---

① 《苏北医学院三年来的工作意见》,南通大学档案馆。

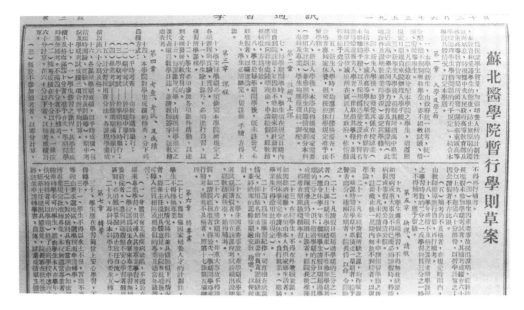

图 4-8　苏北医学院暂行学则草案（1953 年）

学方法、教学进程、教学内容等开始了系列研究。1952 年,学院建立教学研究室,统管下设的教研小组。1953 年建立教学研究委员会,原教学研究室归属教学研究委员会。有条件的学科均建立教研小组。1955 年绝大部分教研小组都改称教研组。另外,按照医学本科的教学要求和根据学校的现有条件和状况,在医科原来内科、外科两学科的基础上,建立了医疗系,分批将原来的各科室逐步改为教研组(见表 4-2)。

表 4-2　1950—1957 年教研组（室）变动情况表

年　份	教研组（室）变动情况	总数
1950—1951 年	生理学小组　病理学小组　解剖学小组　内科学小组　外科学小组 公共卫生学小组　妇产科学小组	7
1952 年	内科学教研小组　外科学教研小组　医药学教研小组　生理学教研小组 预防医学教研小组　政治教研小组	6
1953 年	马列主义基础教研小组　体育教研小组 人体解剖学教研小组　组织胚胎学教研小组 寄生虫学教研小组　生理学教研小组 微生物学教研小组　病理学教研小组 药理学教研小组　卫生学与保健组织教研小姐 生物学教研小组　化学教研小组　放射线学教研小组 内科学教研小组　外科学教研小组　妇产科学教研小组 儿科学教研小组　耳鼻咽喉科学教研小组 皮肤性病学教研小组　眼科学教研小组　法医学教研小组	21

续表

年 份	教研组（室）变动情况	总数
1954 年	马列主义教研室　体育教研小组　外文教研小组 生物学教研小组　物理学教研小组　化学教研小组 人体解剖学教研小组　组织胚胎学教研小组 寄生虫学教研小组　生理学教研小组　微生物学教研小组　病理学教研小组 药理学教研小组　放射线学教研小组　卫生学与保健组织教研小组 内科学教研小组　外科学教研小组　妇产科学教研小组　儿科学教研小组 神经与精神病学教研小组　眼科学教研小组 耳鼻咽喉科学教研小组　皮肤性病学教研小组 法医学教研小组	24
1955 年	马列主义教研室　放射线学教研组　体育教研小组 外文教研组　卫生学与保健组织教研小组 生物学教研组　局部解剖与外科手术教研组 物理学教研组　内科学教研组　化学教研组　外科学教研组 人体解剖学教研组　传染病学与流行病学教研组 组织胚胎学教研组　妇产科学教研组　寄生虫学教研组 儿科学教研组　生理学教研组　神经与精神病学教研小组 微生物学教研组　眼科学教研组　病理解剖学教研组 耳鼻咽喉科学教研组　病理生理学教研组　皮肤性病学教研组 药理学教研组　法医学教研组　内科基础教研小组 外科学总论教研组	29
1956—1957 年	马列主义教研室　外科学教研室 体育　医疗体育与医师督导教研组 卫生学与保健组织教研小组 外文教研组　局部解剖与外科教研组　生物学教研组 系统内科学教研组　物理学教研组　人体解剖学教研组 化学教研组　组织胚胎学教研组　生物化学教研组 寄生虫学教研组　内科学基础教研组　生理学教研组 放射线学教研组　微生物学教研组　病理解剖学教研组 皮肤性病学教研组　病理生理学教研组　法医学教研组 药理学教研组　临床内科学教研组　系统外科学教研组 传染病学教研组　妇产科学教研组　流行病学教研组 临床外科学教研组　祖国医学教研组　神经与精神病学教研组 儿科学教研组　眼科学教研组　耳鼻喉科学教研组	34

1951年11月,中央教育部与卫生部联合颁布《高等学校医学院本科各系教学计划》,学院于1952年秋开始试行,课程按部颁计划设置。1955年秋开始,本科课程按照1954年10月卫生部颁布的医疗专业教学计划设置,计36门:体育、马列主义基础、政治经济学、俄文、拉丁文、生物学、物理学、无机化学与分析化学、有机化学与物理胶体化学、人体解剖学、组织学与胚胎学、寄生虫学、生物化学、生理学、微生物学、病理解剖学、病理生理学、药理学、内科基础、放射学、外科总论、卫生学、保健组织、局部解剖学与外科手术学、内科学、传染病学与流行病学、医学史、外科学、妇产科学、儿科学、神经病学、精神病学、眼科学、耳鼻咽喉科学、皮肤性病学、法医学等。

4. "听、看、做三者合一"的教学方法

根据理论与实际相一致的原则,私立南通学院医科的教学方法,在"听、看、做三者合一"方面进行探索。医学基础课基本上采取演讲式,演讲时尽量利用挂图和模型,实习时示范与操作并用,有些学科采取分组实习。临床课程除讲授书本内容外,主要采取医院病例见习为主。医科还与政府有关业务部门建立联系,分期组织学生外出参观、调查和参加实际防疫和疾病控制等医疗工作。1950年7月,1952届20多名学生,在两名教师带领下,前往淮阴地区帮助防治黑热病,1个多月内为1590人进行体检,为226名黑热病患者医治,治愈近200名。

在苏北医学院时期,教学工作中强调理论联系实际,采用"大班上课,小班实习"。临床实习施行"小组交叉轮回",进行临床实习等方法;建立急诊、夜班轮流值班制。采取此等方法,确实大大增加了学生接触实际机会和加强操作的能力。同时,大部分教研组十分重视直观教学,制作了数量不少的直观教材、切片、幻灯片等模具和菌种标本,尸体解剖的数量也逐年增加。另外,还编写《儿科汇编》、《组织图谱》、《针灸学》、《诊疗手册》等教材和医学资料。这一时期,学院在教学工作上有了一定的规范,在培养学生方面有较为明确的标准,教育质量也有了明显的提高。

5. 拓展学生实习基地

根据教育方法为理论与实际一致的原则,苏北医学院成立生产实习指导委员会,统一领导生产实习。医学生的生产实习,解放前和解放初都在附属医院。1954年暑假,实习生达155名,附属医院虽有发展,但不能完成众多学生实习任务。苏北医学院与南京、无锡、苏州、常州等地医院联系,建立了10个教学基地,计有苏州市第二人民医院、南京市鼓楼医院、无锡市第一人民医院、无锡市第二人民医院、无锡市妇幼保健院、常州市武进医院、南京省立工人医院、南京市立第一医院、徐州市第一医院、徐州市铁路医院等。医学生纷纷反映,一面学习,一面工作,把理论与实践结合起来,收益很大(图4-9、4-10、4-11)。

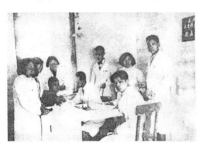
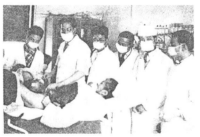

图 4-9　内科实习和外科实习

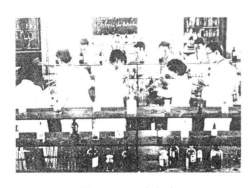

图 4-10　卫生实验

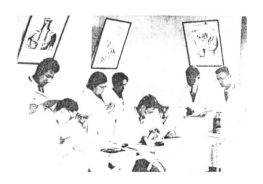

图 4-11　局部解剖实验

第四节 科学研究与师资阵容

1954年,苏北医学院建立科学研究工作筹备委员会,管理科研工作。筹委会下设技术秘书组、计划组、经费设备组、著作审查组(1957年以后归教务处管理)。为了更好地学习苏联先进的医学科学和西方国家最新医学成就,苏北医学院编辑出版了《医学译丛》杂志,自1956年第7期起,改为双月刊(图4-12)。苏北医学院更名为南通医学院及迁苏易名为苏州医学院之后,《医学译丛》杂志,由双月刊改为季刊,并在全国公开发行。《医学译丛》是介绍苏联先进的临床诊断、治疗、预防及基础医学为主的综合刊物。内容主要取自苏联最新出版的《苏联医学》《临床医学》《外科学》《妇产科学》《儿科学》《卫生学和公共卫生》《劳动卫生和职业病》《苏联生理学》《解剖学、组织学及胚胎学文献》《病理学文献》《微生物学、流行病学及免疫学》等杂志,以及其他国家医学杂志上有价值的文章。内容分全译和文摘,其中临床占2/3,基础占1/3,并附有汉俄对照读物。1956年9月25日,南通医学院学报编审委员会成立,王同观任主任委员,汤不器、吴祥骅任副主任委员,本年出版《南通医学院学报》第1期(图4-13)。

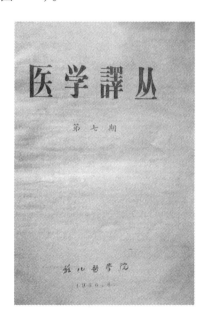
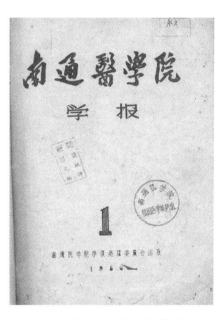

图4-12 苏北医学院创刊《医学译丛》(1956年6月)　　图4-13 《南通医学院学报》第1期

50年代,学校的科学研究重点,主要放在急待解决的职业病、流行病等疾病防治和教学改革等方面。1955—1956年重点科研项目有:植物杀菌剂防治滴虫阴道炎研究、几种国药对日本血吸虫病疗效观察及治疗作用机制探索、南通专区钩虫病调查研究及综合措施初步试验、脊髓灰白质炎防治研究等。上述重点科研成果,获得中央卫生部的赞誉和专家们的好评。这个时期,学院获得中央卫生部和省卫生厅批准的科研项目有6个,各教研组确定的科研课题达70余项,完成的科研课题40余项,发表论文23篇,形成了良好的科学研究和学术氛围。

1. 脊髓灰白质炎防治的研究

1955年初夏,脊髓灰白质炎流行于南通地区,波及盐城地区和苏南常熟等地,流行面积达1万平方公里以上。6—10月,南通地区病员达1653名。《中华医学杂志》报道,此病大规模流行,在中国历史上是第一次。苏北医学院集中力量防治。中央卫生部和江苏省卫生厅先后派专家到学院指导。该项研究为诊断、治疗、消毒与隔离技术等方面系统地提供了经验(图4-14)。

该项研究的意义和特点:

(1) 成人患者占苏北医学院附属医院收治病例总数的41.2%。说明此病不仅严重危害小儿,且较多侵犯成人。1890—1895年,瑞典医师Medin氏论述两次大流行,患者80%以上是4岁以下儿童,90%~95%以上为10岁以下儿童。

(2) 延髓受到侵犯的病例达56.1%。

(3) 58.8%的病人伴有自觉感觉障碍或客观检查上的感觉变化,6.2%的病人有感觉平面丧失。

(4) 成人预后较儿童为好。

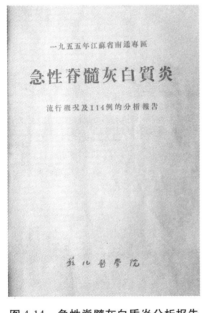
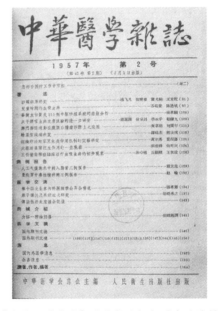

图4-14 急性脊髓灰白质炎分析报告　　图4-15 《中华医学杂志》刊登脊髓灰白质炎防治的研究报告

《中华医学杂志》于1957年第2期和第3期连续刊载了该项研究报告(图4-15)。1965年,人民出版社出版的《传染病学》(高等医药院校教材),在防治脊髓灰白质炎篇章中,较多引用苏北医学院的研究成果。苏北医学院参加防治和研究的有:儿科学、流行病学、传染病学、内科学、神经与精神病学、病理解剖学等教研组及附属医院儿科、传染病科、中医科。研究人员将附属医院收治的114例,从流行病学、临床经过、内脏和神经系统症状以及预后等方面详细分析,仅实验室各种检查共2000多次。

2. 植物杀菌剂治疗滴虫性阴道炎的研究

50年代初,滴虫性阴道炎在纺织女工中发病率较高,影响女工身心健康和生产与工作。经全国几个纺织厂调查发现,发病率分别是:上海国棉九厂23.1%,西安大华纱厂32.36%,

无锡丽新纺织印染厂28.19%,南通大生纱厂31.3%。治疗滴虫性阴道炎药物虽多,但效果不好。党和人民政府号召各地开展防治。苏北医学院妇产科教研组提出"植物杀菌剂治疗滴虫性阴道炎研究"课题,获中央卫生部医学科学研究委员会批准。研究从1955年7月开始,至1956年6月止,先后试验植物410种,其中植物性中药324种。

研究结果表明:(1)醋酸冲洗后用萝卜榨汁擦洗及填塞阴道,10次治愈率95%。(2)1%皂荚液冲洗阴道,治愈率65%左右。(3)剪草治疗,疗效与皂荚基本相同。南通大生纱厂等单位采用以上杀菌剂给女工治疗,普遍反映:效果好,费用少,劳动生产率提高。

3. 对出土的明代6具古尸的研究

1956年2月,南通市郊区褚准乡兴建电力灌溉渠时开挖古墓,发现古尸3具;5月,扬州市又发现古尸3具。两市将古尸移交给苏北医学院研究。根据尸体所附的"冥途引路单"记载及有关方面考证,6具古尸均系明代嘉靖年间埋葬。南通市顾能葬于嘉靖元年(1522),至1956年出土,历时434年。顾能的尸体开棺后,关节柔软,有香气。扬州出土的盛仪尸体,头戴乌纱帽,身着蟒袍五带,脚踏长靴,口含唐代"开元"铜钱。考其生前,曾任太仆寺卿,管理全国马政及驿站事。盛仪妻盛彭氏,尸体躺在淡黄色水中,面丰满,皮色清白,少量白发,眉黑,细长如绘。关节活络,左手执柳二枝,枝叶绿如新摘。6具尸体解剖3具,2具保存,1具已腐。解剖情况:顾能,全身皮肤柔软,血管神经存在,血管壁之弹性正常。软骨细胞存在,大部分有细胞核。盛仪,血管、神经、内脏均存在,且多含水分及油脂。关节软骨如糊状,肋软骨灰黑色,有细胞而无核。盛彭氏,尸体肥胖,口耳鼻外形完整,生殖器外形与正常人相似。此尸体解剖前,无菌采取肘关节软骨,请第一军医大学组织培养组组长协作,作软骨细胞培养,未见细胞生长。解剖前,还无菌采取胸水1000毫升,腹水350毫升,细菌检查与棺水相同。皮肤切开后肌肉呈淡红色,迅速变成灰红色。隔绝空气,则不变色。肋软骨切片检查有细胞及核,湿试试验,发之性质与正常人相同。经X线检查,软组织丰满,脂肪层尚可见到。研究结果表明:(1)保存尸体内部细菌发育停止,故尸体不腐。这和棺木成分及密闭程度、棺内香料及棺外松香有关。密闭是最主要的。这些可说明我国古代保存尸体之要点。尸体表面无切伤口。口鼻肛门阴道等无放入防腐药物之痕迹。(2)取三合土物理检查及棺水细菌学组织学检查,说明:(甲)棺水可由棺外渗入;(乙)棺水无杀菌作用及固定作用,非人工防腐药品。用三合土和松香防水浸入,用灯芯草以吸收湿气,也可说明此点。(3)棺水、胸腹腔水,以及尸体内外颜色的迅速变化,与空气有关,是氧化结果。(4)Show氏发现3400年前埃及古尸有细胞而无核。张查理等发表百年前的四川木乃伊,有细胞,也无核。这次检查的明代古尸,已400余年,尚可见软骨细胞中有核样物,对进一步研究古尸有价值。

参加明代古尸观察研究的有苏北医学院人体

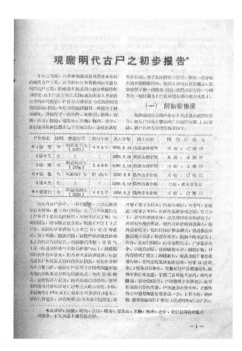

图4-16 教研组观察明代古尸的报告

解剖学、组织胚胎学、病理学、法医学、微生物学、寄生虫学、生物学、物理学、化学、放射线学等教研组(图 4-16)。1956 年 5 月 14 日,《人民日报》第三版刊登了《江苏南通发现 3 具古代尸腊》的新闻,报道了苏北医学院解剖研究 3 具尸腊的情况(图 4-17)。

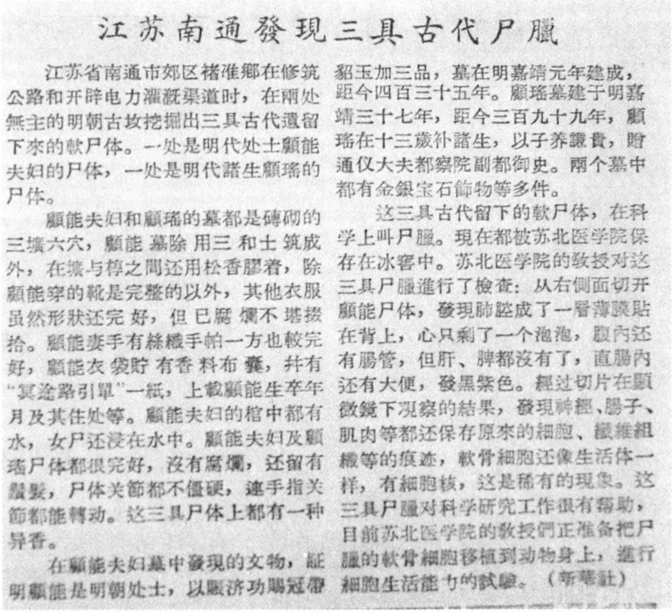

江苏南通發現三具古代尸臘

江苏省南通市郊区褚准鄉在修筑公路和开辟电力灌溉渠道时，在兩处無主的明朝古坟挖掘出三具古代遺留下來的軟尸体。一处是明代处士顧能夫妇的尸体，一处是明代諸生顧瑺的尸体。

顧能夫妇和顧瑺的墓都是磚砌的三壙六穴，顧能墓除用三和土筑成外，在壙与椁之間还用松香膠着，除顧能穿的靴是完整的以外，其他衣服虽然形狀还完好，但已腐爛不堪掇拾。顧能妻手有絲織手帕一方也較完好，顧能衣袋貯有香料布囊，并有"冥途路引單"一紙，上載顧能生卒年月及其住处等。顧能夫妇的棺中都有水，女尸还浸在水中。顧能夫妇及顧瑺尸体都很完好，沒有腐爛，还留有鬚髮，尸体关節都不僵硬，連手指关節都能轉动。这三具尸体上都有一种异香。

在顧能夫妇墓中發現的文物，証明顧能是明朝处士，以賑济功賜冠帶貂玉加三品，墓在明嘉靖元年建成，距今四百三十五年。顧瑺墓建于明嘉靖三十七年，距今三百九十九年，顧瑺在十三歲补諸生，以子养讓貴，贈通仪大夫都察院副都御史。兩个墓中都有金銀宝石飾物等多件。

这三具古代留下的軟尸体，在科学上叫尸臘。現在都被苏北医学院保存在冰窖中。苏北医学院的教授对这三具尸臘進行了檢査：从右側面切开顧能尸体，發現肺臟成了一層薄膜貼在背上，心只剩了一个泡泡，腹内还有腸管，但肝、脾都沒有了，直腸內还有大便，發黑紫色。經过切片在顯微鏡下观察的結果，發現神經、腸子、肌肉等都还保存原來的細胞、纖維組織等的痕迹，軟骨細胞还像生活体一样，有細胞核，这是稀有的現象。这三具尸臘对科学研究工作很有帮助，目前苏北医学院的教授們正准备把尸臘的軟骨細胞移植到动物身上，進行細胞生活能力的試驗。（新華社）

图 4-17 《人民日报》第三版刊登《江苏南通发现古代尸腊》的新闻(1956 年 5 月 14 日)

4. 召开学术会议,交流专题报告

1956 年 7 月 11 日至 14 日,学院召开学术会议,交流 8 个科研专题报告。8 个专题是:《植物杀菌剂及部分中药对滴虫阴道炎疗效的问题》(妇产科学和寄生虫学等教研组),《1955 年南通专区脊髓灰白质炎 114 例分析报告》(内科学、小儿科学、传染病学等教研组),《脊髓灰白质炎解剖报告》(病理解剖学教研组),《对古代软尸研究的报告》(解剖学和组织胚胎学教研组),《孢子丝菌病》(皮肤性病学教研组),《脆弱双核阿米巴》(寄生虫学教研组),《针灸学术中急需进一步研究的问题》(中医科教研组),《产后腹痛针灸的疗效》(妇产科教研组)。

5. 私转公立后的教师阵容

新中国建立后,学校采取下列办法增加师资:争取开业医师转入教学行列,并请政府酌量调配;聘请兄弟院校教师来校兼课;校内培养等。1952 年教师增至 58 名,其中教授 17 名,副教授 10 名,讲师 10 名,助教 21 名。苏北医学院时期,曾派出一批教师到条件较好的医学院校进修,并着重帮助年轻助教提高教学水平。

为了进一步提高各教研组助教的授课水平,生理学、人体解剖学、皮肤性病学等教研组在教授讲授的课程中,将一部分授课内容给助教讲授,教材由易到难,由浅入深,教授参与听课,课后提出宝贵意见,使助教授课水平逐步得到提高,并获得了授课临场经验。在培养青年教师工作中,老教师关心和指导青年教师,发挥了主导作用;青年教师在虚心学习、尊敬老教师中,提高了自己的业务水平。1956 年,学院专任教师达 152 名,其中教授 19 名,副教授 15 名,讲师 37 名,助教 81 名(图 4-18)。

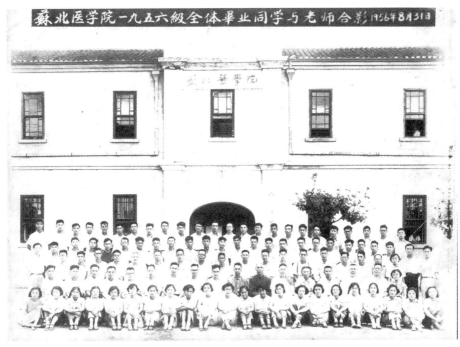

图 4-18　苏北医学院 1956 级全体毕业生与老师合影

为了系统地学习苏联经验,为了使师资队伍的水平迅速提高,学院派出 15 名教授、副教授、讲师外出进修。1955 年以后,学校先后派教师印其章、孟阳春(女)、胡增芳(女)等 5 名教师,到苏联攻读副博士,同时聘请苏联教师来校教俄语。

50 年代初期及中期,我国著名妇产科专家王同观教授、著名耳鼻喉科专家戈绍龙教授、著名组织胚胎学家汤不器教授等加盟教师队伍,先后来校任教,增强了师资力量,提高了学院的学术地位和知名度。

王同观(1901—1975),山东省安邱县人,著名妇产科专家、二级教授(图 4-19)。1933 年毕业于北平大学医学院,留校任助教,同年赴日本帝国大学留学,专修妇产科。1936 年回国,任北平大学医学院讲师、妇产科副主任;1937 年任西北医学院副教授、教授、附属医院院长;1942 年任陕西医专教授;1948 年起,先后任南通学院、苏北医学院、南通医学院二级教授;1952 年任南通医学院附属医院院长和南通市人民医院院长;1957 年

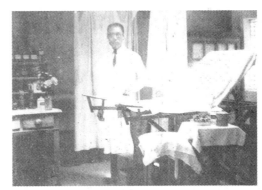

图 4-19　王同观教授在妇科诊室

学校迁至苏州,任苏州医学院副院长、顾问等职。解放后,先后担任南通市人民代表、市政协副主席,苏州市人民代表等职。主要著作有《妇科学》《产科学》《简明妇产科学》等;《阴道滴虫炎的研究》《宫外孕七十例分析》等论著在《中华妇产科》杂志刊登,并译成外文在国外发表,翻译日本东京大学磐濑教授《产科手术学》和安井教授《妇科学》等著作,并在日华同仁会出版发行。

戈绍龙(1898—1973),江苏省东台人,著名耳鼻咽喉科专家、一级教授(图4-20)。1915年毕业于江西医学专门学校。1927年毕业于日本九州帝国大学医学部,毕业后留校从事耳鼻咽喉科学研究,最先论证了"扁桃体炎和肾脏炎的关系";1930年获该校医学博士学位,同年回国。曾任北平大学医学院耳鼻咽喉科主任兼教授、河北医学院、广西医学院教授、院长。抗日战争爆发后,北平被日军侵占,戈绍龙拒绝出任伪职,弃教从医,于1938年在沪开业行医。建国后,曾任中央卫生部教材编审委员会耳鼻咽喉科学组主任、《中华医学》杂志编委、上海市第一、二届政协委员和第三届人大代表等职。1956年后历任南通医学院、苏州医学院副院长、一级教授;历任苏州市科协第一至第四届副主席。他对萎缩性鼻炎的诊疗和病理有较深的研究,在教学的同时从事医学文献的翻译工作,译有《组织疗法》《大脑两半球机能讲义》《巴甫洛夫高级神经活动研究论文集》等,是将苏联巴甫洛夫学说翻译成中文的第一位中国学者。

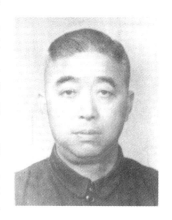

图4-20　戈绍龙教授

汤不器(1910—1980),又名汤器,浙江杭州人,系北京医学专门学校校长、第一代组织胚胎学家汤尔和之子,著名组织胚胎学家、二级教授(图4-21)。民国二十一年(1932)毕业于北平大学医学院,任助教。民国二十四年(1935)留学日本东京庆应大学,学成归国后,民国二十六年(1937)任南通大学医科副教授。民国二十七年(1938)任北京师范学院解剖学讲师。民国三十四年(1945)任北平大学医学院讲师、副教授、教授。1949年先后任台湾大学医学院教授、福建医学院教授。1950年任上海军医大学教授,之后任南通医学院、苏北医学院、苏州医学院二级教授,讲授组织胚胎学。他长期从事医学教育和医学研究工作,在研究皮肤、肌肉和胃的组织方面颇有建树,著有《组织学实习图谱》,译有《助产学》《生物学》等。

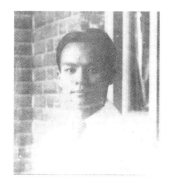

图4-21　汤不器教授

第五节　校舍及仪器设备与附属医院概况

1. 学院校舍

1951年,学院建成学生宿舍6排,计96间,东一院处房屋售给南通市人民广播电台,售房资金用于建园艺场用房3排,计39间,系交换性质。同年,苏北人民行政公署卫生局委托南通学院代办苏北第二医士学校和苏北第二护士学校,北院借部分房屋作为办公室,教室由学校统一调度。1952年高校院系调整,遵照华东军政委员会调整方案,医科就私立南通学院原址改建苏北医学院,原址校舍全部归属苏北医学院。纺织科在唐闸的房屋交还给原供给经费的大生纱厂。是年,学校建成阶梯教室、大礼堂、女生宿舍、护士宿舍、附设校舍并全部归属苏北医学院。1953年,学院建成男生宿舍楼、教师与医师宿舍、自来水塔等,同时完成速成中学教室建设的扫尾工程。同年,医护士学校改为江苏省南通医护士学校,江苏省卫生厅副厅长赵海峰与苏北医学院协商,借北院及西院部分房屋给医护士学校使用,待医护士学校建房后归还。以后北院和西院房屋全部借给南通医护士学校,学生宿舍6排之后3排亦借给南通医护士学校。1954年,全校校舍建筑面积达18415平方米。

2. 仪器设备

1949年,私立南通学院显微镜仅30架。1950年,华东军政委员会卫生部拨给旧币2亿元,1951年华东军政委员会教育部拨给补助费中划出8700余元,均用于购置仪器,使之逐步充实。1956年,重要仪器有显微镜184架,显微镜照相机3架,显微投射仪1架,电冰箱9台,阴极射线示波器1架,电泳仪1架,分析天平42架,比色计16架,自动双鼓描纹器9架,人工呼吸器2架,电保温箱13只,电子干燥箱7只,电离心机15架,真空抽气机3架,紫外线杀菌灯5架,麻醉机1架,红外线灯1架等,共300余件。1957年迁校更名苏州医学院时,仪器设备全部搬往苏州。

3. 附属医院

1949年2月南通解放,医院性质属私立,全院工作人员150名。经费来源主要靠业务收入;此外,大生纺织公司每月补助籼米90石。1951年与南通专区中心卫生院合并,实行公私合营,院名南通医院,院长瞿立衡,副院长公方代表邢白。1952年8月,院长瞿立衡工作调动,王同观任院长。是年11月,随着私立南通学院更名苏北医学院,医院改称为苏北医学院附属医院,1956年9月,苏北医学院易名南通医学院之后,又改称南通医学院附属医院(图4-22)。

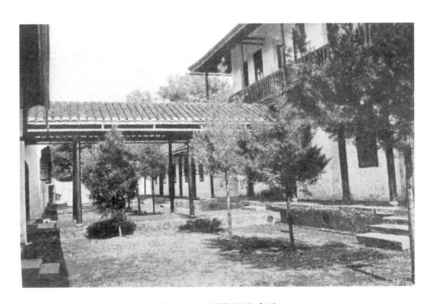

图4-22 附属医院庭院

私立南通学院先后更名为苏北医学院、南通医学院之后,医院规模扩大,业务迅速发展,至1956年,全院工作人员361名,病床由1949年的100张增至350张,全年门诊量15万多人次,比1948年增加1.5倍。手术增加食道空肠吻合、输尿管乙状结肠移植、人工股骨头置换、关节融合、喉癌全喉切除等项目。1954年6月,附属医院根据中央关于中医问题的指示精神,设中医科,下设中医内科组和针灸组,在门诊部建立针灸室。附属医院新添置了大型 X 光机、心脏波动描写仪等仪器设备,新建一批医疗用房和职工宿舍。1952—1957 年在附属医院临床学习和毕业实习学生有 400 余名。

1955 年夏,南通地区流行脊髓灰白质炎,涉及盐城地区和苏南常熟等地,流行面积达 1 万多平方公里。6—10 月,南通地区病员达 1653 名。苏北医学院集中力量防治,中央卫生部和江苏省卫生厅先后派专家到学院指导。附属医院在南通市郊任港乡设临时隔离病室,专收脊髓灰白质炎病人。儿科学教授何馥贞、流行病学副教授叶树棠及传染病等科的医务人员,数次到县区农村进行防治工作,并取得良好的防治效果。

4. 学校经费

在全国院系调整之前,学校经费大部分仍由大生纱厂承担,人民政府适当补助。1949 年,政府补贴 5% 名额的人民助学金。1950 年,苏北人民政府行政公署拨大米 3 万斤,作补助费,华东军政委员会卫生部拨给医科补助费 2 亿元(旧币,下同)。1951 年,华东军政委员会教育部 2 次共拨行政补助费和经常补助费 5.1 亿元,苏北人民政府行政公署下拨行政补助费 2.85 亿元。

私立南通学院(图 4-23)相继更名为苏北医学院、南通医学院之后,经费由中央人民政府高教部和卫生部委托华东军政委员会卫生部管理,后由华东行政委员会卫生局管理,1954 年起由江苏省人民政府管理。1952—1957 年经

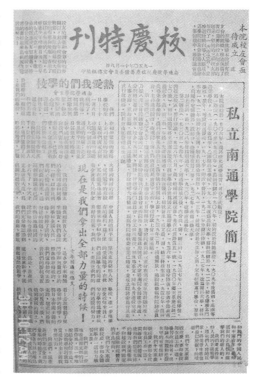

图 4-23 校庆特刊

费情况:1952 年,13.48 亿元;1953 年,19.27 亿元;1954 年,45.04 亿元;1955 年,45 万元(新币)。1956 年和 1957 年每年 50 万元(新币)左右。

第六节 私改公立调整期的群团组织

1. 工会组织

解放初期,苏北医学院就建立工会组织,1954 年 12 月 17 日,举行第一次会员代表大会,选举产生中国教育工会苏北医学院委员会,叶树棠任工会主席,于志铭任工会副主席。

2. 共青团组织

1949 年 6 月,建立中国新民主主义青年团南通学院支部委员会,1950 年 4 月,成立总支委员会,农科、医科、纺织科分别成立支部委员会。1952 年 11 月,成立新民主主义青年团苏北医学院委员会。1957 年 5 月,中国新民主主义青年团改名中国共产主义青年团,学院团委相应改名。

1951 年,广大团员和青年积极响应抗美援朝总会的"六一"号召,发起购买飞机大炮捐

献活动，不少学生捐献银元、金戒子，有一个小组12名学生捐献（旧币）500万元。1953年6月，毛泽东发出"要使青年身体好、学习好、工作好"的指示，团委立即组织全校青年开展创"三好"活动，引导广大学生更好地学习马列主义、毛泽东思想，学习各种业务知识技能。1954年，团委组织团员开展"把一切献给党"的学习，组织全体学生讨论"什么是青年人的幸福"，引导学生树立革命的人生观与世界观。1956年，针对部分同学专业思想不巩固、生活散漫等情况，采取召开座谈会、报告会、个别谈心等方式，教育学生热爱专业，刻苦用功，树立为人民服务而刻苦学习的观点。

3. 学生会

1949年2月，南通解放，同年3月，私立南通学院成立学生会。解放初期，党的基层组织仍处于秘密状态，党的许多工作通过学生会贯彻执行，学生会在组织、宣传等方面发挥了较好的作用。学生会在党的领导和青年团的帮助下，普及爱国主义教育，团结全校同学在爱国主义基础上，努力提高知识水平，开展体育、文化娱乐活动。1953年以后，院学生会配合团委开展创"三好"活动，鼓励同学努力学习，遵守纪律，关心同学生活福利；组织学生参加政治活动、生产劳动和文化体育活动，开展科学研究，沿着又红又专道路前进。

在全国院系大调整中，私立南通学院医科建立单系科医学院，易名为公立苏北医学院，继而进入私改公立的调整期。之后，根据高教部和卫生部的联合通知，苏北医学院又更名为南通医学院（图4-24），在党的教育方针指引下，逐步创建成为一所社会主义的新型高等医学院校。

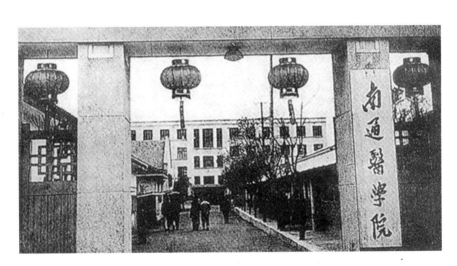

图4-24　南通医学院校门

第五章 搬迁苏州发展期(1957—1966)

1957年3月,南通医学院从南通搬迁到苏州,更名为苏州医学院。鉴于临床教学规模的不断拓展,在发展附一院的基础上,1959年又筹建附二院、附儿院。1962年12月隶属二机部。二机部立足核工业事业长远发展之计,从全国高校抽调知名专家学者加盟,充实师资队伍,学校自此步入搬迁苏州的发展期。苏州医学院的血液病学、放射医学等学科崛起,继而成为全国名闻遐迩的品牌学科。

第一节 从南通到苏州,迁校易名苏州医学院

1957年,国家高等教育部和卫生部,从医学院建设和发展布局的需要出发,决定将南通医学院搬迁到苏州市。3月7日,经国务院同意,江苏省人民委员会下达南通医学院迁往苏州,迁校后更名为"苏州医学院"的正式通知,苏州航空专科学校迁南京后,其全部校舍移交给苏州医学院使用。①

1. 成立迁校委员会,落实搬迁工作事宜

1957年3月,江苏省人民委员会批复南通医学院,同意所报迁至苏州基本建设计划,同意成立21人迁校委员会,由南通医学院院长汪青辰任主任委员(图5-1)。为了执行好国务院和江苏省的通知,能够尽快按时顺利搬迁,迁校办公室主任陈少青率员先期赴苏州办公,进行调查研究,并落实搬迁中的具体工作事宜。新址原为苏州航空专科学校,环境十分优雅,但按学院的建设和今后的发展规模,苏州航空专科学校留下的建筑物不敷使用。与

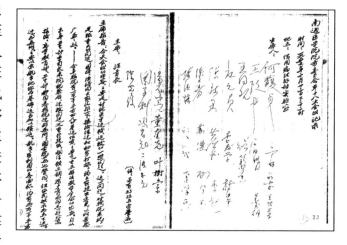

图5-1 1957年迁校会议记录

此同时,国家拨款88万元,并着手建造苏州医学院7 134.59平方米的教学大楼。1957年暑假,苏州医学院新校址的校舍和教学等基础工作基本完备。迁校委员会便利用暑假,分批落实由南通到苏州的搬迁工作。迁校的原则是南通医学院全部人员、在校学生(包括暑期招收的新生)悉数前往苏州新校址工作学习,原南通医学院的教学用具、仪器设备全部搬往新校址。与此同时,留下以医学院副院长黄竺如教授为主的43名教职员工,其中教授、副教

---

① 江苏省人民委员会:《关于南通医学院迁校问题的通知》,苏高教管字第9021号。

授计4名,讲师17名,以保证原南通医学院附属医院医疗工作的正常运转。

南通医学院在迁校更名苏州医学院的过程中,中央和省委对南通医学院主要领导人作了调整:汪青辰任南通医学院院长兼任党委书记(图5-2);顾尔钥调任江苏省卫生厅副厅长,免去南通医学院院长职务;戈绍龙任南通医学院副院长。1957年11月5日,中共江苏省委决定:苏州地委副书记刘铁珊任苏州医学院党委书记,免去汪青辰兼任的党委书记职务;郑白改任党委副书记兼马列室主任,免去原副院长职务。

南通医学院迁校工作于1957年6月下旬开始,共分6批进行,8月底搬迁工作全部结束。1957年9月13日,国家高等教育部发出启用苏州医学院及其附属医院新印章的通知。同年9月23日,苏州医学院正式开学上课。

2. 中科院院长郭沫若挥毫题写新校名

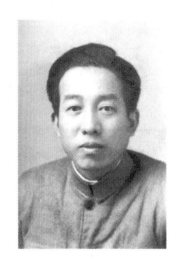

图5-2 院长汪青辰

苏州医学院院长汪青辰非常崇敬中国科学院院长郭沫若,仰慕他大气磅礴、苍劲有力的书法,非常想请郭老题写"苏州医学院"校名。1957年10月下旬,寄生虫学教研室的孙溱安老师到天津出差采购一批显微镜。院长汪青辰嘱咐他到天津出差顺道赴北京去找郭老题写新校名。到北京以后,孙溱安老师到中国科学院见到了郭沫若的秘书,把介绍信和事先买好的几张宣纸给了他,让他转交给郭沫若。对郭沫若题写校名一事,据孙溱安老师回忆:"郭老的秘书笑着对我说,郭老很节约,写字时对纸张要求不高。兴致所至时,白纸一张也能挥毫泼墨。说完,郭老的秘书就拿着介绍信进去了。过了一会,郭老的秘书从里面出来,告诉我过三四天再来取,因为郭老正在为出国访问的事作大量的准备工作。既然郭老已答应写字,我也就放心了。四天以后,我再次到了中国科学院。郭老的秘书告诉我,字已经写好,只是由于出来的时候走得匆忙,把题好校名的纸张遗忘在家里了,郭老的秘书正想着准备开车回去拿。我急忙上前阻拦他,跟他说明天再来拿。第二天一早我就去了,拿到了一个大信封,信封里装着两张纸条:一张上面写着'苏州医学院'五个字(图5-3),另一张上面写着'苏州医学院附属医院'九个字(图5-4),字略小些。郭老的秘书很客气,笑着跟我说,以后要写什么,写封

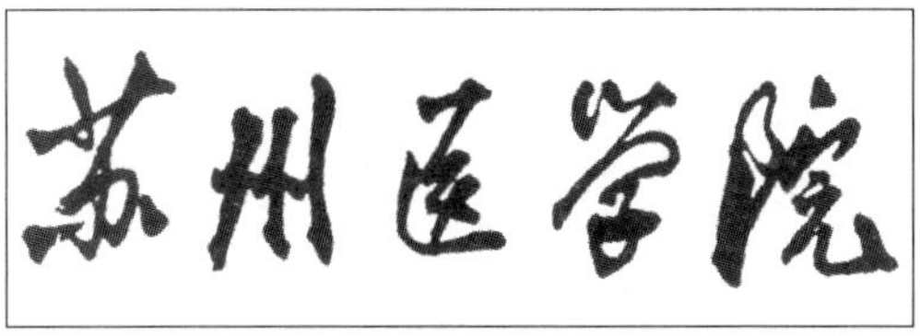

图5-3 郭沫若题写校名

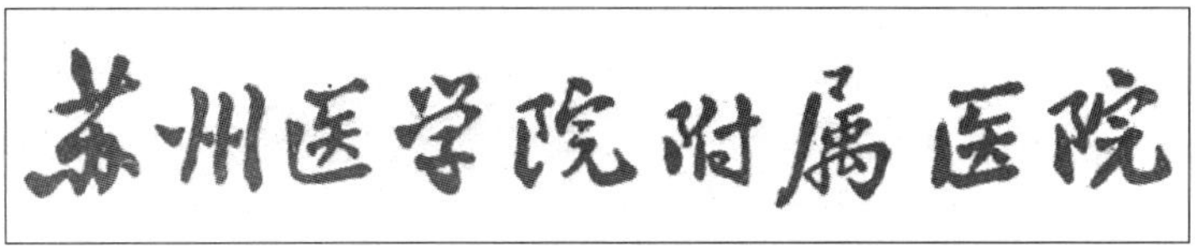

图5-4 郭沫若题写附属医院院名

信给他就行了。我感动极了,郭老这么忙,却如此平易近人,实在是有大家风范啊!当我连夜赶回苏州向院长汪青辰报告这个喜讯,并递上郭老题写校名的墨宝时,汪青辰院长正和医学院的同事们在学校参加建造一号教学楼的星期六义务劳动,闻听喜讯,大家都兴奋极了,全校师生员工也为此心情振奋。"①(图5-5)

3. 筹建苏州医学院南通分院

南通医学院迁往苏州改名为"苏州医学院",引起南通社会各界的强烈反响,尤

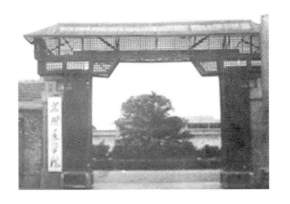

图5-5 苏州医学院校门(1957年)

其是党外各界人士对迁校持有不同意见,南通市部分知名人士要求政府不要将南通医学院迁往苏州,认为南通医学院历史悠久,其前身是私立南通医学专门学校,系近代实业家、教育家张謇和其兄张詧创办,对南通经济文化的建设与发展有一定影响。1952年全国第一次高校院系调整时,已将私立南通学院的纺科迁往上海,组成华东纺织工学院,私立南通学院的农科迁往扬州,组成苏北农学院,医科就私立南通学院原址改为苏北医学院。后因苏北区党委建制合并,1956年又改称为南通医学院。当时,私立南通学院一分为三的分离,已经引起南通各界人士的不平和不满。多少年来,南通人向来为有张謇和其兄张詧创办的这么一所高等学府而自豪,对她怀有深厚的感情。纺科、农科早已被迁走,现在唯一剩下的医学院又要搬迁,南通人民从思想上、感情上都无法接受。南通医学院与人民群众的病痛健康关系密切,医学院一旦迁走,一批在医学院任教的名医教授必然随行,医学院迁走,附属医院就自然不会存在,医院医疗水平和质量将会下降,引起人们普遍担忧。据迁校委员会负责搬迁的老同志追忆,当时南通的码头工人,都不愿意为迁离南通的医学院搬运物件上船到苏州。可见,南通人民对南通医学院感情之深。

南通各界人士对南通医学院搬迁苏州的强烈反响,引起江苏省委、省政府,南通市委、市政府的高度重视。1957年下旬,中共江苏省委和江苏省人民委员会派省委常委、组织部部长高峰,副省长季方,省卫生厅副厅长顾尔钥组成工作组到南通,了解南通医学院迁校情况和研究处理方法。同年6月初,工作组在南通听取各方面意见,与南通市人民委员会负责人及其他有关人士一起,研究南通医学院迁校后的处理方案。

根据各方意见,大家虽然认为苏州条件比南通好,迁往苏州是对培养人才和开展科研有利,但也要从南通的实际情况出发,南通经济、文化建设等方面已经发展不快且滞后,再将仅有的一所高校迁走,可能会带来一定的负面影响。1957年6月11日,南通市市长林克在市人民代表大会预备会和政协预备会上作南通医学院迁校及善后问题的报告。迁校后的处理方案:一是在南通市设立苏州医学院南通分院,发展后改专科或医学院。二是保证附属医院医疗质量不降低。三是大力改善医院设备和其他条件。市人民委员会和政协委员会联席会议决定成立工作小组,帮助实现这一方案。故南通医学院迁往苏州后,其附属医院留在南通,其人员和设备基本未动。同年8月,南通医学院留守党支部成立,李秀康任书记。

---

① 《苏医报》1999年10月1日,第302期。

1957年8月5日,苏州医学院南通分院建院工作委员会举行第一次会议,研究分院筹备工作及发展规模,并成立苏州医学院南通分院建院工作委员会及其办事机构,成员名单如下——

  主 任 委 员：顾尔钥（江苏省卫生厅副厅长）
  副主任委员：林　克（南通市市长）
       汪青辰（南通医学院院长）
       黄竺如（南通医学院副院长）
  委　　　员：郑振汉（苏州医士学校校长）
       何馥贞（南通医学院教授）
       王致中（南通医学院副教授）
       赵朋叁（南通市卫生局局长）
       景　东（中共南通市委文教部副部长）
       张梅安（南通市人委委员、市政协副主席）
       王同观（南通医学院附属医院院长）
       蒋　华（南通医学院附属医院副院长）
  办公室主任：黄竺如
  副　 主　 任：郑振汉、王致中

1957年8月,南通市人民委员会、南通医学院联合向江苏省人民委员会呈报《关于建立南通分院工作委员会及有关问题的报告》,报告说:"在南通建立分院问题,业经钧会同意并指示速即筹备。"报告扼要汇报南通分院建院工作委员会第一次会议情况,并将有关事项报请备案和核示。

1957年12月23日,江苏省人民委员会发出《关于建立苏州医学院南通分院有关问题的通知》。通知说:"根据本省卫生事业需要医师的情况,以及原南通医学院留在南通教学人员、附属医院和原苏州医士学校迁往南通后人员、设备条件,经研究决定在南通建立苏州医学院南通分院,承担在职中级卫生干部进修任务。"通知规定,苏州医学院南通分院由江苏省卫生厅、苏州医学院共同领导,南通市人民委员会代管。

1958年1月,根据江苏省人委《关于建立苏州医学院南通分院有关问题的通知》精神①,苏州医学院副院长黄竺如兼任南通分院主任。同年1月16日,苏州医学院南通分院向江苏省卫生厅、南通市人民委员会报告分院成立和启用印章。同年2月,南通分院招收医疗专修科学生107名。同年2月,南通医学院附属医院改名为苏州医学院南通分院附属医院。同年3月中旬,苏州医学院南通分院开学上课。同年4月12日,中共南通市委通知:中共苏州医学院南通分院委员会由张国梁、郑振汉、景东、叶干全、周伟明5人组成,张国梁任书记。

4．南通分院易名"南通医学院"

在南通医学院迁校易名苏州医学院之时,正是毛泽东同志发表《关于正确处理人民内部矛盾的问题》一文,并提倡"百花齐放、百家争鸣"之际,社会知名人士、中国民盟盟员、时任南通市政协副秘书长的曹书田毅然决定以个人名义发电报给毛泽东和国务院,紧急呼吁:请求保留南通医学院,停止迁校。曹书田（1898—1966）,1924年毕业于南京高等师范学校,回南通师范任教。1927年后,曾任南通县教育局局长,扬州、如皋、无锡等中学教导主

---

① "分院"和"分部",在文件中有不同的出现,这里统称为"分院"——笔者注。

任、校长及江苏省教育厅督学。抗战开始,他带领江苏中小学教师服务团去重庆,先后任西南师范学校校长、教育部科长、中央大学教授兼附中校长。抗战胜利后,他回江苏省教育厅任主任秘书、镇江中学校长。全国解放后,他被选为南通市各界人民代表会议代表、苏北首届各界人民代表会议代表,历任苏北医学院办公室副主任兼工农速成中学副校长、市政协副秘书长(图5-6)。1957年2月,他曾列席全国政协二届三次全会,会议期间,又列席了第十一次最高国务会议,听取了毛泽东的重要讲话。同年6月,曹书田在南通市政协一届三次全会上被增选为副主席。曹书田慷慨陈词,说明医学院留通的理由,恳切的语言、激烈的措词、据理力争的电报,引起了中央领导和省、市领导的高度重视,并得到了有关部门的慎重考虑。

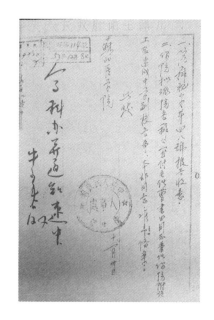

图5-6　关于曹书田兼任工农速成中学副校长的通知

1958年5月8日,由中共南通市委向中共江苏省委转呈南通分部《关于申请将我分部改为南通医学院的报告》。1958年8月,经江苏省人民政府批复,苏州医学院南通分部华贵转身,恢复原校名"南通医学院",属省管。由于原本基础较为扎实,南通医学院较快地恢复了规模,并日益扩大了其在医学教育领域的影响。1978年经国务院批准,南通医学院改为由交通部和江苏省双重领导,以交通部为主,从此南通医学院和苏州医学院一样,均成为知名的部属高等医学院校。

第二节　沧浪亭畔新校址,可园人文底蕴厚

苏州医学院地处市区主干道中心人民路南端,位于历史悠久的沧浪亭之畔,水木明瑟、庭宇清旷的可园内。新校址,既有人文的底蕴,又有学脉的渊源。

1. 人脉可园,贤达名流荟萃

岁月沧桑,时光轮回,人脉可园,贤达名流荟萃。历史的过客,既成就了可园的春华秋实,又充实了可园的人文底蕴。

与沧浪亭一水之隔的可园,五代时属吴越中吴军节度使孙承佑南园别墅的一角。北宋时,为沧浪亭一部分。南宋时,属韩世忠宅邸。元、明时,其地入大云庵。清雍正六至九年(1728—1731),江苏巡抚尹继善能诗善画,喜治园林,在此一带建"近山林",为来往官吏宴集之地。到清乾隆二十三年(1758),布政使苏尔德把"近山林"改建为行辕,作为外地高级官员临时的驻苏办事处,并取"仁者乐山,智者乐水"之意,名为"乐园"。清乾隆三十二年(1767),皇帝批准为他的退休宠臣沈德潜建生祠,祠址选在乐园西半边,园归沈德潜所有。沈德潜读书和讲学于此。清乾隆年间,因朝廷某大吏谓行乐不可取,故改名"可园"。清嘉庆十年(1805),两江总督铁保与江苏巡抚汪志伊,以白云精舍及可园为基址,创建了正谊书院。不久,可园又脱离书院,成为"供使节宴席之需"的使馆了。

清道光七年(1827)春,布政使梁章钜到苏州任职,上任不久便对可园重加修葺。当时可园占地20余亩,有挹清堂、坐春舻、濯缨处诸胜。经学大师朱珔《可园记》里用一连串的"可"与"不可",记载了这件事,并描写了可园的主要景点,他在《可园记》里说:"堂前池水,清泓可挹,故颜堂曰'挹清'。池亩许,蓄鲦鱼可观,兼可种荷。缘崖磊石,可憩。左平台临池,可钓。右亭作舟形,曰'坐春舻',可风可观月。四周廊庑,可步。出廊数武,屋三楹,冬日可延客,曰'濯缨处',盖园外隔溪即沧浪亭,故援孺子之歌'可以濯缨'也……"这段文字妙不可言,既点明了几处清雅幽静的小景,又一连贯穿数十个"可"字,对可园的脉脉含情,真是可圈可点、可目可心啊!

清道光十二年(1832),林则徐任江苏巡抚。当时抚台衙门离书院不远,林则徐常在公务闲暇,去可园里的书院给诸生讲课。朱珔、林则徐、梁章钜、陶澍等人都是北京宣南诗社的诗友,他们先后南下苏州任职,常在可园里一起聚会(图5-7)。

辛亥革命时期,近代妇女活动家、记者、教育家张默君女士(1882—1965),受江苏都督程德全的委托,在可园内主办《江苏大汉报》。她以涵秋、大雄的笔名撰文,鼓吹民治,倡导大同;笔锋犀利,义正辞严,报纸供不应求,有时不得不数次加印。

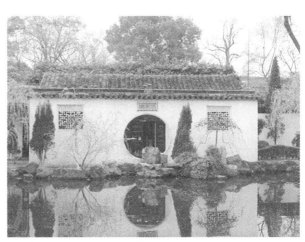

图5-7 可园小西湖一角

1914年9月,可园内成立了江苏省立第二图书馆(后易名为省立苏州图书馆)。它接收了原正谊书院、学古堂和印行所的全部图书财产。开馆后,先后增设报章阅览室、儿童阅览室、图书出借部和图书阅览室等,办得很有影响,成为近代著名公共图书馆。

1936年春,可园举办了一次别开生面的"梅展",除了园梅、盆景展外,还展出古今名人关于梅的书画等,轰动了苏州城。张默君女士故地重游之时,与邵元冲、蒋吟秋、汤国梨(章太炎夫人)等10位诗友雅聚于此,赏梅赋诗,步韵唱和,传诵一时。

1937年2月19日至3月1日,在可园省立苏州图书馆举办了由叶恭绰、李根源等人发起的"吴中文献展览会",开苏州文物展览之先河。抗战时期蒋吟秋馆长的"八年护书",成为姑苏坊间流传的佳话。

2. 文脉可园,新旧学堂齐聚

百年可园,联系着历史上不同寻常的人物;百年可园,同样也记载着历史上不同寻常的新旧学堂。

宋明以降、清末民初以来,南宋名将、清代学者、官府要员、近代名流等,或在此居住,或在此讲学,或在此读书,或在公务之暇云集于此;正谊书院、学古堂(图5-8)、中西学堂、省立医专、苏南工专、苏南航专等各式新旧学堂发端于此;江苏省立医学专门学校,民国初期第一次"破天荒"公开地解剖尸体于此(图5-9);1949年7月,华东医学院在扬州招收新生之

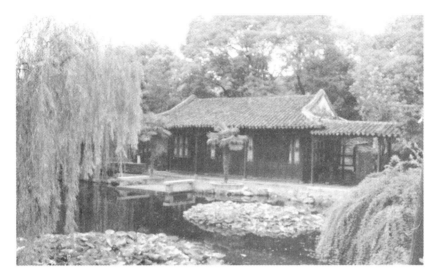

图 5-8　可园学古堂

后，曾暂迁在此（可园）开学上课（图 5-10）；①吴县县立医院、省立第二图书馆创办于此；苏州教育家龚鼎在可园创办吴县县立师范讲习所，重燃教育薪火。其后，可园内先后有吴县县立实验小学、吴县县立初级中学、吴县县立中学、苏州市立中学……可见其人脉之相通、学脉之相连、医脉之相承、文脉之相沿的丰厚底蕴。自宋明以来，沧浪岸边可

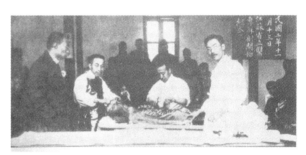

图 5-9　江苏省立医学专门学校解剖开始的现场照片（1912 年）

园内诵书声荡漾不绝，成为苏城学苑会集之地。至清末，朝廷颁布新学制"立停科举以广学校"，苏城的新学即发端于此。可园斑驳的墙体镶嵌的《改建正谊书院记》碑文，为林则徐得意门生冯桂芬所撰。文字依稀可辨："用湖南岳麓城南等各书院式招诸生之隽，若而人宿院肄业，以年较长者一人为斋长……"

沧浪可园一水间，园内流水一泓，山阜小筑，为宜憩宜读之地。沈三曰的《浮生六记》里所记的"过石桥进门"，"折东曲径而入"，今天都可以照样进行，"叠石成山，林木葱翠"的景致也还一如以往。《浮生六记》

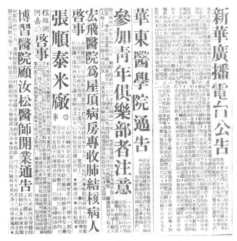

图 5-10　华东医学院通告
（1949 年 7 月 1 日《新苏州报》）

---

① 《华东医学院通告》，《新苏州报》，1949 年 7 月 1 日第 2 版。

里所说的"隔岸名'近山林',行大宪行台宴集之地,时正谊书院犹未启也",后成为苏州医学院的办公区域和校园名胜之处。山水花木、廊亭楼宇,好像要比过去更加秀丽、典雅。可园那条长廊,曲折蜿蜒,气势依然。廊边水池清澄环绕,可见水中游鱼。池畔绿树成行,照影清浅。整个可园青松郁郁,翠柏森森,繁花似锦,鸟语争喧,一派勃勃生机。莘莘学子或廊间低声朗读,或林中掩卷沉思,散发着古老书院固有的人文气息。

如今,沧浪可园一水间,碧波依然荡漾。徘徊于园内的"小西湖",登临山阜之上的"浩歌亭"(图5-11),似仍可追寻先贤在此倡导新学、孕育新人的不朽足迹。苏医可园新校址,姑苏城里极佳地。其名胜古迹,无论是消失或散落在典籍里的佳话,还是留存在地面上的遗迹,都成为独特的人文景观,滋润和哺育着苏州医学院的校园文化。

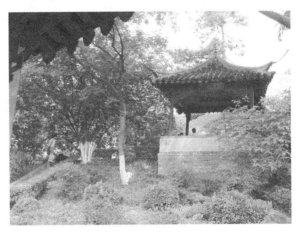

图 5-11　可园浩歌亭

第三节　贯彻党的"八字方针",落实《高校六十条》

随着1957年的反右派斗争、1958年的"大跃进"和人民公社化运动的开展,苏州医学院和全国其他高校一样,不同程度地受到了前所未有的冲击和严重的负面影响。

60年代初期,中共中央及时地对国民经济实行"调整、巩固、充实、提高"的"八字方针"。为了贯彻执行党的"八字方针",建立高等学校的正常教学秩序,大力提高教学质量,中共中央批准,教育部制定并试行《教育部直属高等学校暂行工作条例(草案)》(以下简称《高校六十条》)。在这一时期内,苏州医学院认真贯彻执行党的"八字方针",落实试行《高校六十条》,从而使各项工作逐步恢复了正常秩序,走上了正轨。

1. 整风反右和大跃进运动中的校况概貌

1957年5月,苏州医学院党委根据中共中央指示,在党内开展整风运动,反对官僚主义、宗派主义、主观主义。院党委书记汪青辰向全院师生员工作动员报告,号召全体师生员工帮助党整风。同年6月8日,苏州医学院开展大鸣、大放、大字报、大辩论,广大教职员工对学校的建设与发展提出自己的建议和要求(图5-12、5-13)。

1957年6月27日,根据上级指示,苏州医学院开始反右派斗争。"在整风过程中,极少数资产阶级右派分子乘机鼓吹所谓的'大鸣大放',向党和新生的社会主义制度放肆地发动进攻,妄图取代共产党的领导,对这种进攻进行坚决地反击是完全正确和必要的。但是反右派斗争被严重地扩大化了,把一批知识分子、爱国人士和党内干部错划为'右派分子',造成了不幸的后果。"[①]反右派斗争首先是从教育领域发起的,其扩大化的直接后果是伤害了

---

① 《中国共产党中央委员会关于建国以来党的若干历史问题的决议》,人民出版社1981年版,第18页。

一大批教育工作者,至运动结束,苏州医学院在反右派斗争扩大化的过程中,把一批教职员和学生划成了右派分子,还有一些干部、教师和学生被视为有"错误言论",或者被认为"同情、支持右派分子、阶级立场不稳",在运动中"表现不好",而受到不同程度的批判和处理,蒙受了不白之冤(1978年,苏州医学院根据中共中央文件精神,对错划的右派作了改正)。

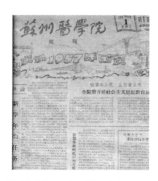 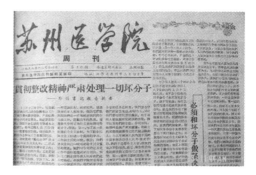

图5-12　苏州医学院院刊创刊号(1957年10月)　　图5-13　苏州医学院周刊自第6期始启用郭沫若题字

在1958年"大跃进"这个特殊的历史时期,为了促使医学教育的大跃进,以便培养出更多更好的社会主义建设卫生干部,同年3月,经互为协议后,由上海第一医学院、上海第二医学院、福建医学院、南京医学院、苏州医学院、安徽医学院、江西医学院等7个医学院组成一个教学协作区,以便互相学习共同提高。

以勤俭办学为中心的社会主义革命竞赛,在全国高校蓬勃开展。1958年2月22日,院党委书记刘铁珊向全校师生作"进一步开展社会主义革命竞赛"的动员报告。根据全省竞赛纲要的要求,苏州医学院制定了《关于响应南京大学倡议开展办好社会主义大学的革命竞赛指标(修正草案)》。与此同时,各科室、教研组、各班级小组及个人普遍修订了竞赛指标。同年3月25日,全院停课一周,师生员工1176人参加苏州市的填河劳动。同年6月,苏州医学院组织师生员工学习党的八大二次会议制定的"鼓足干劲,力争上游,多快好省地建设社会主义"总路线,并制定学院的大跃进纲要。

思想解放破除迷信,大胆革新创造奇迹。苏州医学院物理教研组教师秦诚等和苏州市光学仪器眼镜生产合作社合作,1958年6月25日,在校办工厂(二六七厂)试制成功1台1500倍斜视式显微镜,达到国内领先水平。同年7月11日,苏州医学院附属医院主治医师过中方,在支援蒙古的医疗工作中,用针灸治好了一例当时国际上还不能治疗的"无脉症"患者,因此他被中国医学科学院聘为特约研究员。同年8月5日至6日,英雄好汉擂台比武,教学医疗大放"卫星",苏州医学院举行红专跃进誓师大会。

在1958年的全民大炼钢铁热潮中,9月10日,苏州医学院党委遵照上级指示,向全院发出"苦战十四昼夜,9月份出铁15吨,出焦60吨,向国庆节献礼"的号召,全院师生立即停课投入了大炼钢铁运动。师生们佩戴"钢铁战士"的胸牌,日以继夜地到火车站挖煤和运矿石到校园内,在校园内砌炉炼焦炭,去南园菜地(今苏州市工人文化宫原址)筑小高炉炼钢铁。至10月底,炼钢6.269吨,炼铁17.468吨。在一所高等医学院校,既无炼钢铁的专业人员,又无相应的设备条件,就一哄而起,盲目地大搞炼钢炼铁,师生们夜以继日地辛勤劳动,持续了1个多月,耗费了大量人力、物力和财力,并无实际效果,造成了荒废学业、劳民伤财、得不偿失的严重后果。

在响应大办工厂的号召中,苏州医学院接受苏州市人民政府划归的苏州市光学仪器厂,使之成为苏州医学院附属医学仪器厂,从事医学光学仪器的生产,隶属于苏州医学院生产部领导。这个厂成立的第二年就生产出我国第一台缩影机。以后又相继生产出多种显微镜和光学仪器。1964年1月1日,第二机械工业部决定,将苏州医学院附属医学仪器厂移交给部十局管理,更名为苏州光学仪器厂。苏州医学院附属医院也相继办起细菌肥料厂、葡萄糖盐水厂、缝纫厂、奶糕厂、木板箱厂、化学试剂厂、X线机械附件修配厂、矿石机装配厂等8个工厂,全院医务员工前往各个工厂劳动,严重地违背了医院以医疗为主的工作原则。①

由于我国的台湾海峡与国际形势的变化,全国掀起了"全民皆兵"的热潮。1958年9月17日,"苏州医学院民兵师"宣告成立(图5-14)。同年11月10日,全院再次停课一周,学习党的教育工作方针,开展"四大",破资产阶级观点,立无产阶级思想。同年12月7日至8日,为了贯彻执行江苏省委关于"高等医学院校下放农村劳动锻炼"的指示,全院师生和医护员工1000余人组成一支千人大军,分赴大江南北的吴县、常熟、太仓、盐城、建湖、阜宁等6个县的24个人民公社和3个矿区及4个水利工地,参加除害灭病和劳动锻炼(图5-15)。留校学生参加本院细菌肥料的生产(1959年2月26日起相继返校)。同年12月22日,大学祖国医学,促进中西医合一,贯彻中医政策,大搞群众运动,苏州医学院开设西医学习中医班,第一期50人正式开课。

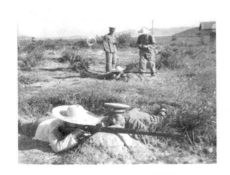

图5-14　民兵军事训练

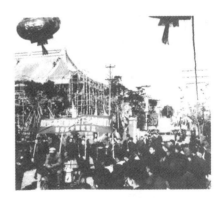

图5-15　欢送师生下乡

这一时期的苏州医学院,师生参加政治运动过多,劳动过多,下乡过多,严重干扰了正常的教学秩序,并影响了教学计划的完成。

2. 贯彻《高校六十条》,调整健全教学秩序

"一九五八年开始的教育革命,实际上是以勤工俭学、教育与生产劳动相结合和实行两条腿走路为指导方针,来探索适合中国国情的教育体制改革,这本来是正确的。但由于指导思想上'左'的错误,在实践中做过了头,就造成了不良后果。"②其中,"左"倾错误主要表现在盲目追求"大跃进",违背教育规律和实际需要,一味扩大教学规模和增加办学数量,结果造成了教育发展与国民经济比例的严重失调。在那个特殊的年代,苏州医学院由于不切实际地招生过多,一度出现办学条件与提高教学质量不相适应的矛盾。

为了不断总结教学经验,根据中共中央、国务院关于教育工作的指示中所规定的"一切

---

① 《苏州医学院附属第一医院、苏州市第一人民医院院志》(1883—1983),内部资料。
② 何东昌:《当代中国教育》,当代中国出版社1996年版,第70页。

高等学校中应当实行学校党委领导下的校务委员会负责制"的精神,苏州医学院实行党委领导下的院务委员会负责制。经过院党委与各民主党派、各方面代表人士共同协商,报请上级批准产生苏州医学院院务委员会组成人员。

1959年7月29日至30日,苏州医学院召开第一届院务委员会成立大会暨第一次(扩大)会议,第一届院务委员会委员和各行政科室负责人、各教研组主任、秘书等100余人出席了会议。会议由院长刘铁珊主持,在热烈的掌声中,宣布苏州医学院第一届院务委员会正式成立。刘铁珊院长作了《加强党领导,发挥群众智慧》的开幕词,他在开幕词中,详尽地说明了院务委员会的性质和任务,并号召全院师生员工发扬不断革命精神,为完成党的中心工作任务而努力奋斗。顾介玉同志在会上宣布苏州医学院第一届院务委员会成员名单:刘铁珊任主任委员,黄文锦、戈绍龙、王同观任副主任委员;委员29人(以姓氏笔画为序):卫仲昇、戈绍龙、王同观、王致中、石琳、叶树棠、刘延祖、刘纪曾、刘铁珊、朱道程、贝伟、李兴文、何馥贞、吴克潜、陈少青、陈明斋、陈悦书、赵霖、胡文达、寇宝文、冯省知、张谷生、黄文锦、黄龙根、陈王善继、杨汝杰、蒋华、鲁池、薛永梁。之后,顾介玉同志就苏州医学院组织机构的变动作了若干说明。到会的院务委员会委员们,认真讨论通过了院务委员会组织条例,并一致通过了科以上工作人员的任免。听取了黄文锦副院长所作的《上学期教学工作总结和1959—1960学年度工作要点》的报告,并分组进行了认真讨论,委员们热烈发表意见,充分肯定了学校近年来所取得的巨大成绩。

1960年1月19日至21日,院务委员会举行第二次会议(扩大),总结了1959年下半年的工作,确定了1960年上半年的任务。出席会议的除院务委员外,还有教研组负责人、专家教授100余人。同年2月26日,创奇迹、建大功、迎接全国群英大会的召开,院务委员会举行第三次(扩大)会议。同年4月8日,为迎接全国群英大会的召开,比、学、赶、帮、齐跃进,全院群英大会隆重举行。16个先进集体、121名先进工作者欢聚一堂,誓师再跃进,江苏省委教育卫生部和苏州市委的负责同志莅临大会作了重要指示。1960年6月1日,全国文教群英大会在北京开幕,苏州医学院附属第一医院过中方医师、苏州医学院附属儿童医院陈务民院长赴京出席大会。

1961年1月,中共中央八届九次全会正式确定对国民经济实行"调整、充实、巩固、提高"的八字方针,修正了前一阶段的"左"倾错误,使国民经济得到了一定程度的恢复。而这种休养生息的局面,也为教育领域带来了恢复和调整的机会。1961年9月,中共中央书记处讨论并通过了《高教六十条》。《高教六十条》在总结了新中国教育工作经验,特别是"左"倾错误教训的基础上,重新提出了高等学校必须以教学为主,努力提高教学质量;要正确执行知识分子政策,为社会主义高等教育服务;贯彻"双百方针",提高科研水平;实行学校党委领导下的以校长为首的校务委员会负责制等科学的高等教育工作原则。在认真贯彻《高教六十条》、《科研工作十四条(草案)》和高等医药院校《附属医院工作条例(试行草案)》的工作中,苏州医学院及时采取措施,建立和健全正常的教学秩序,调整领导体制,实行院党委领导下的院长为首的院务委员会负责制。根据自身发展规模和办学条件,适量减少招生数,合理设置学科专业,加大学科建设力度,从而重振了广大教师的信心,稳定了教学规模和教学秩序,对不断提高教学质量起了一定的积极作用。

3. 坚持以教为主的原则,积极开展教学改革

为了贯彻教育为无产阶级政治服务、教育与生产劳动相结合的方针,探索改革和发展

新途径,苏州医学院进行了一系列教学改革。制订新的教学计划,改变过去教学脱离实际、忽视学生思想实际的状况。要求政治课教师,尤其是青年教师兼做班主任,了解学生情况,与学生打成一片,增强课堂教学的针对性与实效性。遵循以教学为主的原则,调整了教学、医疗、科研、生产劳动、社会活动和假期的关系和时间。保证学习时数,使学生有较为充足的时间学习基本知识、基本技能和基础理论。

为实现全国农业发展纲要,广泛开展勤工俭学活动,在参加生产劳动的同时,结合医学教育的特点,将医学教育与群众性卫生工作、与防病治病工作相结合。苏州医学院组织10个血防小组和医疗队,到苏北的盐城、建湖、阜宁、东台和苏南的常熟、昆山、太仓等地,深入农村,开展卫生宣教和寄生虫病、血吸虫病的防治工作。

在贯彻党的中医政策过程中,苏州医学院组织西医学习中医,开展中西医结合工作,在基础课教师中定期举行"中医学概论"讲座,学习中医理论、经络学说和针灸技能,鼓励教师开展中西医相结合的研究工作,选派基础课和临床课教师去中医院校系统学习中医。在教学计划中,增设中医课。在调整课程设置过程中,进行相关学科合并教学的探索,如人体解剖学与组织胚胎学、病理解剖学与病理生理学、流行病学与传染病学等试行合并教学。

为了培养学生独立思考和独立解决问题的能力,成立学生课外科研小组,吸收学生参加教师的科研工作。加强教研室集体备课,在年轻教师中开展课前预讲活动,注意精选教学内容和形象化教学,重视培养学生的动手能力。教师开始注意"少而精、启发式",改进了教学方法,进行了教具改革,使过去那种"上课记笔记、下课对笔记、考试背笔记、考完就忘记"的情况基本消除。此外,还组织观摩教学,进行评教评学。通过上述这些措施,使学生独立思考能力和实际操作能力均有所加强,有效地调动广大师生教与学的积极性,并提高了教学质量(图5-16)。

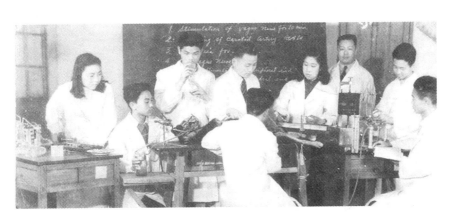

图5-16 医学生在做动物实验

4. 合理设置专业,开展本(专)科教学和成教工作

苏州医学院设有临床医学系,五年制本科。1961年初,为适应农业发展需要,面向农村,设置农村医疗专业,三年制专科。1961年11月,经上级批准,苏州医学院成立儿科系,附属儿童医院院长陈务民兼任儿科系主任。1962年,在贯彻落实党的"调整、充实、巩固、提高"的八字方针和《高校六十条》过程中,苏州医学院鉴于招生过多(1958—1960年每年招收新生400~450人),出现了办学条件与提高教学质量不相适应的矛盾。为解决不相适应

的矛盾,停办了农村医疗专业,并及时调整教学计划。1962年底,经国务院批准,苏州医学院划归第二机械工业部(简称二机部,下同)领导。1963年起,苏州医学院临床医学专业改为6年制。因二机部亟需医疗、卫生防护、辐射剂量等方面的技术人员,苏州医学院在继续培养临床医疗人才外,1964年创办了放射医学系(对外称"卫生系"),6年制本科。

苏州医学院的成人高等教育是包括学历教育和非学历教育的高层次继续教育。为贯彻我国高等教育"两条腿走路"的方针,适应卫生事业发展需求,1958年经高等教育部批准成立苏州医学院业余医学院,专科层次,业余形式,即夜大学。1960年春季招生,设有临床医学和医学检验两个专业,学员来自苏州市和学院的卫生医务人员和教学辅助人员。业余医学院第一届毕业生70余人,后因未继续招生而中断。

5. 加强师资队伍建设,培养高层次医学人才

为了进一步贯彻党的教育方针,顺利地完成高等医学院(校)的教学工作任务,培养和壮大又红又专的教师队伍,不断提高教学质量,苏州医学院根据《教育部直属高等学校暂行工作条例》的精神和本院的工作实际,1961年11月,制定了《苏州医学院师资培养计划(草案)》(以下简称《计划》)。《计划》提出的培养目标为:三年内要求各级教师能胜任本职工作,在理论基础、专业和技术水平方面大有提高。同时在增强弱门、补缺门方面做出显著成绩,并争取有2~3门拔尖成为国内先进水平。在1961—1963年中,苏州医学院将分批派出25~30名教师外出短期专业参观或进修,并争取其中有人员出国留学。

《计划》对不同任课老师提出不同的培养内容和要求。

基础课教师培养内容和要求为:(1)学习与熟练掌握工具知识及方法技术。(2)专业知识与基础理论。(3)教学能力的培养,首先是培养教学全部过程的各个环节的组织与方法。(4)科学研究能力的培养也应循序渐进。(5)必须培养有关的基础课教师具备必要的临床业务理论与一定的临床知识,以丰富其教学内容,提高教学质量,并增加科研思路与范围,使基础理论更好地结合临床。

临床课教师的培养内容,除上述要求外尚需培养其临床工作能力:(1)首先注意基础训练,只有在稳固的基础上才能逐步深入。(2)手术科教师还应要求受严格的各种基本训练,注意培养术前诊断与准备及术后处理的知识技能,重视理论基础培养和手术操作。(3)内科系统各科教师的培养,理论知识及技术操作应同等重视。(4)放射线学科教师,除注意培养基础理论专业知识与技能外,应了解机械构造、性能、操作过程及方法。

《计划》对预防保健能力提出培养要求:(1)卫生统计与流行病学教师,除注意培养上述临床课教师的培养内容1~2项规定的有关知识技能外,还应特别重视现场工作能力的锻炼。(2)应注意培养有关基础课和临床课教师的预防保健、现场、地段工作的理论、技术、组织和调查研究的能力。《计划》还对中医中药理论学习、临床实践和科学研究工作能力提出培养要求。

根据内部培养为主与个人进修(留学、至兄弟院校培养)相结合,重点培养与普遍提高相结合的原则,《计划》提出培养方法为:院内重点培养和院内一般培养。

院内重点培养:一是在职研究生。培养对象为毕业3年以上,年龄在35岁以下,思想进步,身体健康,成绩优良,经过考试录取的青年教师;学习期限5年。具体计划要求为,根据国家高等学校培养研究生暂行条例(草案)有关的规定内容;招收研究生的学科及项目,1961年内暂定为寄生虫学的原虫研究生,内科血液病学研究生,放射线诊断与普通外科研

究生各1名。二是在职进修生（老教师带徒传授）。为了加速培养青年师资队伍，在老教师工作任务及设备条件的可能范围内，充分调动老教师的积极性，组织若干老教师分别带青年教师1~2人，传授他们的专长，在规定的时间内，培养出具有一定专业水平的新教师与医师，更好地为社会主义为人民服务。鼓励老教师在可能范围内，在自愿的基础上，编写专著、教科书或经验总结等。

院内一般培养：根据重点培养与普遍提高相结合的原则，凡未被列为重点培养的教师、医师，均要求能刻苦自学和在上级的帮助下，理论知识、临床实践和科研能力普遍得到提高。

通过实施《苏州医学院师资培养计划（草案）》，苏州医学院教师的思想素质、知识结构、业务能力、学历结构上了一个新的台阶。

为了培养高层次医学人才，1960—1965年，苏州医学院陈王善继、陈悦书、张奎、杨汝杰等4位教授分别开始招收研究生。血液病学陈悦书教授首次招收张桂如、何机典2名研究生，之后，又招收姚尔固、王嘉祥2名研究生；放射线诊断学陈王善继教授招收杜凯一、寄生虫学张奎教授招收陆惠民、寄生虫学杨汝杰教授招收郭兆奎等7名研究生，这些研究生均按时完成学业。在培养硕士研究生的工作中，陈王善继教授指导研究生完成"胃癌的X线诊断"的研究课题；陈悦书教授瞄准医学前沿，在国内外对白血病患者肾上腺皮质功能研究不多的情况下，指导研究生分别完成了"63例白血病患者尿17—酮类固醇的观察"、"86例急性白血病幼稚细胞的过碘酸—雪夫氏（PAS）反应观察"、"白血病患者尿17—酮类固醇和三天促肾上腺皮质激素刺激试验的观察"等研究课题。

陈王善继、陈悦书、张奎、杨汝杰等4位教授，在我国学界各自专业领域里颇有建树，享有较高的知名度，受到学界同仁和学子们的敬重。

陈王善继（1911—2008），上海市人，我国著名放射医学专家、一级教授、主任医师。1931年7月从上海同德医学院（解放后先后更名为上海第二医学院、上海第二医科大学，今为交通大学医学院）毕业，同年8月来到苏州博习医院工作。从1931年8月到1937年10月，陈王善继先后在苏州博习医院、上海市立第二医院任实习医师、内科住院助理医师、内科医师（图5-17）。1937年8月13日，上海抗战爆发，时任上海市立第二医院担任内科医师的陈王善继，参加中国红十字会医疗队和伤兵医院工作，任三十四医疗队副队长，一六六后方医院和军医署第三手术组内科医师，先后赴南昌、武汉、长沙、常德、洛阳

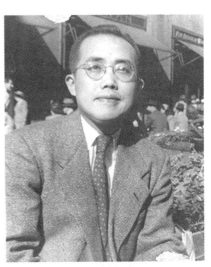

图5-17　陈王善继在纽约市立总医院留影（1948年）

等抗战第一线，积极抢救抗日救亡将士。之后，他随中国红十字会医疗队，转辗大后方，曾任云南省立昆华医院内科主治医师兼放射科主任、兼任昆明西南联大主任校医。抗战胜利后，陈王善继返沪，在上海市立第二医院任内科主任。后经苏州博习医院资助出国留学，1947年1月赴美国纽约大学医学院放射诊断班学习并在纽约市立总医院放射科进修放射学。1948年9月，学成回国后的陈王善继，任苏州博习医院放射科主任；之后，又任苏州博

习医院副院长兼内科主任;1949年1月起任苏州博习医院院长。1954年起,他先后任苏州市第一人民医院、苏州医学院附属第一医院院长兼内科、放射科主任,兼任苏州医士学校、卫生学校校长,1978—1983年任苏州医学院副院长、院长。历任九三学社第一、二、三、四届苏州市副主任委员;曾任苏州市基督教三自爱国运动委员会主席、名誉主席;曾当选为苏州市人民代表、苏州市政协第五、六届委员和常委,江苏省政协第五、六届常委和九三学社中央委员会参议委员等职。

陈悦书(1918—1998),福州市人,我国著名血液学专家、教授,是上海中山医院血液科、苏州医学院附属第一医院血液科的创始人,为我国血液病学奠基人之一。1942年毕业于国立上海医学院(先后更名为上海第一医学院、上海医科大学,今复旦大学医学院),陈悦书因品学兼优留校任教,从事病理学教学工作。先后在上海红十字第一医院(今华山医院)和中山医院,任住院医师、主治医师,内科学基础教研室主任。建国初期,百废待兴,血液学专业在我国尚属空白,他从内科工作需要出发,在临床工作中,他对患者观察细致,检查认真,不断提高诊断准确率;他不断总结积累经验,发表了一些很高水准的医学学术论文。1949年,陈悦书在国内首先报道了一例婴儿期巨幼细胞性贫血,引起了国内外医学界的关注,1953年,年仅35岁的陈悦书一人独自编著的我国第一部血液学专著《临床血液学》由人民卫生出版社出版发行,成为我国血液学年轻工作者的启蒙教材。1956年,他在上海中山医院创立了血液

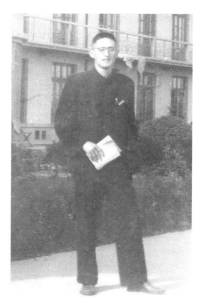

图5-18　陈悦书教授在汤山留影

学研究室,并在血液系统主要疾病的病因、发病机制的研究和诊断与综合治疗方法等方面有所建树,为我国医学界所瞩目。1958年,陈悦书教授被抽调到苏州医学院工作,先后任苏州医学院附属第一医院内科主任、内科教研室主任、主任医师、教授。在他带领下,苏州医学院附属第一医院血液科的临床、教学、科研工作得到迅速发展,形成较强的实力,并具备相当规模,在许多方面处于国内领先地位,对国内血液学的临床、教学、科研工作起到倡导和推动作用,在省内外闻名遐迩(图5-18)。1978年,他的科研成果"白血病的诊断"获全国科学大会奖。

张奎(1916—1986),上海市人,我国著名寄生虫学专家,一级教授。1930年毕业于沪江大学研究院,获理学硕士学位。1934年入美国衣阿华州立大学研究院学习,1937年获博士学位和金钥匙荣誉奖。历任中国动物学会会员、美国Sigma Xi荣誉学会会员、美国寄生虫学学会会员、齐鲁大学生物系教授、寄生虫学教授、理学院院长、西南联合大学教授、济南市第二届人民代表大会代表,中国人民解放军军事医学科学院寄生虫学系一级研究员兼副主任,兼任中国人民解放军第二军医大学寄生虫学教研室主任、教授。1958年调至苏州医学院,任江苏省血吸虫病研究委员会委员、苏州医学院学术委员会委员、学位评定委员

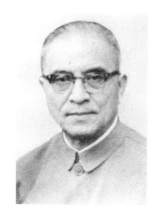

图5-19　张奎教授

会委员及寄生虫学教授等职,同时兼任中国医学科学院寄生虫病研究所学术委员会委员。40年代初,他对四川省钩虫病流行区的调查揭示了该病的流行规律,提出了防治措施。1954年起参与研制并进行毒性试验和临床疗效观察,对我国疟疾的抗复发治疗起了重要作用。相继完成《中国西部四川省钩虫病的研究》《云南边区疟疾调查研究》《云南边防部队防疟工作总结》《疟原虫镜检》《疟疾的化学治疗》等论著。张奎教授在任苏州医学院教授期间,为培养和造就医学专业人才,促进教学、科研事业和寄生虫病的防治工作的发展,作出了积极的贡献,在国内外的医学教育界享有较高声誉(图5-19)。张奎教授于1986年8月28日在上海病逝。遵其遗嘱,骨灰撒在他眷恋的苏州医学院可园小西湖内。张奎教授骨灰撒放仪式在苏州医学院可园内举行,200余名师生员工代表参加。

杨汝杰(1913—1986),无锡市人,我国著名寄生虫学专家、教授。1934—1940年就读于国立上海医学院,毕业后留校任教。曾在上海雷士德医学院研究所工作,任研究员。1942—1946年曾在江苏无锡及安徽屯溪从医。曾任安徽省立屯溪医院内科主任。1947—1952年在常州开设私立同仁医院任内科医师。1952年8月赴南通,先后任苏北医学院、南通医学院寄生虫学教研室主任。1957年任苏州医学院寄生虫学教研室主任。1952—1960年主编人体寄生虫血讲义和英语指导及人体寄生虫血图谱等6本教学用书。他第一个发现江苏东台有钉螺及吸血虫病人,为江苏血防事业作出重要贡献。他历任全国血吸虫病研究委员会委员、江苏省血液病研究委员会常委、江苏省寄生虫病研究所副所长、江苏省微生物学会副理事长。他从事医疗、教学、科研工

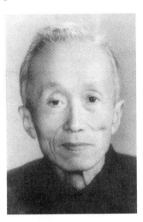

图5-20　杨汝杰教授

作四十余年,为发展医学教育事业作出了积极贡献。1986年,73岁的杨汝杰教授在深受肺癌折磨之痛的时候,依然牵挂医学教育事业,他立下遗嘱捐献遗体作为医学教学之用。杨汝杰的遗嘱也得到了妻子和儿女们的支持,在苏州医学院人体解剖教研室老师的精心制作下,整体骨骼制成人体骨架标本,把病灶器官做成单个标本,一直完好保存至今,并供医学教育之用,被世人誉为"直立讲台20年"(图5-20、5-21)。

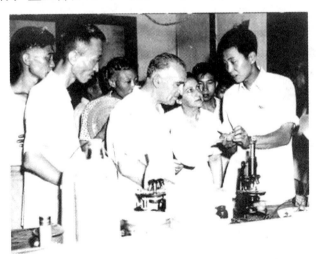

图5-21　印度学者访问苏州医学院时,杨汝杰(左二)陪同并担任翻译(1958年)

6. 成立医学科学研究委员会,推动医学科研不断发展

为了推动医学科研不断发展,1957年10月6日,苏州医学院成立《医学译丛》出版委员会。1958年2月,成立了苏州医学院科学研究委员会,由汪青辰任主任委员,戈绍龙、王同观、杨汝杰任副主任委员,何馥贞、陈王善继、王致中、鲍耀东、陈务民任委员。这是苏州医学院历史上第一个院级科研领导机构。1959年成立了江苏省第一个同位素实验室(设在苏州医学院附属第一医院内),并组织师生开展了口服酒石酸锑钾剂型的研究,取得了预防血吸虫病的良好效果,受到卫生部的表彰和奖励。1960年,由苏州医学院与苏州市科学技术委员会、苏州市医学科学研究委员会共同创办的医学杂志《苏州医报》,于1月正式创刊出版。1960年8月改名《苏州医学院学报》。

苏州医学院隶属第二机械工业部领导之后,在二机部教育司、安防卫生局及江苏省高教局直接领导下,苏州医学院的教学、医疗和科学研究等方面的秩序趋于正常。科学研究呈现出很好的势头,苏州医学院承担了"血吸虫诊断的研究"、"传染性肝炎病毒的分离和鉴定"、"经络针灸机制的研究"、"白血病(淋巴瘤)的中西结合治疗"、"急性放射病的发热机制探讨"、"中药去除物体表面放射性沾染的研究"、"口服锑片的研究"、"脾切除后某些疾病生理改变和血吸虫病免疫的研究"等重点科研课题。

根据核工业建设与发展的需要,1964年,经第二机械工业部批准,苏州医学院相继成立了职业病研究室、放射卫生研究室、血液病研究室和基础医学研究室(先后改称电生理研究室、神经生物学研究室),对推动苏州医学院科研事业的发展起了重要作用(图5-22)。

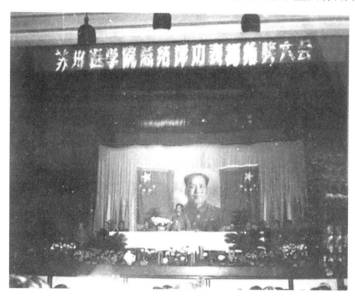

图5-22 苏州医学院总结评功表彰大会(1964年4月15日在开明剧院)

第四节 巩固发展附一院,筹建创办附二院、附儿院

1957年8月,南通医学院搬迁至苏州,更名为苏州医学院,受到江苏省人民政府和苏州人民政府的高度重视。当年就批准名医荟萃的苏州市第一人民医院为附属医院;苏州市第二人民医院、苏州市第三人民医院、苏州地区工人医院为教学合作医院。在江苏省政府和苏州市政

府的支持下,苏州医学院在大力发展附一院(苏医附二院、附儿院组建后,苏医附属医院更名为苏医附一院)的基础上,1959年又开始着手筹建创办苏医附二院和苏医附儿院。

1. 天赐庄里,巩固发展苏医附一院

苏州医学院附属医院(苏州第一人民医院)是苏南地区一所历史悠久的综合性医院,历经清末、民国、新中国三个历史阶段,原名苏州博习医院。清光绪三年(1877)美国基督教监理公会,在苏州城东天赐庄,由蓝华德先生(W. R. Lambuth)创办,苏州博习医院初名为中西医院。清光绪九年初(1883)柏乐文(W. H. Park,蓝华德妹婿)等得到教会和苏州地方人士的捐款1万美金,于天赐庄购买民地七亩,是年4月8日破土动工,安置基石,历时半年医院告竣,正式命名为苏州博习医院(英文 SoochowHospital)。1883年11月8日,苏州博习医院正式开院接诊,一切院务由柏乐文、蓝华德两名美籍医生主持(图5-23、5-24),并有几位中国人襄助工作。第一年门诊量达7600余人次,住院125人次。1909年,美国外科医生苏迈尔(J. A. Snell)来院担任外科主任。同年该院开始有护士工。1913年,医院第一位正式护士美国福耳门(Forman)到院工作,为看护主任,并创办苏州博习医院护士学校。1917年,

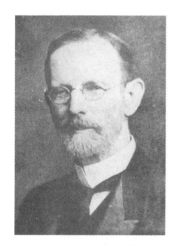 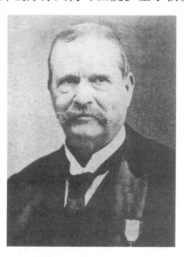

图5-23 博习医院创始人蓝华德博士　　图5-24 博习医院第一任院长柏乐文博士

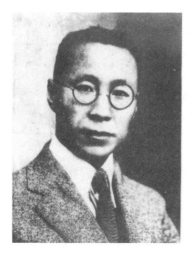

图5-25 李广勋博士

苏迈尔任院长,1919年,开始有医院董事部门的记载。1919年,苏迈尔筹得银元20万,将旧屋全部拆除重建,1922年春,新院建成,占地七亩六分,筑有三层半住院大楼和二层门诊大楼各1幢,总面积3329平方米,造价25万银元,设计床位100张,室内有热水汀和冷热水管,电灯电话等装置。新院建成之后,延聘了不少中西职员,并开始全部雇用女看护。1927年8月,苏州博习医院董事会推选华人李广勋任院长(图5-25),此为苏州博习医院第一位由中国人担任的正式院长。

在40余年的春秋岁月里,苏州博习医院声誉日隆,术治者倍增,负有盛名。1926年8月,美国外科专门医学院派员来院审定,"视(建筑)、(人才)、(仪器)三项之设备完全",认为苏州博习医院为合格之医院,且谓"如此医院全

国仅三四处而已"。① 据1935年《中华监理公会年议会五十周纪念刊》记载,在苏州博习医院创办时,外国各教会公会"在华设立之施诊所颇多,正式医院则仅设于沿海四埠耳。自上海至北京约二千余里之内地,迄无一正式医院,本公会在苏州开办之博习医院,实为嚆矢"。苏州博习医院的"医术之精良,器具之完备,诊断之热心,更护之周密",为当时世人所称颂。

1941年12月8日,珍珠港事件爆发,苏州博习医院被日本同仁会接收。1945年8月,日本投降,抗日战争取得全面胜利。10月12日,同仁会撤出,由美国教会收复。11月1日,苏州博习医院正式恢复门诊,并收治住院病人。

1949年4月27日,苏州解放。1950年6月10日最后一任美籍院长赵乐门离院回国。1951年11月9日,由苏南行政公署正式接办医院。人民政府正式接办时,医院拥有150张床位,分设内、外、妇、儿等临床科室和放射、检验、药房等辅助科室。年门诊量80 700人次,住院4 968人次,手术2 640人次,全院职工197人,医院总建筑面积4 990余平方米,隶属苏南行政公署卫生处领导,为全民所有制性质。陈王善继、诸荣恩分别任正、副院长,院董事会自行消失,自此苏州博习医院结束了私立教会医院的历史,开始了中国共产党领导下的新里程。

1951年11月,苏州私立博习高级护士职业学校改为公立,归苏南行政公署卫生处领导。1952年1月1日起,正式与苏州博习医院脱离隶属关系,同年10月,改名为苏州护士学校(1956年7月,苏州护士学校迁往书院巷新址,所有校舍回归医院使用)。1952年5月,苏州博习医院奉苏南行政公署卫生处指示,协助筹建苏州医士学校,校址设在严衙前48号内。同年10月15日,苏州医士学校正式开学,苏州博习医院成为苏州医士学校教学合作医院,承担培养中级医务人员的任务。1953年,江苏省人民政府成立,苏州博习医院亦随之属江苏省人民政府卫生厅领导。1954年5月26日,江苏省人民政府下文决定,将苏州博习医院划归苏州市人民政府领导。1954年10月14日,苏州市人民政府卫生局下文,将苏州博习医院改名为苏州市第一人民医院。同年10月16日,正式启用新院名。1956年7月,陈务民、陈明斋被任命为副院长。

1957年暑假,南通医学院迁至苏州,更名为苏州医学院。同年8月23日,江苏省卫生厅发文通知苏州市人民委员会,决定苏州市第一人民医院又名为苏州医学院附属医院(图5-26),陈王善继任院长,并改属苏州医学院直接领导。同年9月27日,苏州市卫生局、苏州医学院和附属医院举行了交接仪式。1957年9月,苏州医士学校迁往南通,全部校舍无偿归并苏州医学院附属医院。为了扩大医疗范围,以适应教学

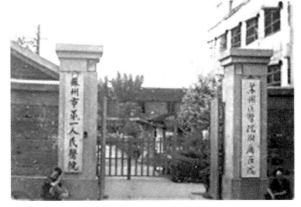

图5-26 苏州医学院附属医院天赐庄大门(1957年)

需要,苏州医学院为附属医院投资17000余元,用作改建教学用房和扩建手术室。

苏州市第一人民医院,由市属医院成为苏州医学院附属医院之后,医院的医疗、教学、

---

① 王馨荣:《天赐庄—西风斜照里》,东南大学出版社2004版,第53页。

科研水平发生了质的变化,其重要标志为各三级临床医学专业学科相继创建。众所周知,在此之前的苏州市第一人民医院,就外科和内科而言,基本上无专科特色,南通医学院附属医院的鲍耀东、李颢、张慎行、黄炳然和上海第一医学院附属中山医院的陈悦书等一批知名专家来苏后,汇同原苏州博习医院的陈王善继、陈明斋、诸荣恩、陈务民等一批知名专家,按照高等医学教学的要求,开始了临床分科和学科专业化建设,各个门类的实验室和教研室相继成立,并迅速得到发展,医院步入规范化、科学化发展的轨道。

在此期间,苏州医学院附属医院先后添置了体外循环器、原子核计数器、深层X线治疗机、200mAX线诊断机、肺功能测定器、角膜显微镜、阴道放大镜、胃镜、腹腔镜、电睡眠机、大型血库冰箱、缩影机、γ计量器等先进的医疗仪器,并能成功地开展二尖瓣分离术、半肾切除、经胸结核病灶清除,脊柱前融合术,低温麻醉、鼓室成形术、全喉切除、宫颈癌子宫广泛截除术等新手术。

由于床位增加,工作范围扩大,致护理人员缺乏,经上级批准,医院于1958年9月又开办护校一所,校名为苏州医学院附属医院护士学校(1959年更名为苏州医学院附属第一医院护士学校),陈王善继院长兼任校长,第一届招生49名。

1959年1月,江苏省第一家同位素室,在苏州医学院附属医院正式成立并开展工作。1959年9月,苏医附二院、苏医附儿院相继成立,苏医附一院抽调医师26人、护士16人、技术员6人及行政工友支援附二院、附儿院。1960年初,陈明斋、陈务民二位副院长分别调任附二院院长和附儿院院长。该院的儿科病房和儿科教研组迁往附儿院。

1959年9月1日,苏州医学院附属医院更名为苏州医学院第一附属医院,9月9日,又易名为苏州医学院附属第一医院,陈王善继任院长。是年,内科开设高血压、心脏病、砂肺专科门诊,开展了胃镜、腹腔镜等新诊疗技术。外科教研组应用人工心肺机体外循环实验获得成功,为进行复杂的心脏直视手术开辟了新途径。1959年11月,苏州医学院附属第一医院在甫桥西街王长河头动工建造新门诊楼。1961年春,2600平方米的新门诊楼竣工。1961年9月,内科和肺科病房由天赐庄迁到严衙前48号原医士学校内,内科新址为二层楼房,计1218平方米。内科床位随之亦作了调整,经过调整和扩充,使医院总床位从210张扩展到400张,较好地适应了医疗、教学的需要。自此苏州医学院附属第一医院分成东西两个部分(原博习医院旧址为东部,严衙前48号为西部)。1962年9月2日至4日,经上级批准,医院停诊三天,将门诊各科从天赐庄迁到王长河头新址(图5-27)。[①] 1962年底,苏州医学院归属二机部。在江苏省将苏州医学院移交给二机部的协议上议定,苏州医学院附属第一医院由江苏省卫生厅和苏州医学院双重领导,苏州医学院统一管理使用。1963年1月起,苏州医学院附属第一医院经费由江苏省卫生厅直接拨款。1963年,血液病研究室和传染病科成立。苏州医学院附属第一医院,建立和健全以责任制为核心的各项规章制度,在外科试行住院医师24小时负责制,4月起又分别在内科和妇产科推行,并在内、外、妇三科实行住院总医师制度。1964年,苏州医学院附属第一医院开展了皮肤病理切片、脑电图、假关节融合术等新疗法29项和新技术34项,同年年底骨科开展的断肢再植手术第一次获得成功。

[①] 1958年至1960年期间,苏州医学院为作好扩充苏医附一院医疗用房准备,经苏州市人民政府批准,征用了王长河头以北、八宝街以西、定慧寺巷以南之间的空地21965平方米。后由于该征地未及时使用,也没有及时建造围墙,在未与苏州医学院有任何联系协商的情况下,1971年,该地块被苏州市革命委员会生产指挥组硬性划给苏州电容器厂建厂16000平方米,损失了三分之二以上的征地。——笔者注

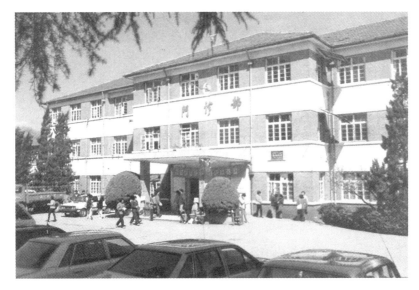

图 5-27 苏医附一院门诊楼（1962 年落成启用）

经过数十年的建设与发展，苏州医学院附属第一医院在省内外声名鹊起，患者就医纷至沓来，其中陈王善继教授领导的医学影像学学科和陈悦书教授领导的血液病学学科所取得的成绩，尤为世人瞩目，其学术水平在国内处于领先地位。

2. 下塘街外，筹建创办苏医附二院

新中国的"一五"计划完成之后，医疗卫生事业和其他各项事业一样得到迅速发展。苏州医学院仅有一所附属医院（即苏州市第一人民医院），已不适应发展中的临床教学需要。为此，经苏州市政府同意，于1959年又着手开始筹建了两所附属医院，即苏州医学院附属儿童医院（同时挂牌为苏州市儿童医院）和苏州医学院附属第二医院（同时挂牌为苏州市第五人民医院），并将原苏州医学院附属医院（苏州市第一人民医院），更名为苏州医学院附属第一医院。

1959年8月，苏州医学院在苏州市阊门内的下塘街外五泾庙永安里西中市139号（即现"阊门饭店"所在地）（图5-28），建立附属第二医院。建院前，这里原是苏州市妇幼保健院所在地。当时正值苏州市卫生局调整市妇幼保健网络，撤销了该妇幼保健院，苏州市便将此处提供给苏州医学院，开设苏医附二院（并挂牌为苏州市第五人民医院）。

苏医附二院筹建工作，由苏州医学院羊超等同志负责，并于1959年8月17日正式挂牌开诊。医院有250张床位，设有内、外、妇、眼、口、耳鼻咽喉、神内、中医、皮肤等临床专科，是一所综合性教学医院。1960年1月，著名普通外科学家，时任苏州医学院附

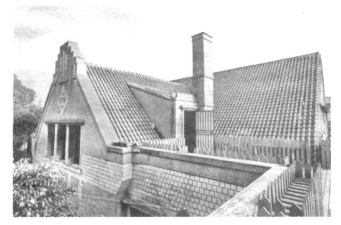

图 5-28 苏医附二院旧址（现阊门饭店所在地）

属第一医院副院长的陈明斋教授,调任苏州医学院附属第二医院院长。

陈明斋(1911—1997),苏州市人,二级教授、我国著名普通外科学家(图5-29)。1911年10月10日出生于苏州博习医院(今苏大附一院)。1931年考入东吴大学理学院预科学习,1934年获该校理学士学位后,又考入北平协和医学院。1939年,陈明斋以优异的成绩毕业于北平协和医学院,并同时获得美国纽约州立大学医学博士学位。在大学读书期间,陈明斋勤奋好学,崇尚真理,在攻读之余,勤于笔耕,编撰了《光疗浅说》《镭疗浅说》《微生物界的探险者》等多种科普读物,分别由上海商务书馆、开明书店出版发行。他先后在北平协和医院、苏州博习医院任外科医生。1948年他远渡重洋赴美,分别在芝加哥大学医学院、梅奥医院、纽约市立医院、宾州费城各大医院进修深造。1950年回国后,任苏州市第一人民医院外科主任,1956年兼任副院长,1957—1960年任苏州医学院附属第一医院副院长,1960年1月任苏州医学院附属第二医院院长(1964年5月调回苏州医学院附属第一医院任副院长)。他在国内最早提倡高迷切治疗十二指肠溃疡,最早应用并推广耻骨韧带修补巨大腹股沟疝和股疝。50—70年代,他潜心研究血吸虫病性大肠肉芽肿近1000例,首创肉芽肿手术切除以防病灶恶

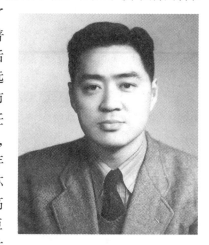

图5-29　陈明斋教授

变,并指出其间恶变可导致癌变,论文刊登在《中华医学杂志》英文版、美国《癌症》和英国《柳叶刀》医学杂志上,引起国内外著名病理学家和胃肠病学家的关注,认为这一发现对探讨大肠癌病因学具有重要指导意义。主编(译)著《外科学》《肠梗阻》《外科学简史》等医学专著6部,计百万余字,在国内外产生较大影响。他先后当选为江苏省第六、七、八、九届人大代表,苏州市第三、四、五、六、七届政协常委,以及中华医学会江苏省分会外科学会主任委员、九三学社苏州市副主任委员、苏州市医学会副会长、名誉会长等职。

1962年底,苏州医学院隶属第二机械工业部领导,苏州医学院附属第二医院即成为部属医院。1963年底,苏州医学院附属第二医院取消外科与妇产科,临床业务遂以内科范围为主。60年代中后期,国家鉴于备战备荒形势,为加强内地"三线"建设。1969年11月,第二机械工业部决定,将苏州医学院附属第二医院内迁至四川省内江市,利用第二机械工业部在内江市的原26公司机关之房产及设施,成立了规模为300张病床的综合性医院(定名为部属西南416医院),收治第二机械工业部在四川地区的各单位之病员。1970年5月,苏州医学院附属第二医院完成上述迁址。迁院时,第二机械工业部并从苏大附一院、苏州医学院本部等抽调了部分医务骨干随迁,以增强该院医疗业务技术力量。

苏州医学院附属第二医院内迁之后,在其原院址,苏州医学院曾拟将附属儿童医院迁入,但不久由苏州市收回使用,在此设立了市政府的招待所——阊门饭店。

3. 慕家花园,筹建创办苏医附儿院

苏州医学院根据儿科临床教学和苏州地区儿童医疗保健工作的需要,于1959年以原儿科临床教学实习基地——苏医附一院儿科病房为基础,筹建创办附属儿童医院。

在苏州市人民政府的支持下,院址几经商讨,最后定于慕家花园16号"遂园"旧址。"遂园"位于景德路中段,原为私人住宅(图5-30)。当时归苏州市文化工艺美术厂使用。园内设

有荷塘假山,小桥石舫,兼有红枫、樱花相映点缀,地理条件十分优越。但当时因院门辟于慕家花园小巷内,对患者就诊和车辆进出都带来困难等因素,为使医院大门开在景德路上,报经苏州市人民政府批准,又征用景德路303、305号民房。1959年8月,苏州市文化工艺美术厂迁址,苏州医学院附属儿童医院正式征用"遂园"旧址。

苏州医学院委派严文明主持医院筹建工作。1959年8月21日召开会议,宣布筹备小组成立。由时任苏州医学院附属第一医院副院长兼儿科主任陈务民、苏州医学院教授何馥贞、儿科教研室主任彭大恩三位同志负责业务筹建,由总务科科长严培根等5人负责房屋修缮和改建工作。经过一个多月的紧张准备,于9月22日正式开院接诊,接收门诊和住院病人。院名为"苏州医学院附属儿童医院"和"苏州市儿童医院"。

建院初期,开设儿内科和中医儿内科门诊,仅有内科病房50张床位;60年代,开设了外科、急诊室、儿保、化验室、放射科、

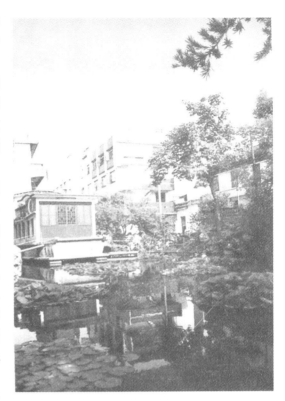

图5-30 苏医附儿院一隅

心电图室等业务科室。1960年,陈务民任院长,何馥贞、彭大恩、戴立干任副院长。1964年12月,副院长何馥贞当选为第三届全国人民代表大会代表(1978年9月,又当选为第四届全国妇女代表大会代表)。

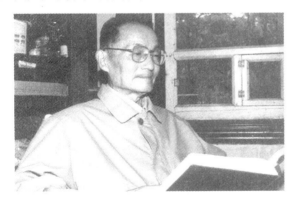

图5-31 陈务民教授

陈务民(1913—1996),苏州市人,二级教授、著名儿科学专家。1938年毕业于北平协和医学院,并同时获美国纽约州大学医学博士学位,任北平协和医学院儿科助教;1949年至1959年任苏州博习医院儿内科主任、苏州医学院附属医院副院长;1959年任苏州医学院附属儿童医院院长、主任医师、教授。他在儿科领域尤其是小儿呼吸道疾病方面刻苦钻研,勇于探索,在中西医结合治疗小儿肺炎及在病毒肺炎、脓胸的诊断处理方面做了大量研究工作,在儿科学界具有一定的知名度(图5-31)。

何馥贞(1911—2005),江苏淮安人,著名儿科学专家、教授。1932年6月毕业于上海东南医学院。1935年赴日本东京帝国大学进修儿科。1936年回国后在江西省南昌省立医院担任儿科主治医师,1941年辗转到达重庆,抗日战争期间在高滩岩医院担任儿科主治医师,

1945年,湘雅医学院由贵阳迁往重庆,她受聘担任学院的名誉副教授。1946年赴美国密执安州大学医学院学习,同年参加第五届世界儿科年会。1947年回国后在上海南洋医院任儿科主任医师。1953年起,每月应邀赴南通医学院义务讲学。1954年,她应南通医学院领导的诚邀,到南通医学院担任儿科教授、教研室主任。1957年,随南通医学院迁校至苏州,1959年参加苏州医学院附属儿童医院的筹建,担任儿童医院的副院长。她一生致力于新生儿医学和儿童保健学的研究,

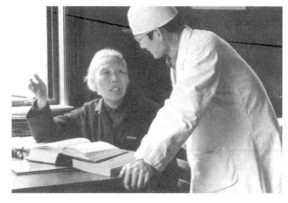

图5-32　何馥贞教授(左一)在悉心指导学生

是新生儿疾病和儿童保健专业的创始人之一(图5-32)。

苏州医学院附属儿童医院设有儿科教研室,担负苏州医学院临床医学系的儿科教学和临床实习工作。1960年起,儿科教研室在陈务民院长的指导下,开始重视小儿多发病的临床诊断、治疗研究工作,并进行穴位注射治疗小儿呼吸道疾病的研究;在何馥贞副院长指导下,对新生儿疾病进行了研究;在彭大恩副院长的指导下,对小儿血液病进行了研究;在蒋百康副教授指导下,对小儿心肾疾病进行了研究;在朱锦祥副教授指导下,对小儿外科、心外科疾病进行了研究。苏州医学院附属儿童医院的一系列具有一定学术价值的科研论著和研究成果,受到医学界同仁的关注。

第五节　隶属二机部,筹建创办放射医学系

为了我国核事业的发展,进一步贯彻落实毛泽东关于搞核工业"要大力协同,做好这件工作"的指示,1962年12月底,经国务院批准,苏州医学院划归第二机械工业部及江苏省双重领导。第二机械工业部立足核工业事业长远发展之计,又从全国高校抽调知名专家学者和重点高校毕业的高材生,加盟和充实苏州医学院的师资、科研、医疗队伍,为苏州医学院筹建创办放射医学系打基础、做准备。

1. 培养核专业医学人才,筹建创办放射医学系

20世纪50年代,新中国第一代领导人十分重视"两弹一星"事业的发展,十分重视放射医学的建设和发展,选派了一批学有所成的科技人员去苏联学习,回国后,在核工业、卫生和军工部门建立我国的放射医学体系。1962年,卫生部副部长钱信忠来苏州医学院进行考察和调研时,就拟设放射医学专业。1962年12月,经国务院批准,苏州医学院隶属第二机械工业部领导之后,第二机械工业部因急需医疗、卫生防护、辐射剂量等方面的技术人员,要求苏州医学院除继续培养医疗人才以外,力争在近两年内建立放射医学系。

苏州医学院根据第二机械工业部要求,积极筹建创办放射医学系(为保密起见,当时对外称卫生系)。第二机械工业部为了帮助苏州医学院筹建创办放射医学系,将当时所属西北203所的放射医学研究所移交给苏州医学院放射医学系,并从北京、上海等地的相关机构抽调了一批具有放射卫生、放射毒理等专业知识的专业人员到苏州医学院工作,如第二机械工业部的刘

林到苏州医学院担任放射医学系副主任，第二机械工业部上海理化所的张家骅教授担任放射医学系名誉系主任，宗洛讲师任放射卫生教研室副主任，朱寿彭讲师任放射毒理学教研室主任，郑惠黎讲师任核物理教研室主任等。苏州医学院也抽调了非放射专业的严荣芬、王谨讲师来担任相关教研室主任等。同时还抽调了当时苏州医学院附属第一医院同位素室和苏州医学院基础部公共卫生学教研室的教师和技术人员加盟放射医学系，并接受了一批重点高校学习核物理、放射化学、放射卫生、辐射防护、放射生物等专业的高校毕业生，充实了放射医学系的师资队伍。1964年10月，苏州医学院放射医学系正式建立（图5-33、5-34）。当时有教职员70余人（其中教授1人，讲师6人），设有放射卫生、放射毒理、核物理、放射化学、放射生物、劳动卫生与职业病、环境卫生、营养卫生、保健组织与统计学等教研室。1964年放射医学系招收首批学生50名，学制6年，后因"文化大革命"开始，这批学生转入临床医学系学习并毕业分配。

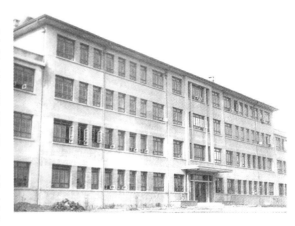

图5-33 新落成的教学楼

2. 开办放射专修班，参加核爆监测工作

苏州医学院放射医学系建立不久，根据第二机械工业部的需求，开办了各种不定期放射专修班。如放射卫生训练班（包括放射毒理班）、放射医疗班（包括高级检验训练班）、放射剂量测量班等。负责第二机械工业部南方各厂、矿的有关职业病和职业中毒的治疗，负责指导解决南方各厂、矿疑难病症的诊治，在附属医院设立血液病病房，收治血液病病人，探索放射病的诊断和治疗方法等。第一期放射卫生防护专业训练班是一期很有影响的训练班，于1964年10月12日开学，历时3个月，来自第二机械工业部所属的各厂、矿、队的学员计136人。课程由7所、401所、230所和苏州医学院相关科研和教学人员讲授，学员均具高等学历，通过学习，掌握了开展工作必备的专业知识，达到了第二机械工业部所提出的培训目的，后来该批同志均成为核工业安全防护部门的业务骨干。

1964年我国第一颗原子弹爆炸，苏州医学院放射医学系组织部分科技人员参加了核爆现场和核爆后苏州地区放射性落下灰的监测工作，及时准确地报出了数据，得到了第二机械工业部的好评。1965年我国第二颗原子弹爆炸，苏州医学院放射医学系又组织部分科技人员进行了该项工作，得到了第二机械工业部的赞誉。1965、1966年，放射医学系组织部分人员两次下厂矿，解决了氡子体的放射性监测、砂肺防治、废水排放监测和传染病预防等问题，并对核工业厂矿一线工人30年职业病损伤进行评估调查及黄海和渤海海域、长江中下游等放射性核素的本底调查，均收到良好的工作效果。

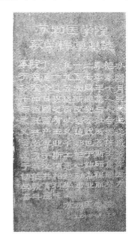

图5-34 苏州医学院教学楼奠基志

第六节 党组织与工会、共青团工作

为了全面贯彻落实党中央、全国总工会、团中央一系列方针政策,加强自身建设,苏州医学院党委与工会、共青团,相继分别召开了数次党员大会和党代会、工会会员代表大会、团代会,为苏州医学院教学、科研、医疗等各项工作的发展,提供了强有力的组织保障和思想保证。此外,为了进一步加强宣传思想政治工作,按全国各高校创办校报的惯例,1957年10月1日,苏州医学院党委创办了党委机关报——《苏州医学院院报》。①

1. 党员大会与党员代表大会

1957年至1965年期间,苏州医学院党委共召开了六次党员大会和一次党员代表大会,其中五次为换届选举。历次大会,除了认真学习贯彻执行中央的方针政策和省、市会议精神外,重点是部署落实学院教学、科研、医疗等各项工作。

苏州医学院第一次党员大会,于1958年2月14日至17日召开。郑白同志致开幕词,汪青辰同志代表上届党委②作了《1957年下半年工作情况和1958年上半年工作任务》的报告。苏州医学院《关于响应南京大学倡议开展办好社会主义大学的革命竞赛指标(修正草案)》,也提交大会进行讨论。刘铁珊同志致闭幕词。会议选举苏州医学院第一届党的委员会并经上级批准,刘铁珊、毛之衡、汪青辰、陈少青、陈金生、陈荣、郑白、顾介玉、茅祖裕、杨汝杰、蒋华为党委委员;刘铁珊、汪青辰、郑白为党委常委;刘铁珊为党委书记、郑白为党委副书记。

苏州医学院第二次党员大会,于1958年8月23日至27日召开。这次大会的任务是:总结整风运动的成绩和经验,明确下半年的任务;贯彻落实党的教育方针,破除迷信,解放思想;大搞群众性的技术革命,提高教学、科研、医疗质量;为办好社会主义医学院而奋斗。刘铁珊同志和汪青辰同志先后代表党委向大会作了《关于整风运动的总结报告》和《1958年下半年工作任务的报告》。

苏州医学院第三次党员大会,于1959年8月23日至27日召开。这次大会是在中共八届八中全会精神指引下召开的。大会议程有四项:(1)传达和学习中共八届八中全会的有关文件;(2)总结一年半来的工作;(3)确定下一年度的工作任务;(4)选举苏州医学院第二届党的委员会。大会选举刘铁珊、毛之衡、陈少青、陈金生、陈荣、黄文锦、邰曼伯、顾介玉、茅祖裕、杨汝杰、蒋华等11位同志为党委委员;刘铁珊、黄文锦、陈少青、毛之衡、邰曼伯同志为党委常委;刘铁珊为党委书记。

苏州医学院第四次党员大会,于1960年8月15日至17日召开。这次会议的主要任务是:传达学习中央卫生部在上海召开的全国中西医结合研究工作经验交流会与教学革命座谈会的精神;检查总结第三次党员大会以来的工作和经验;讨论下一年度的工作任务;选举苏州医学院第三届党的委员会。在大会上,赵凯同志向大会传达上海会议精神,并代表上届党委作了《关于1960—1961学年度工作任务的报告》。大会选举刘铁珊、黄文锦、陈少青、毛之衡、蒋华、顾介玉、陈金生、茅祖裕、杨汝杰、陈荣、赵凯、邰曼伯为党委委员;刘铁珊、

---

① 自1957年11月23日第6期起,《苏州医学院院报》刊头启用郭沫若题字"苏州医学院"。1957年12月7日起,《苏州医学院院报》为周刊;1959年5月1日起,《苏州医学院院报》改为旬刊;1959年7月1日起,《苏州医学院院报》定为半月刊;1960年8月5日,《苏州医学院院报》刊出100期后停刊。

② 指南通医学院时期的党委。

赵凯、黄文锦、陈少青、毛之衡为党委常委；刘铁珊任党委书记、赵凯任副书记。

苏州医学院第五次党员大会，于1963年2月1日至3日、2月9日至10日召开。会议的主要任务是：传达学习党的八届十中全会精神和中共江苏省第四次代表大会精神；听取和审议上届党委工作报告；讨论确定本学期的工作任务；选举苏州医学院第四届党的委员会。大会选举刘铁珊、赵凯、黄文锦、陈少青、邰曼伯、毛之衡、顾介玉、陈金生、陈荣为党委委员；刘铁珊、赵凯、黄文锦、陈少青、邰曼伯、毛之衡为党委常委；刘铁珊为党委书记，赵凯为党委副书记。

苏州医学院第六次党员大会，于1964年2月7日至9日召开。大会的主要任务是：听取院党委关于开展"五反"运动的检查报告；在学习解放军、大庆油田的政治工作经验，以及全国医学教育工作会议和医院工作会议精神的基础上，讨论本学期的工作任务。

1965年10月9日至16日，苏州医学院召开党员代表大会①。出席这次大会的党员代表90名由各党支部民主推选产生的（与前六次全体党员出席的党员大会有所不同）。大会的主要工作任务是：在贯彻执行党的"八字方针"和"高校工作六十条"并取得成绩的基础上，制订本学年的工作任务，并听取和审议上届党委会的工作报告，选举苏州医学院第五届党的委员会。大会选举毛之衡、刘铁珊、李杰、陈少青、陈荣、陈金生、邰曼伯、金均、赵凯、黄文锦、顾介玉等11位同志为党委委员；毛之衡、刘铁珊、李杰、陈少青、邰曼伯、赵凯、黄文锦为党委常委；刘铁珊为党委书记，赵凯为党委副书记。同时选出刘铁珊、金均、侯锦如、高延安、顾介玉等5位同志为出席苏州市党代会的代表。

在历次党员大会和党员代表大会召开期间，上级党委对苏州医学院的党政领导成员亦作了相应调整。1959年2月6日，中共江苏省委决定：汪青辰调任南京药学院党委书记兼院长；党委书记刘铁珊兼任苏州医学院院长（图5-35）；黄文锦调任苏州医学院副院长。1960年4月，中共江苏省委决定：赵凯任苏州医学院党委副书记。1961年6月，中共江苏省委批准，陈少青任苏州医学院副院长。1964年4月，经第二机械工业部批准，苏州医学院成立政治部，党委副书记赵凯兼任政治部主任。1965年5月，第二机械工业部政治部派李杰同志来院任政治部副主任。

2. 工会与共青团工作

1959年7月26日，中国教育工会苏州医学院基层委员会首届会员代表大会隆重举行。出席苏州市工会第四届代表大会的代表凌长庆同志，首先在会上传达市工代会的精神。之后，大会总结了苏州医学院1958年以来的工会工作，并明确提出了今后一个时期的工会工作任务。大会一致认为：在党和上级工会的正确领导下，院工会发挥了助手作用，在工作中取得了优异成绩，当前必须继续鼓足干劲，在已取得成绩的基础上，加强对全体会员的共产主义思想教育，提高

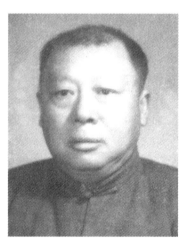

图5-35　党委书记、院长刘铁珊

---

① 查1957—1965年苏州医学院党政文书档案，此次大会原名为第二次党员代表大会，前六次党员大会均为全体党员参加，唯此次大会是推选产生党代表参加，赵凯同志所作的工作报告名为《中共苏州医学院第四届委员会向第二次党员代表大会的工作报告》，查相关文书档案，在此之前，包括苏北医学院和南通医学院时期，也未召开过第一次党员代表大会，为避免在本节内造成混淆，故未按"第二次党员代表大会"之排序。——笔者注

政治觉悟和文化业务水平,并关心职工生活,开展文娱体育等活动,充分发挥全体会员的积极性,进一步做好党的助手,为完成党所交给的各项任务而奋斗。大会经过充分的酝酿之后,民主选举产生了新的工会委员会,大会选举叶树棠为工会主席,何馥贞、董天华为工会副主席;茅玮、韦锡祺为工会秘书;于志铭、王美德、叶树棠、朱国梁、朱砚蕴、孙希琰、何馥贞、严培根、林景泗、茅玮、胡文达、韦锡祺、徐景如、张耀仁、顾文学、董天华、钱澄初为工会委员;夏元贞、范季陶、朱燕为工会经费审查委员会委员。大会召开期间,党委书记刘铁珊到会作了重要讲话。他充分肯定了以往工会工作所取得的成绩,勉励大家继续努力做好工会工作,动员全体教职员工鼓足干劲,克服一切困难,千方百计地提高教学、科研、医疗的工作质量;并教育全体会员继续发扬艰苦朴素的革命优良传统,继续贯彻勤俭办学的方针,投入到当前的增产节约运动中去。

1959年4月11日至12日,共青团苏州医学院第四次代表大会召开,出席大会的正式代表101名,列席代表30名。大会的主题为:团结全院青年,鼓足冲天干劲,争取更大跃进。大会的主要任务:听取审议上届团委工作报告,选举新一届团的委员会。黄文锦同志代表院党委到会作了讲话,他希望全院共青团员和青年在党的统一领导下,围绕学校的中心任务努力工作,青年教师要把教学搞好,学生要认真学习攻克知识堡垒,争取更大的跃进。院团委副书记姜卜吴代表上届团委在会上作了《关于1958年工作总结和1959年工作任务的报告》,要求各级团组织及共青团员继续贯彻党的教育方针,开展双五好活动,加强政治思想教育,更好地完成党的各项任务,并带动团的全面工作,达到读书、劳动、思想三丰收。大会民主选举产生新的一届团委会,贝伟、姜卜吴、郁培章、周敏、孙文定等15位同志为团委委员。

1960年6月11日至12日共青团苏州医学院第五次代表大会召开。院团委书记贝伟代表上届团委作了《在毛泽东的旗帜下奋勇前进》的工作报告;院党委副书记赵凯出席大会并代表院党委作了《树立雄心壮志,攀登科学高峰》的报告;10名代表在会上先后作了大会发言。大会经过充分酝酿以后,选举产生了新的团委会。苏州医学院第五届团委会由贝伟、徐天锡、沈蓉先、孙吉章、樊志成、周鸣、蒋连川、钱澄初、张蔚泽、孙文定、黄龙根、徐炳勋、夏拜汤、包世尧、范广鸿等同志组成,贝伟同志任团委书记。大会表彰了8个先进团集体和101名先进团员。大会号召全院团员、青年继续贯彻党的教育方针,做教育革命和技术革命的突击手,树立雄心壮志,攀登科学高峰,朝着工农群众知识化、知识分子劳动化的伟大目标奋勇前进(图5-36、5-37、5-38、5-39)。

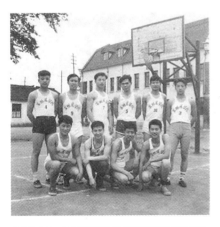

图5-36　风华正茂的苏医男子篮球队

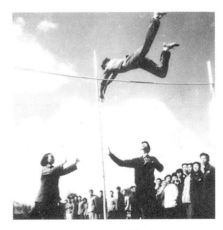

图5-37　飞越新高度

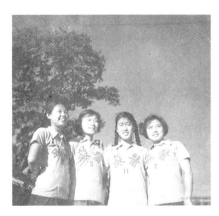 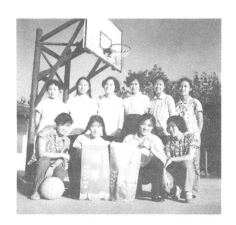

图5-38 苏医女篮"四姐妹"　　　　　　　图5-39 荣获冠军的校女篮

搬迁苏州发展期的苏州医学院,地处交通便捷的沪宁线,位居"人间天堂"之域(图5-40),颇具"天时地利人和"之势。苏州医学院隶属二机部之后,知名专家学者加盟云集,临床教学规模不断拓展,血液病学、放射医学等学科崛起,继而成为全国名闻遐迩的品牌学科。然而,1966年一场轰轰烈烈的"文化大革命"运动在全国展开,致使苏州医学院的前进步伐严重受挫滞后。

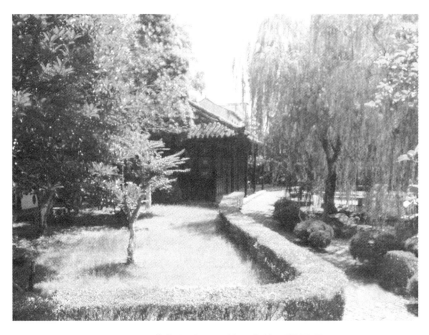

图5-40 曲径通幽——校园中的园林景观

第六章　十年内乱"文革"期(1966—1976)

"文化大革命"的十年,是苏州医学院各项工作遭受严重破坏的十年。在"文化大革命"中,苏州医学院和全国高校一样,停止招生6年,仅在1972—1976年,招收了3年制"工农兵"学员,而停止招收本科生竟长达11个年度(1966—1976年)。虽然,在这场十年内乱中,学校灾难深重、举步维艰,但是,由于多年受党的教育,广大的教职员工具有基本的工作责任心和事业心,顶着沉重的政治压力,在极其艰难的情况下坚持工作,做出了一定的成绩。

在十年"文革"中,学校历经两次变更隶属关系:1970年,学校由二机部领导管理划归为江苏省领导管理;1973年,学校又划归为江苏省和二机部双重领导管理。

第一节　十年内乱时期的校政概览

"文化大革命"的十年,是苏州医学院各项工作遭受严重破坏的十年,是人们的思想被搅得极其混乱、是非标准被颠倒的十年。虽然,在这场十年内乱中,学校灾难深重、举步维艰,但是,广大的教职员工具有基本的工作责任心和事业心,顶着沉重的政治压力,在极其艰难的情况下坚持工作,做出了一定的成绩。

1. 停课闹革命和初期的混乱

1966年5月,"文化大革命"开始。6月3日,苏州医学院二年级学生贴出全院第一张大字报:"责问院党委为什么我院的运动冷冷清清?"6月4日,五年级学生也贴出"为革命后代呼吁"的大字报。6月16日,基础部贴出"一手遮天,十问院党委"的大字报。这些大字报在全院影响很大。自此,校园内大字报铺天盖地。随即,苏州医学院奉命停课,开展了以大鸣、大放、大字报、大辩论为形式的"文化大革命"运动。从此,灾难性的狂风恶浪席卷整个校园,史无前例的大破坏开始了。苏州医学院的领导被打成"走资本主义道路的当权派",四年级学生在学院大礼堂发动"自由集会",批斗了校级党政领导,众多专家、教授被污蔑为"反动学术权威",游街、挂牌、批斗,苏州医学院呈现一片混乱状况。

在北京市委向各大、中学校派出工作组之后,1966年6月17日,中共苏州市委派"文化革命工作组"进驻苏州医学院,来校领导运动。工作组首先组织师生职工学习文件,接着发动群众,掀起贴大字报的高潮。根据教育部《关于高等学校工农医各科学生参加农村社会主义教育运动问题的通知》,苏州医学院首批组织63级学生100名和部分机关党政干部到常熟县参加社会主义教育运动,因"文化大革命"的开展,全体师生也于同年7月提前返校参加"文革"运动。

1966年7月,苏州市"文化革命工作组"奉命撤离苏州医学院。8月31日,中共苏州市委撤销党委书记刘铁珊和赵凯、陈少青、顾介玉等人的职务。9月5日,中共中央《关于组织外地高等学校革命学生、中等学校革命学生代表和革命教职工代表来京参观文化大革命运动的通知》下达之后,出现了全国性的大串联,苏州医学院师生也开始大串联。9月,苏州医学院"文化大革命"筹备委员会宣告成立,王成标(五年级学生)任主任委员。工作组撤走后,校"文革"筹委会行使领导运动的权力。同时,各年级学生纷纷成立"红卫兵"组织,教职员工也纷纷成立了各种各样的战斗队,如苏州医学院红色造反团、基础部红旗大队、放医系爆炸大队、机关挺进大队、631兵团、642兵团、612兵团、621兵团、"同心干"战斗队、东方红战宣队、红太阳战斗队等造反组织。校园内形形色色大字报、各种传单小报满天飞,其中《红太阳战报》较为著名,1966年12月22日出笼,1969年4月25日消亡,共出刊102期(图6-1)。

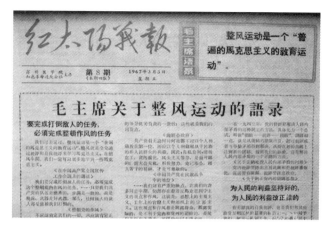

图6-1 "文革"中的《红太阳战报》

1966年10月5日,中共中央批转中央军委、总政治部《关于军队院校无产阶级文化大革命的紧急指示》,宣布取消"军队院校的文化大革命在撤出工作组后由院校党委领导的规定"。自此,在全国掀起了"踢开党委闹革命"的浪潮中,苏州医学院党政领导靠边站,被打倒。院党委陷于瘫痪,下属各党总支、党支部也停止了组织活动。苏州医学院陷于无政府的混乱状态。

2. 群众组织夺权与革命委员会的成立

在上海"一月风暴"的影响下,1967年1月26日,苏州医学院造反派组织一举夺取了学校党政财文大权,并成立了临时管委会,苏州医学院所有党政职能部门全部瘫痪。6月22日,苏州中学几位红卫兵到苏州医学院寻找造反组织爆炸大队未果而引发事端,苏州医学院遭受苏州市内群众造反派组织的打砸抢,师生无辜遭受殴打,一些教工和学生被抓到察院场示众,很多教学仪器被砸坏,图书资料被毁,损失极其惨重。

苏州市群众造反组织由于观点分歧,"造反派"分裂,形成"支"(支持苏革会)、"踢"(踢开苏革会)两大派,"支派"成立苏州市革命造反联络站(简称联络站),"踢派"成立苏州市工学运动革命串联会(简称串联会),正式形成对立的两大派造反组织。两派从大字报论战发展到持械武斗及真枪实弹的激战。大规模的武斗就此在苏州城开始(1966年7月24日至翌年2月10日止,武斗持续了6个月)。苏州城的大规模武斗在1967年7月底到8月最为激烈,广大教职员工、医护人员无法正常上班,苏州医学院附属第一医院停诊一个多月(同年9月上旬,部分医护人员才敢回院抓革命、促生产,至年底医院床位数才逐渐恢复到60余张)。在武斗中致伤致残的人员只得四下寻找躲藏的医护人员出来救治伤员。

苏州医学院是苏州武斗据点之一。1967年8月2日,清晨五点三十分,苏州市工学运动革命串联会("踢派")向驻苏州医学院的苏州市革命造反联络站("支派")发起攻击,双方发生枪战,一派喷洒汽油,并用氧气瓶引爆起火,苏州医学院1幢丁字型教学大楼被烧毁,2名师生被打死。3日凌晨一时,无锡驻军传达周总理电话指示:"听说在苏州医学院里支、踢两派打得很厉害,你们要立即派部队去解决,告诉他们有什么问题可以坐下来谈,立即把武斗停下来,不能烧房子,不能开枪。围攻的一方要撤离。"无锡驻军当即派1600多名干部战士前往苏州医学院解围,未果返回。① 另一派300余人当晚突围,撤离去郊区。苏州医学院部分教职员工被迫撤到苏州城外枫桥一带(图6-2)。8月20日,苏州医学院红色造反团成立。

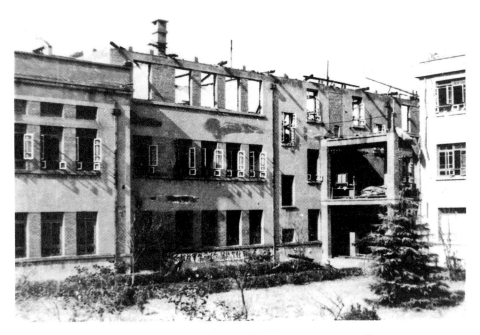

图6-2　被烧后的苏医丁字楼(1967年8月2日)②

1967年4月5日,苏州医学院临时权力机构——革命委员会宣告成立。羊超、贝伟、孙军、梁绍琪、仇新椿、吕国刚、周汉庭、周志鑫、王广文、朱国毓、唐国权任委员;李杰、刘山海、王成标、孙军、贝伟、羊超、周汉庭任常务委员;李杰任主任,刘山海、王成标任副主任。下设办事组、组织组、宣传组、医教组、后勤组等职能部门。1968年5月5日,中共陆军第27军委员会批准苏州医学院调整革命委员会,同意在原革委会基础上充实为31名(暂缺9名)委员。史玉符(军代表)、李杰、刘山海、羊超、金均、孙军、梁绍琪、王成标、于光华、傅宏泰、丁秋月等13人(暂缺2名)任常委;史玉符任主任委员,李杰、刘山海、羊超等4人(暂缺1名)任副主任委员。1968年4月24日,苏州市革命委员会批复苏州医学院附属儿童医院革命委员会成立,高延安任主任委员;6月29日,苏州市革命委员会批复苏州医学院附属第一医院革命委员会成立,胡鹏发任副主任委员;7月9日,苏州市革命委员会批复苏州医学院附属第二医院革命委员会的成立,纪仁善任主任委员。

1968年8月25日,中共中央、国务院、中央军委、中央文革小组发出《关于派工人宣传队进学校的通知》。9月5日,由苏州长风机械厂、苏州阀门厂组成的苏州市工人毛泽东思想宣传队进驻苏州医学院。从此,苏州医学院的"文化大革命"进入"斗、批、改"阶段。

1969年12月,中国人民解放军第二机械工业部军管会发出通知,根据二机部三线建设的需要,将苏州医学院附属第二医院搬迁至四川内江市,建立300张床位的综合性医院,定

---

① 《沧浪区志》(上册),上海社会科学院出版社2006年版,第29页。
② 此照片由苏州市地方志办公室提供。

名为西南416医院,原附属第二医院地面建筑物全部归苏州市使用。

在"文化大革命"的"斗、批、改"阶段及之后的阶段中,苏州医学院革命委员会主要负责人和苏州医学院的隶属关系各有相应的更迭和变动。1969年3月13日,苏州市革命委员会通知,免去史玉符苏州医学院革命委员会主任委员职务,调离苏州医学院。同年7月6日,苏州市革命委员会核心小组批复,增补驻苏州医学院工宣队队长徐学平为苏州医学院革命委员会核心小组副组长。1973年,中共江苏省委任命刘铁珊为苏州医学院革命委员会主任,汪青辰、陆继珍(军代表)、黄文锦、陈少青、吴甦任苏州医学院革命委员会副主任。

1970年1月,根据中共中央关于高等院校下放地方的通知,苏州医学院(图6-3)由第二机械工业部划归江苏省领导管理。1973年6月1日,经国务院批准,同意苏州医学院由江苏省和第二机械工业部实行双重领导,以江苏省为主。今后,苏州医学院的经费、基建和部分仪器设备的供应,由第二机械工业部负责安排。放射医学系的毕业生全部由第二机械工业部分配,医疗系毕业生由江苏省和第二机械工业部各占一半分配。

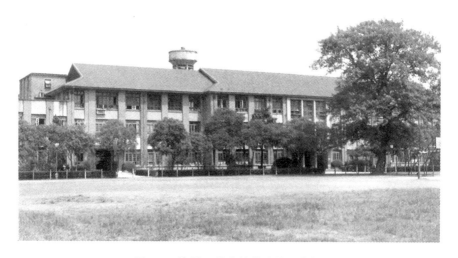

图6-3 苏州医学院教学楼前大草坪

3. 党委工作的恢复与组建

1970年,苏州医学院开展整党工作。整党后期,大部分党员恢复了党的组织生活,重建了党的支部。1971年9月底至12月,苏州医学院干部群众分批听取中共中央关于粉碎林彪、陈伯达反党集团反革命政变的斗争文件传达,批判林陈反党集团罪行。同年12月6日,中共苏州市委批复:苏州医学院党的核心小组由陆继珍(军代表)、李杰、杨永奎(工宣队)、李玉昌(军代表)、钱永华(工宣队)、刘山海、羊超、孙军、郭佩荣(军代表)等9人组成。陆继珍任组长,李杰、杨永奎任副组长。1972年4月13日,中共苏州市委决定:刘铁珊任苏州医学院党的核心小组第一组长;陆继珍任苏州医学院革命委员会主任;郭佩荣、杨永奎任苏州医学院革命委员会副主任。同年5月31日,中共苏州市委决定:增补苏焕熙(军代表)、陈少青为苏州医学院革命委员会党的核心小组成员。同年7月20日,中共江苏省委批复,陈少青任苏州医学院革命委员会常委、副主任。同年8月19日,中共苏州市委决定:由刘铁珊、陆继珍、李杰、杨永奎、郭佩荣、陈少青、钱永华、苏焕熙、孙军等9人组成中共苏州医学院核心小组。刘铁珊任中共苏州医学院核心小组第一组长,陆继珍任中共苏州医学院核心小组组长,李杰、杨永奎任中共苏州医学院核心小组副组长。1972年,苏州医学院各级党组织把批林整风作为头等大事,组织师生员工学习《毛泽东在外地巡视期间同沿途各地负责同志的谈话纪要》等文件,进一步开展对林彪反党集团的批判。

1973年5月25日至27日,中共苏州医学院核心小组召开党员代表大会。① 大会的主要任务:(1) 学习中央有关文件,深入批判林彪反革命修正主义路线;(2) 听取和审议刘铁珊代表中共苏州医学院核心小组所作的《沿着毛主席的无产阶级革命路线奋勇前进》的工作报告;(3) 选举中共苏州医学院第六届委员会。大会选举并经上级党委批准,刘铁珊、陆继珍、李杰、陈少青、钱永华、郭佩荣、李福顺、苏焕熙、孙军、黄文锦、汪青辰、李惠章、吴甦、邰曼伯、顾介玉、陈荣、欧阳家亮、殷俊文、朱峰、胡鹏发、姚群铨、孟阳春等22人为党委委员;刘铁珊、陆继珍、李杰、陈少青、钱永华、黄文锦、汪青辰等7人为党委常委;刘铁珊为党委书记,汪青辰、陆继珍(军代表)、李杰为党委副书记。之后,院党委召开扩大会议,传达中共江苏省委会议精神,学习毛泽东一系列指示和党中央文件,以"要搞马克思主义,不要搞修正主义;要团结,不要分裂;要光明正大,不要搞阴谋诡计"三个基本原则为武器,批判林彪反党集团罪行和反动谬论,并举办批林学习班,各部门负责人参加,重点批判林彪反革命政变纲领——《"571"工程纪要》。

苏州医学院党委工作在恢复和组建过程中,苏州医学院共青团组织也相应得到恢复和组建。1973年6月2日,苏州医学院第十次团代会召开,经苏州市革命委员会政工组核心组批复:倪祥庭任共青团苏州医学院委员会书记。1974年3月6日,经中共苏州市委批复:蒋国平任共青团苏州医学院委员会副书记。

1974年11月12日,中共江苏省委决定:任命汪青辰为苏州医学院党委书记兼革委会主任。原党委书记刘铁珊调离苏州医学院。是年,苏州医学院党委召开全委扩大会议与中层干部会议,传达中共江苏省委关于批林批孔文件精神,继续深入学习贯彻落实毛泽东和党中央关于批林批孔的一系列指示;苏州医学院召开批林批孔动员大会,全体师生员工集中批判林彪宣扬的"克己复礼"和"天才论"等政变经。1975年2月26日,中共江苏省委批复:免去陆继珍苏州医学院党委副书记、革委会副主任职务,调离苏州医学院。

1976年1月15日,周恩来总理追悼大会在北京举行,苏州医学院全体师生员工收听收看电台和电视实况转播后,在大礼堂举行追悼大会。4月,中央发动"批邓反击右倾翻案风"运动。9月9日,毛泽东主席逝世。苏州医学院根据中共中央、国务院、中央军委的《公告》精神,在大礼堂设灵堂,全体师生员工前往吊唁毛泽东主席。9月18日下午,全院师生员工在大礼堂举行追悼大会。10月,"四人帮"被粉碎。苏州医学院全体师生员工举行声势浩大的游行活动,欢庆胜利。之后,苏州医学院党委根据党中央部署,在全院师生员工中开展了揭批"四人帮"的斗争。

第二节 十年内乱时期的教学概况

在"文化大革命"中,苏州医学院的教学工作,虽然受到严重干扰和冲击,广大干部和知

---

① 查1973年苏州医学院党政文书档案,此次党员代表大会定名为第三次党代会,显然是沿袭1965年10月9日召开的第二次党代会,为了与以后的党代会以届定次保持一致,故未标明第三次党代会。——笔者注

识分子遭受到严重的迫害,但广大干部和知识分子对教学工作还保持着高度的责任心和事业心,完成了一定数量的工作任务,有的工作还取得了新的进展。

1. 实行开门办学与组织编写教材

1969年,在"文化大革命"的"斗批改"阶段,苏州医学院先后组织有关教师和医师,参加"教育革命"小分队和"五七"小分队,采取"走出去"的形式,实行"开门办学",分赴苏南、苏北,开办"赤脚医生培训班"10余期。小分队的教师顺应环境,本着教好书的良好愿望,建立集体备课和试讲制度,使文化程度十分低的"赤脚医生"懂得和了解一些基本的医学常识。苏州医学院还举办"社来社去班",将工厂、农村的赤脚医生"请进来"培训,毕业后都回原单位工作。

1968年,苏州医学院在吴县尹山湖农场建立了"五七"干校,组织全院教职员工组成"五七"小分队,轮流去地处吴县尹山湖的"五七"干校参加生产劳动锻炼。1969年10月4日,苏州医学院大部分师生员工组成"104团",奔赴沙洲县(现张家港市)东方红农场进行"斗、批、改"与劳动锻炼(1970年1月返校)。

1971年,江苏省高教局下达编写教材的任务。苏州医学院组织50余名教师去南京,与南通医学院、徐州医学院、南京铁道医学院、江苏新医学院的教师联合编写《医用理化基础》《英语》《中医学基础》《人体解剖学》《病原生物学》《病理学》《药理学》《卫生学》《诊断学基础》《内科学》《外科学》《妇产科学》《五官科学》《针灸与新医疗法》等教材。上述教材于1972年初出版,供3年制医学专业试用。

2. 恢复招生,选拔招收工农兵学员

根据国务院《关于大专院校放暑假和招生工作的通知》精神和江苏省高教局的决定,苏州医学院于1972年春恢复招生,并组成教育革命领导小组负责招收工农兵学员和教学工作。根据毛泽东关于"从有实践经验的工人农民中间选拔学生,到学校学几年后,又回到生产实践中去"的指示,招生工作实行"自愿报名,群众推荐,领导批准,学校复审"的办法。招收的条件和对象是:政治思想好,身体健康,具有3年以上实践经验,年龄20岁左右,有相当于初中以上文化程度的工人、贫下中农、解放军战士和青年干部;也要招收少量有比较丰富实践经验的优秀工人、贫下中农和革命干部入学,年龄一般不超过30岁,文化程度可稍加放宽,婚否不限;还要注意招收上山下乡和回乡知识青年。招生专业根据社会需要和学校条件自行确定。

苏州医学院自1966年停课闹革命停止招生,直至1972年招收工农兵大学生(图6-4),

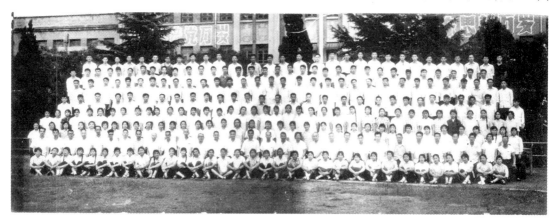

图6-4 苏州医学院72级学生毕业留影(1975年夏)

中间停顿有6年之久。1972年4月,苏州医学院遵照《全国教育工作会议纪要》决定,经上级批准,招收270名工农兵大学生,学制为3年。同时,卫生系从第二机械工业部所属的厂矿招收学员,办了多期进修班。由于当时学生文化程度参差不齐,给教学带来了一定的困难。工农兵大学生除学习基础理论知识外,还进行临床实习。临床实习除在附属医院外,还到昆山、常熟、太仓、沙洲、常州、无锡、苏北等地县级人民医院进行临床实习。第一届工农兵大学生于1975年毕业。毕业后的工作分配,原则上是"哪里来哪里去",也有部分分配去第二机械工业部所属的厂矿医院工作,后来改为全部由二机部负责安排。"文革"期间,苏州医学院招收工农兵大学生共5届,培养毕业生1380名,其中有754名学员输送给第二机械工业部。

第三节　十年内乱时期的医疗工作

在"文化大革命"中,苏州医学院三所附属医院的广大医务人员坚守岗位,坚持履行救死扶伤的神圣职责,完成了大量的医疗任务。"文革"初期,苏州一度武斗严重,社会秩序混乱,广大医务人员在枪弹的威胁下仍坚守岗位。

1. 组建"医教革命连",开展血防工作

1969年,苏州医学院三所附属医院相继成立了"革委会"。中央召开南方十三省市血防会议后,尽管附属医院医疗任务十分繁重,但还是按照会议精神,抽调了数十名医务人员组成"医教革命连",分赴苏州地区各县开展血防工作。苏州专区的昆山县是全国出名的血吸虫病流行区,并且非常贫困和落后。附属医院的"医教革命连"分别在昆山县的陆桥和石牌等地担任血防工作,在此期间对181例晚期血吸虫病患者施行了脾切手术。由于医务人员良好的医疗技术及对病人的负责态度,医务人员的工作给当地农民留下了良好的印象。另外,还组织一支医疗小分队赴江苏省最为艰苦、缺医少药的盐城专区的响水县小尖公社行医,挽救了不少重危病人,受到当地人民和政府的赞誉。

虽然苏州医学院的附属医院抽调出一定医务人员担负血防任务,但是附属医院的门诊量并没有减少。1969年,附属第一医院年门诊量达582221人次,年住院人数8587人次(图6-5);附属儿童医院年门诊量达116461人次,年住院病人数达3035人次,1974年扩建三层门诊楼,面积达1418平方米(图6-6);附属第二医院因准备内迁,停止门诊。

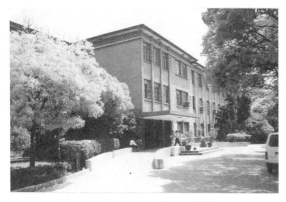

图6-5　苏医附一院外科病房

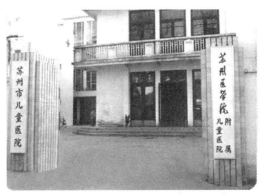

图6-6　苏医附儿院院门

2. 援外支边,抗震救灾

1972年,根据江苏省卫生厅通知,苏医附一院先派出孙希琰、徐五音赴坦桑尼亚进行医疗援助。以后至80年代末,苏医附一院和苏医附儿院陆续派出王殿彬、黄达明、张志德、沈季兑、朱道程、陈赐龄、徐树英、杨伟文、顾松筠、金仲方、吴锦书、李大忠、陆兴安、吴万春、杨伟文、胡嘉岭、薛小玲、肖根生、黄达明、矫勇益、赵和月、柯生发等8批30人次医护人员赴坦桑尼亚进行医疗援助。

1972年,根据省卫生厅通知,苏医附一院先派出刘志达赴苏丹进行医疗援助。以后至2000年,苏医附一院陆续派出陆方瑞、贾景余、秦涌、丁洁、李康、金正明、刘琰、蔡琴华、费梅、赵和月等11人次医务人员分赴苏丹、马耳他、阿联酋和圭亚那等国家进行医疗援助。

1973年8月,根据江苏省革命委员会关于组织赴藏医疗队通知,苏州医学院抽调柯生发、宋士良、罗国经等人参加第一期医疗队去西藏工作2年,到期轮换(以后至2000年4月,苏医时一院陆续派出胡喜龄、范凤美、张桂如、姚齐、张龙、吴龙、温端改等医务人员参加援藏医疗工作)。

1976年7月28日,河北省唐山、丰南地区发生强烈地震。中共苏州市委传达中央和江苏省抗震救灾办公室关于组织医疗队和收治灾区伤员的紧急通知。苏州医学院党委召开紧急会议,建立抗震救护组织。苏州医学院迅速组成了100余人的医疗救护队,由孙军任队长、颜纯海、徐五音、唐养泉任副队长,奔赴唐山灾区,共抢救运送伤员千余人。同时,苏州医学院附属第一医院、苏州医学院附属儿童医院也收治了唐山运送来的伤病员40余人。苏州医学院选派李萍(苏州医学院77届学生)参加了中共中央、国务院在北京召开的唐山、丰南抗震救灾先进单位和模范人物代表大会。

根据第二机械工业部的要求,苏州医学院组织多批临床医生和基础理论学科的教师,分赴部属的陕西、四川等省的医院和厂矿。基础理论教师向厂矿工作人员传授有关基本知识,临床医生进行巡回医疗,所到之处,深受厂矿医院及职工的欢迎。

第四节 十年内乱时期的科研情况

在十年"文化大革命"中,苏州医学院的科研工作陷于停顿状态。之后,苏州医学院在完成二机部下达的科研任务的同时,积极完成省厅下达的科研任务,开展了小规模的群众性的科研工作。

1. 积极完成省、厅下达的科研任务

1969年,在江苏省防护工作会议上,分配给苏州医学院的任务是在苏州硫酸厂和苏州电阻厂开展职业病防治工作。苏州医学院接受任务后,即组织以放射医学系的专业教师为主的小分队赴这两个工厂,边调查边劳动。1970年,科研小分队撰写了《接触放射性物质工人所受内照射剂量和健康状况调查报告》等3个调查资料,为国家制定剂量防护标准提供了依据。

1971年7月,江苏省革命委员会卫生办拨给苏州医学院年度科研经费1.2万元,并随文下达:"防治老年慢性气管炎(药理、病理、临床)研究"、"抗癌药物(以白血病为重点)研究"、"职业病(铅、苯、汞为重点)研究"、"放射测量仪器"、"钩端螺旋体病的研究"等研究项目。

1974年，由第二机械工业部投资建造的2700平方米苏州医学院图书馆大楼落成开放。原图书馆移交给毗邻的二机部国营二六七厂。

2. 结合临床实践，开展多项目研究

苏州医学院根据临床实际，克服种种困难，群策群力，采用有关教研室和临床科室相结合的形式，开展多项研究。

开展的研究项目有：钩端螺旋体病简易诊断方法，江苏省钩端螺旋体的整理鉴定及比较，钩端螺旋体培养基改进方法，对常见风湿性心脏病的外科诊疗、寻找简易有效的治疗方法，先天性心脏病的外科治疗，设计、制造简单的适应战备及急救的人工心脏，寻找安全、有效、适应广泛的口服治疗血吸虫病的药物，包括动物试验和临床观察。开展对白血病病因调查，摸索发病规律，大力收集民间单方、验方、进行筛选和验证，对目前已经应用的抗白血病中草药、改革剂型、提高疗效，研究治疗白血病的中西医药物等。

在药麻醉方面，继续摸索研究具有麻醉作用的其他中草药等；寻找高效、速效、长效的、口服的治疗支气管炎的药物，进行病因调查，加强预防措施，开展气管炎病理、药理、细菌方面的研究等。

成立了中草药抑菌试验小组，对130种临床上常用的中草药进行筛选和试验，对其中50种抑菌作用较强的中草药做了抑菌浓度的测定，并结合临床中受金黄色葡萄球菌和绿脓杆菌感染的常见病和多发病病例进行筛选试验。

苏医附一院内科呼吸组开展的"碳酸氢钠治疗严重哮喘持续状态"新疗法，使危重哮喘病人转危为安，该新疗法为国内首次报道（1966年）。血液病研究室（含实验室和临床血液组），采用中西医结合方法，首创"HOAP"治疗方法，在最初的28例急性非淋巴细胞白血病患者中，完全缓解率高达82.1%，达到国内和国际先进水平。

在十年内乱"文革"时期，苏州医学院先后编印科研资料13期，发表88篇文章，科普书籍《农村常用手术图谱》和《体检参考图谱》及《中草药手册》等也在这个时期完成初稿，对于普及工作起了良好的作用。

十年内乱"文革"期，苏州医学院遭受严重破坏，正是由于广大知识分子、干部和工人的抵制、斗争，使教学、医疗和科研取得了一定的成绩。

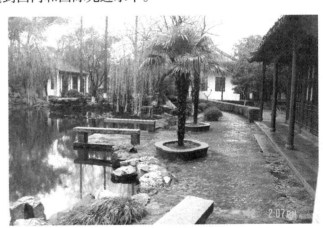

图6-7 雨过天晴的可园

1976年10月，中共中央一举粉碎"四人帮"，宣告为时十年内乱的"文化大革命"结束。苏州医学院终于脱离内乱期的阴霾，从而恢复了正常的教学、科研、医疗、管理等各项工作秩序，广大教职员工欢欣鼓舞，迎来了教育和科学的春天（图6-7）。

第七章　正本清源繁荣期(1976—1985)

1976年10月,党中央粉碎了"四人帮",宣告十年"文革"内乱结束。1977年以后的改革开放,迎来了教育和科学的春天。1978年,苏州医学院复归二机部领导。党的十一届三中全会重新确立了党的马克思主义思想路线,党和国家进入了一个新的历史时期。苏州医学院认真贯彻党在新的历史时期的路线和各项方针政策,先后制定了《1978—1985规划纲要》、《苏州医学院总体发展规划纲要(1982—1990)》,各项工作均取得了显著成绩。1981年国家实施学位制度后,苏州医学院成为首批具有学士、硕士、博士三级学位授予权的高校之一。此时此刻的苏州医学院焕发出勃勃生机,昂首阔步迈入正本清源的繁荣期。

第一节　拨乱反正,恢复重建各项工作秩序

十年"文革"宣告结束之后,苏州医学院面临着医治"文革"十年内乱创伤的艰巨复杂的工作任务,在政治上拨乱反正,在思想上正本清源,在组织上清理整顿。学校在各个方面恢复和重建必要的规章制度和工作秩序中,调动广大师生员工的积极性,为工作重心转移到教学、科研、医疗、管理上来,奠定了良好的基础,为学校今后健康快速发展,扫清障碍,铺平道路。

1. 落实政策,平反冤假错案

1976年10月6日,党中央粉碎"四人帮"反革命集团后,全国展开了彻底清算"四人帮"罪行的活动。苏州医学院积极揭批林彪、江青反革命集团的罪行,特别是结合教育战线的实际,揭露和批判了"四人帮"破坏教育科技工作的种种罪行。1977年,苏州医学院党委组织广大师生员工,学习邓小平在全国科学大会上的讲话和全国教育工作会议上的讲话,揭批十年"文革"对教育战线的破坏,以澄清是非曲直,从而使广大知识分子和干部挣脱了思想上的桎梏,心情无比振奋。遵照党中央、第二机械工业部、江苏省委和苏州市委的部署,为了贯彻执行拨乱反正,落实党的各项方针政策,苏州医学院成立了"落实政策办公室"。

1978年12月,党的十一届三中全会重新确立了党的马克思主义思想路线,党和国家进入了一个新的历史时期。苏州医学院党委遵照新的路线、方针和政策,加快了落实政策的步伐,认真纠正"文化大革命"及其以前的"左"倾错误,对十年"文革"时期造成的冤假错案进行认真的清理和复查;对269名干部、知识分子和群众的冤假错案,召开全院大会,公开平反昭雪,恢复名誉;对被查抄的财物及被挤占住房等问题均作了归还和退赔处理。之后,苏州医学院还成立了"右派改正办公室",对在整风运动中被错划的右派进行甄别、改正。对当年因被错划为"右派分子"或"坏分子",分配去边远地区工作或劳教的几名学生,经平反改正之后,苏州医学院想方设法与苏州市劳动人事部门联系,把他们调整回苏州,并在苏州市重新分配、安排工作。随着落实政策工作继续深入,苏州医学院对历年所积的"老案",也进行认真的审理,按照中央的方针政策作了妥善处理。

由于落实政策工作做得十分彻底干净,并取得了较好的成绩,广大知识分子、干部和群众莫不欢欣鼓舞,精神面貌焕然一新,苏州医学院各项工作蒸蒸日上,呈现出一派新气象。

2. 调整领导班子,完善组织机构

在拨乱反正、恢复重建各项工作秩序的过程中,第二机械工业部(核工业部)和江苏省委及苏州市委的领导,对苏州医学院的党政领导班子成员做了相应的调整和更迭。

1977年7月14日,中共苏州市委决定:任命陈少青为苏州医学院党委副书记,原党委副书记赵凯调职离院,原党委书记兼革委会主任汪青辰调离苏州医学院。同年12月30日,中共苏州市委决定:陈法森任苏州医学院党委副书记、院革委会副主任,苏广义任苏州医学院党委常委、院革委会副主任,蒋继汉任苏州医学院党委常委、院革委会副主任。1978年5月,中共江苏省委决定:陈法森任苏州医学院党委书记(图7-1),王鹤滨任苏州医学院党委副书记、第一副院长;陈少青、苏广义、黄文锦、蒋继汉、吴甦、刘林、陈王善继任苏州医学院副院长;王同观改任苏州医学院顾问。1979年7月7日,第二机械工业部党组决定:霍慎斋任苏州医学院党委副书记。1979年11月21日,中共江苏省委决定:陈少青兼任中共苏州医学院纪律检查委员会书记。

1980年8月,二机部党组任命陈王善继为苏州医学院院长(图7-2),杜子威为苏州医学院副院长,郑白为苏州医学院党委副书记兼副院长。1981年12月15日,二机部党组决定:刘光任苏州医学院党委书记(图7-3),原党委书记陈法森改任苏州医学院顾问。

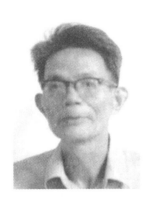

图7-1　党委书记陈法森

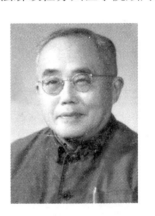

图7-2　院长陈王善继教授

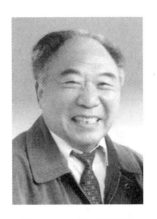

图7-3　党委书记刘光

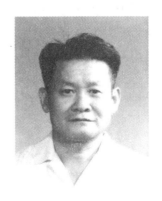

图7-4　院长印其章教授

1983年6月,按照中央关于干部"四化"的方针政策,一批资深望重的老干部离职休养;同时,核工业部党组任命:印其章为苏州医学院院长(图7-4),蔡衍郎为苏州医学院党委副书记,何寿春为苏州医学院副院长,陈少青改任苏州医学院顾问。

1984年6月,为了充分发挥退下来的老同志的参谋咨询作用,苏州医学院成立"院改革发展规划咨询委员会"。主任为陈王善继,副主任为陈少青、陈务民、顾介玉。同年8月16日,核工业部党组决定:杜子威任苏州医学院院长(图7-5),蔡衍郎、何寿春任副院长。同年8月17日,核工业部党组决定:印其章任苏州医学院党委书记;原党委书记刘光离职休养。

苏州医学院根据部、省的文件精神,按照"党委领导下的院长负责制"等原则和教学、科研、医疗、管理等工作实际需要,重新设置党委系统机构和行政系统机构。自1979年邓小平提出

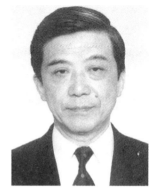

图7-5 院长杜子威教授

"全党工作的着重点应该转移到社会主义现代化建设上来"的战略方针之后,十年"文革"的产物——革命委员会取消,其隶属的办事机构也相应取消和更名。同年10月,经江苏省卫生办党组批复,苏州医学院党委下设党委办公室、组织部、宣传部、人民武装部、纪律检查委员会、工会、共青团;苏州医学院行政下设院长办公室、人事处、保卫处、教务处、科研处、总务处、图书馆、基础部、医学系、放射医学系等。

为了做好各民主党派工作,加强与港澳台和侨联、台联沟通联络工作,遵照上级指示精神,1983年,苏州医学院党委系统机构增设了统战部。1978年至1985年期间,苏州医学院先后有杜子威教授当选为全国第五、六届人大代表和江苏省第五、六届人大代表,并任江苏省第六届人大常委和江苏省政协第五届副主席;有8人被当选为江苏省第五、六届人大代表;有7人当选为江苏省第四、五届政协委员,其中何馥贞、陈王善继当选为江苏省第五届政协常委;有13人被当选为苏州市第八、九届人大代表;有40人被当选为苏州市第六、七届政协委员。苏州医学院当选的各级人大代表和政协代表们,认真地履行代表职责,倾听人民群众的意见和要求,集思广益,积极向党和人民政府建言献策。

在此期间,群团组织也相应得到恢复。苏州医学院工会分别于1979年和1984年召开会员代表大会,进行换届改选,选举产生新的一届工会委员会和工会经费审查委员会。苏州医学院团委分别于1979年、1983年召开团代会,进行换届改选,选举产生新的一届共青团苏州医学院委员会。

鉴于国际学术交流范围日益扩大,1984年8月,苏州医学院行政系统机构设置了外事办公室。

在改革开放的过程中,参加苏州医学院的民主管理,既是每个教职员工应尽的一份责任,也是院工会的一项重要职能。根据上级文件精神和《高等学校教职工代表大会暂行条例》的规定,1985年7月15—16日,苏州医学院首届一次教职工代表大会召开,222名代表出席会议。会议代表认真听取了杜子威院长所作的《坚决贯彻落实〈决定〉①精神,努力开创苏医工作新局面》的工作报告和何寿春副院长所作的《财务工作报告》;大会一致通过了

---

① 《决定》系《中共中央关于教育体制改革的决定》的简称。——笔者注

《苏州医学院教职工代表大会实施细则》和《提案工作暂行办法》。大会闭会期间,由教代会主席团或代表团长联席会行使教代会的职能。

在组织机构和领导班子调整后,苏州医学院抓紧进行整顿管理工作,整顿了教学秩序、工作秩序、治安秩序,恢复和健全了学生学籍管理,制订和颁布了学生守则等一系列规章制度,学校各方面的管理工作,逐步走上了正轨。随着苏州医学院领导班子的革命化、知识化、专业化、年轻化和党政组织机构的不断充实、合理调整,学院的教学、医疗、科研及各项管理工作达到了一个新的水平。

3. 召开第七次党代会,开展整党工作

中共苏州医学院第六次党员代表大会自1973年召开之后,相隔11年,直至1984年才举行中共苏州医学院第七次党员代表大会。这次党员代表大会于1984年11月9日开幕,历时两天。大会主要议程:听取和审议印其章代表第六届委员会所作的《奋发有为,开拓前进》的工作报告,以无记名投票方式选举中共苏州医学院第七届委员会和纪律检查委员会。大会选举产生并经上级批准,印其章、顾钢、何寿春、蔡衍郎、苏允执、赵宝余、徐远社、时文彪、蒋滢、宋振铎、李华南、徐树英、朱玲琍、王顺利、顾振纶为党委委员,印其章、顾钢、蔡衍郎、何寿春为党委常委,印其章任党委书记,顾钢任党委副书记兼纪律检查委员会书记,徐远社任纪委副书记(图7-6)。

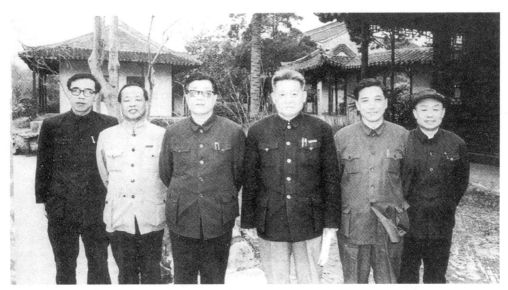

图7-6　核工业部部长蒋心雄(左三)来院视察时与院领导合影(1984年)

1983年10月,党的十二届二中全会作出《中共中央关于整党的决定》。根据中共中央和江苏省委的部署,1984年12月25日,苏州医学院成立整党办公室,院党委副书记顾钢任办公室主任。1985年3月16日,苏州医学院召开全院党员大会,由院党委书记印其章作整党动员报告,开始了全院性的整党工作。这次整党工作要解决的重要问题是:彻底否定十年"文革",统一思想,消除派性,增强党性,消除"左"的影响,加深对建设中国特色社会主义的认识。全院613名党员参加整党活动。整党的基本方法是:对照有关文件,提高认识,从实际出发,实事求是,分清是非,团结一致,开创苏州医学院新局面。

遵照《中共中央关于整党的决定》和中纪委、江苏省委、苏州市委关于组织处理和党员登记的有关规定,苏州医学院党组织坚持高标准,严格要求,把好登记关,对符合或基本符合党员标准的党员,予以登记。全院613名党员全部进行了重新登记。整党活动对于提高广大党员认识党在社会主义建设新时期的任务,转变思想观念起到一定的推动作用,提高了党组织和党员在群众中的威信。

1985年11月6日,经中共苏州市委检查验收,批准苏州医学院整党工作顺利结束,全院613名党员重新进行了登记。苏州医学院党委召开全院大会,院党委副书记顾钢作了《团结奋斗,振兴苏医》的整党总结工作报告。在会上还表彰了优秀党员和先进党支部。

4. 恢复职称评审,鼓舞教工人心

1978年5月,国务院颁发《关于恢复教师和卫生技术人员职称评定工作的通知》。苏州医学院在中断职称评审10余年后,开始恢复教师和卫技人员的专业职称评审工作。根据国务院的通知精神,苏州医学院成立了院职称评审委员会。是年,苏州医学院依据教师和卫技人员职称评审程序和细则,上报了18名教授、副教授评审名单。此次全国、全省教卫职称评审,引起了《光明日报》和《新华日报》的极大关注,并在第一版刊登了这批名单,极大地鼓舞了苏州医学院各级教职人员的积极性、进取性、荣誉感。1981年,苏州医学院又进行了一批教授、副教授的职称评定工作,江苏省高教局批复评定教授1名、副教授38名;另外,核工业部和江苏省卫生厅确定和晋升了36名医务人员的主任医师和副主任医师职称;1983年,江苏省高教局又评定批复教授1名、副教授18名。在这一时期,根据国家相继颁发的职称评审条例,苏州医学院先后分期分批对教师、教辅以及卫生技术人员的中级技术职称进行评定晋升。自此,苏州医学院各个系列的职称工作,进入正常化的评审状态。

第二节 以教学为中心,实现工作重点转移

党的十一届三中全会作出了把全党工作重点转移到社会主义建设上来的伟大战略决策之后,苏州医学院党委和行政在学习贯彻全会精神的过程中,全院教职员工的主要精力逐步转移到教学、科研、医疗等业务工作上来,确立了全院以教学为主、努力提高教学和科研及医疗质量与水平的中心工作任务;围绕提高教学质量进行全面整顿,合理有效地使用人、财、物,使学校各项工作有所前进、有所发展。根据部、省文件的精神,1978年,苏州医学院制定了《1978—1985规划纲要》,以适应新时期的新形势发展的需要。

1. 恢复全国高考制度,招收77级、78级新生

1977年8月,邓小平主持召开了科学和教育工作座谈会,会上明确指出:"今年就要下决心恢复从高中毕业生中直接招考学生,不再搞群众推荐。"同年10月12日,国务院批转教育部《关于1977年高等学校招生工作的意见》和《关于高等学校招收研究生的意见》,废除了"群众推荐"的招生办法,在全国恢复从高中毕业生中招收新生,并实行学生自愿报名,统一考试,学校择优录取的制度。

根据国家部署,苏州医学院积极进行了1977级的招生准备,由于全国招生考试工作准备来不及,考试和录取工作推迟到1977年12月到1978年1月进行。苏州医学院参与招生,共录取本科(五年制)新生354名(图7-7)。同年8月,又进行了1978级招生,苏州医学院录取本科新生396人(图7-8)。同年,苏州医学院根据江苏省(78)193号文件精神,于1979年1月在1978年参加全国统一高考的考生中,择优扩招了51名临床医学专科生,学

制为3年。这是十年"文革"后，苏州医学院首次开办的临床医学专科班，由于教师与同学相互配合，这51名学生学习刻苦努力，完成学业后都分配到苏州市各医院工作。这个班只办了一届，但这一届临床医学专科班的举办，为以后医学专科招生积累了经验。

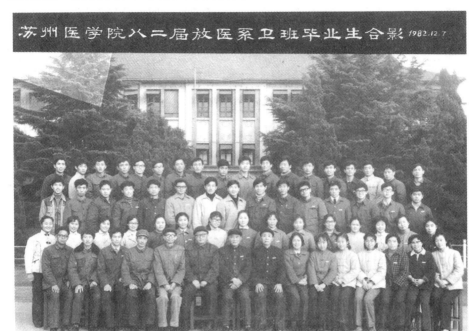

图7-7　苏州医学院77级放医系卫班毕业生合影

至此，苏州医学院招生工作恢复正常，入学新生通过全国统一考试，德智体全面考核，学校择优录取，本（专）科学生的入学质量得到了保证，为培养符合社会主义现代化建设需要的高质量医学人才，奠定了良好的基础。

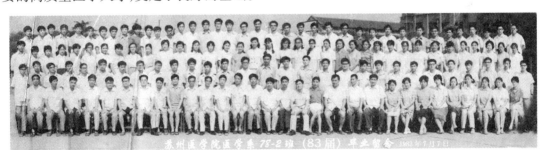

图7-8　苏州医学院医学系78级2班毕业生合影

2. 修订教学计划和大纲，开展教改和教学研究

1978年和1981年，卫生部分别下发《高等医学院校专业教学计划（试行草案）》和重新修订的《高等医学院校五年制医学专业教学计划》，强调了对学生能力的培养，要求学生在校要获得科学研究的初步训练，具有一定的阅读外文书刊的能力，毕业实习安排在县级以上医院进行。1981年，国家颁布了《中华人民共和国学位条例暂行办法》，规定高等学校本科学生完成教学计划的各项要求，学业成绩优良者，授予学士学位。

遵照卫生部颁发的教学计划和学位条例暂行办法，苏州医学院制订了临床医学专业和放射医学专业本科教学计划和教学大纲,做好了各项教学准备,使全院教学工作有章可循、顺利开展。1982年,苏州医学院主动报名,参加卫生部组织的全国高等医学院校医学专业应届毕业生业务统考,并积极组织应考学生温课迎考。苏州医学院83届333名学生参加了全国统考,取得平均成绩83.65分,高于当年全国统考的平均成绩(82.63分),从而推动全院教学和教学管理工作上了一个新台阶。

1984年,根据自身办学条件以及兄弟高等医药院校的经验,苏州医学院决定开设教改试点班,进行教改试点。该班由教务处直接领导,选派一名高年资教师担任班主任。84级教改试点班的学生被允许自由听课,课堂授课不考勤,但学生必须参加政治课、体育课、实验实习课,完成课外作业和参加考试,鼓励教师授课时多使用英语。自由与灵活的教与学的方式方法,使得该班学生逐渐养成较好的自学能力和理解能力。在教改过程中,利用课余时间聘请院内外专家作边缘学科或新技术、新方法、新进展的学术报告;适当增开了大学语文、高等数学、医学心理学、心身医学、生物医学工程、医用电子学、生物物理、计算机应用、康复医学、文献利用与检索、电镜技术、生物新技术、病解新技术、医学科技写作、共产党宣言等15门选修课,从而拓宽了教改试点班学生的知识面,增强了学生的应知应会能力。从教改试点班学生的良好的考试成绩表明,在一定条件下,试点班的做法切实可行。生动活泼的教改方法和形式多样的学习内容,活跃了医学生浓厚的学习气氛,对树立良好的学风、激发学生的学习热情、提高教学质量带来颇丰的益处。

临床实习是医学教学过程中的重要组成部分。为了进一步提高医学生运用所学基础理论和专业知识分析问题和解决问题的能力,达到教学计划规定的培养目标,使医学生在实习期间切实掌握诊治疾病和预防疾病的基本技能,根据卫生部1979年6月下发的《高等医学院校五年制医学专业基本技能训练项目》,结合苏州医学院《临床学科教学大纲和实习大纲》的要求,采取"实际操作、病历书写、综述及论文、结合病历口试、定题答辩"等方式来进行。培养了医学生的科学的思维能力、优良的医疗作风和高尚的职业道德,为毕业后从事医疗卫生事业打下良好的基础。在此基础上,苏州医学院经常有计划地定期召开临床实习工作交流会,及时总结和推广优良临床实习基地的经验,对提高临床实习教学质量起到保证和促进作用。

改革开放以来,国内高等教育科学研究工作蓬勃开展。为了探索建立具有中国特色社会主义高等教育的理论体系,苏州医学院也逐步重视对高等医学教育的研究,由教务处一位处长分管,组织全院师生开展教学研究并取得成绩,1983年起编辑内部刊物《医学教育研究》,进行校际交流,历经数年,共刊出了9期。为了进一步加强高等医学教育的研究,1985年,苏州医学院成立高教研究室。

3. 恢复研究生招生制度,招收硕士生和博士生

研究生教育是高等学校教学、科研两个中心的结合,是国家培养高层次人才的主要方式,其规模和质量深刻影响学校教学、科研的发展,是学校办学地位的主要标志之一。党的十一届三中全会以来,发展研究生教育,更多、更好地为国家培养高层次医学人才,一直是苏州医学院努力抓好的一个工作重点。

1977年10月12日,国务院批转教育部《关于高等学校招收研究生的意见》指出:"高等学校,特别是重点高等学校,凡是教师条件和科研基础比较好的,应从1977年起,在办好本科的同时,积极招收研究生。"同年底,中共中央批转的国家科委党组《1978—1985年全国科

学技术发展纲要(草案)》时,提出"要逐步扩大研究生的比重",在8年内培养8万名研究生的目标。很快,教育部于1978年1月10日发出了《关于高等学校1978年研究生招生工作的安排意见》,决定77级、78级研究生合并培养,统称1978级。这标志着研究生教育的恢复在全国拉开序幕。

1966—1976年"文化大革命",苏州医学院的研究生教育中断达10年之久,直到1978年才重新恢复发展。

1978年12月1日,经教育部批准,苏州医学院恢复招收研究生。当年,苏州医学院就招收了"文革"后的第一批78级研究生14名,涵盖生理学、寄生虫学、神经外科学、内科血液病学、放射诊断学等5个专业。这一时期的苏州医学院的研究生教育,尚处于恢复、调整阶段。主要按"文化大革命"前(1963年)制定的《高等学校培养研究生工作暂行条例》及相关办法和规则开展工作。是时,研究生尚无硕士、博士之分,学制一律3年。培养模式仍单一,基本上按三级学科设课,由导师主讲,偏重于基础理论、专门知识,其培养目标主要考虑的是如何适应高校和科研单位的需要。

1980年2月12日,全国五届人大通过了《中华人民共和国学位条例》。这一年5月,国务院颁布了相应的实施办法。该条例从1981年1月1日起正式施行。1981年10月,国务院学位委员会公布了首批学位授予单位名单。苏州医学院和国内少数高校,被国务院学位委员会确定为首批同时拥有博士、硕士、学士三级学位授予权的单位;批准苏州医学院内科学(血液病)、外科学(神外)2个博士点和陈悦书、鲍耀东、杜子威3位教授为第一批博士生导师(图7-9、7-10、7-11);批准苏州医学院生理学、生物化学与分子生物学、病原生物学(含寄生虫学与微生物学)、病理学与病理生理学、医学影像与核医学、外科学(神外)、外科学(普外)、外科学(骨外)、内科学(心血管病)、内科学(血液病)等10个硕士点。上述专业都由全国著名的教授为导师,他们长期从事本专业的科研工作,并获得较多的科研成果,是苏州医学院很具有特色的专业。

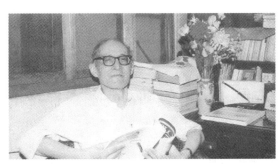

图7-9 陈悦书教授

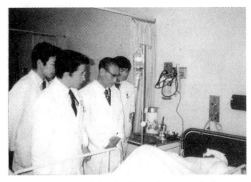

图7-10 鲍耀东教授(左三)在查房

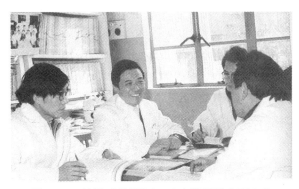

图7-11 杜子威教授(左二)在指导博士研究生

1982年3月9日,经上级批准,苏州医学院成立学位评定委员会,由15人组成,陈王善继院长任主席,黄文锦、杜子威副院长任副主席。

1983年4月,国务院批转教育部和国家计委《关于加速发展高等教育的报告》时指出,在加速发展高等教育中要认真解决比例失调问题,强调要注意发展研究生教育。1983年10月,邓小平提出"教育要面向现代化,面向世界,面向未来",为苏州医学院研究生教育的发展,提供了一个良好的大环境。

1979—1985年期间,苏州医学院共招收研究生112名,涵盖生理学、生物化学与分子生物学、病原生物学(含寄生虫学与微生物学)、病理学与病理生理学、医学影像与核医学、外科学(神外)、外科学(普外)、外科学(骨外)、内科学(心血管病)、内科学(血液病)等10个专业。

《中华人民共和国学位条例》的颁布,具有重要的意义,它结束了由外国授予中国人学位的历史,将研究生分为硕士和博士两个层次,分别提出了较明确的规格和质量要求,推动了研究生教育的进一步发展和规范化管理。

4. 开办夜大和各类进修班,创建多元办学模式

1978年,根据1977年8月23日教育部通知,苏州医学院决定对1968—1978年"文革"期间本校毕业生回院进修1~2年,结束后回原单位工作。

1985年,经国家教委同意,苏州医学院恢复成人高等学历教育,以"苏州医学院夜大学"名称备案,成立了夜大学办公室。按照4年制学制和专业培养的需要,拟订了《苏州医学院业余医学专修科教学计划(草案)》。同年夏季,苏州医学院夜大学招收基础医学专业学生49名,护理专业学生39名。设立的基础医学(4年制)和护理学(4年制)两个专科专业,前者主要面向苏州医学院教学辅助人员,以提高其业务水平和学历层次,为苏州医学院的教学和科研工作服务。1985年为苏州医学院夜大学的恢复和起步阶段,主要设基础医学和护理学两个专科专业,由于招生范围仅限于苏州市,故招生数量较少,尤其是基础医学,由于服务面较为狭窄,生源不足,故未继续招生。

1984年4月18日,经核工业部批准,苏州医学院举办思想政治专业(党政干部专修科),学员全系党政干部,主要来自核工业部所属单位,部分来自苏州,学制2年。由于生源缺乏,思想政治专业(党政干部专修科)仅办2届,共录取了117名学员。

1983年,经卫生部审定,苏州医学院有10个学科为全国医学教育进修基地,包括人类染色体、生理学、病理学、寄生虫学、放射卫生学、放射毒理学、血液病学、神经外科学、放射诊断学、妇产科学等和国家计生委批准的优生优育进修班,进修年限为半年到一年,招收对象为讲师、主治医师和主管技师以上的教师、医师和医技人员。除部分学科由于生源问题只办了一两期外,人类染色体、放射卫生学、血液病学、神经外科、放射诊断学、妇产科学、优生优育学等进修基地均坚持办学,为全国各地培养了大批师资和医务人员(图7-12)。

1984年,教育部要求高等学校以本校最具优势和特色的学科开办助教进修班,经教育部批准,苏州医学院生理学、放射卫生学、病理学和寄生虫学等4个学科举办助教进修班。招生对象为高校青年教师,少数学员来自卫生防疫或劳卫监测部门,学习期限1年,招生计划及有关事项均由国家教委高校师资培训班交流中心管理,苏州医学院负责入学考试和培养计划的实施。各学科助教进修班,按照1984年教育部《高等学校举办助教进修班的暂行规定》的文件精神和要求,严格管理,保证质量。由教务处师资科负责日常教育教学管理,系(部)和有关教研室具体落实和完成教学计划及培养要求,共培养青年助教约100人。

1978年,根据第二机械工业部的工作需求,从苏州医学院抽调专业人员,承担部属单位

出国进修人员、涉外科技人员和骨干教师的外语口语培训提高工作。在这一期间,共举办三期外语培训班,参加人数101名(其中第一期出国班在北京举办,由二机部教育司负责)。1980年8月,经第二机械工业部批准,苏州医学院建立外语培训部,配备师资,制订教学计划和教学大纲。由于外语培训部教学质量上乘,参训学员参加国家出国考试成绩达标率为95%以上。

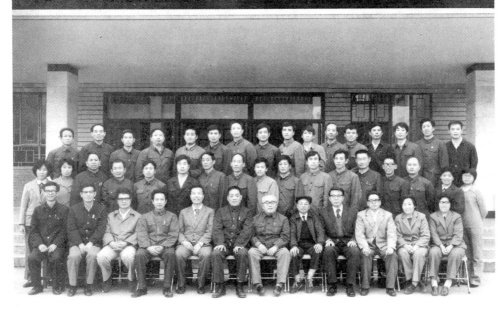

图7-12　放射诊断学习班师生合影(前排右六为陈王善继教授)

第三节　设置科研机构与管理机构,不断拓展科研新领域

1. 科研机构和管理机构的设置

党的十一届三中全会之后,随着改革开放和社会经济的繁荣及学校科研发展需求,苏州医学院科研机构才有了一个飞跃的发展。教研室、研究室大量增加,在此基础上,院一级的科研机构也逐步成立,科研管理机构也相应恢复。经上级批准,1979年10月,苏州医学院正式恢复科研处,对全院的科研工作,进行计划管理、经费管理、成果管理,并负责学报编撰工作和对外学术交流活动等。

根据苏州医学院学科建设和医学科研方向,先后成立的研究室有:部、省合批的研究室有血液病研究室、脑神经研究室;部批的研究室有同位素临床应用研究室、临床寄生虫研究室、临床药理学研究室、劳动卫生与职业病研究室、放射卫生研究室、电生理研究室、神经生物学研究室、放射损伤研究室、儿科学研究室、呼吸系统疾病研究室和神经外科学研究室等;1983年以后,又成立了血栓与止血研究室、血液病基础研究室、临床血液学研究室、免疫学研究室、医学寄生虫学研究室、创伤骨科学研究室、脑循环和脑代谢研究室、烧伤整形外科研究室、泌尿外科研究室、普外科研究室、妇产科研究室、消化内科研究室、心血管研究室、脑神经研究室和基因工程研究室、药理学研究室等29个研究室。

为了进一步发展苏州医学院核医学的特色和优势,1983年经核工业部批准,苏州医学院成立核工业放射医学研究所,这是苏州医学院最早成立的院级科研机构,也是适应核事业发展需要,更好地为核事业服务而成立的科研机构。它是核工业部所属的主要从事电离辐射效应、辐射损伤诊断、防护和治疗的综合研究机构。该所设置3个研究室:放射卫生研究室;放射损伤研究室;劳动卫生与职业病研究室。主要研究方向:(1)放射性损伤的机制、诊断和治疗的研究,包括放射性核素毒理学,内照射剂量估算,放射性核素内污染的促排治疗;辐射所致DNA的损伤与修复,低剂量放射效应的研究,生物剂量计的研究等。(2)辐射事故医学应急处理及辐射防护的研究。(3)放射卫生与防护的研究,包括环境及生物样品中放射性核素的监测与评价,放射损伤和职业危害的流行病学调查,整体放射性测量及剂量估算等。(4)肿瘤放射治疗的实验研究。肿瘤放射治疗热增敏的研究,细胞辐射敏感性的研究及抗放药物的研究,高效去污剂的研究等。

2. 主要科研成果与承担部省科研课题

科研成果是科研工作的结晶,是一所高校学术水平的集中体现。1978年至1985年,苏州医学院有80个科研项目(次)分别获得国防科工委、核工业部、卫生部、江苏省和苏州市人民政府的嘉奖。

在1978年2月召开的全国科学大会上,苏州医学院的"白血病的诊断"(血液病研究室)、"中药肌松剂溴甲素的研制"(中药麻醉研究室)、"抢救硝酸铀酰复合烧伤成功"(苏医附一院普外科)、"高本底地区居民健康状况的调查"(放射卫生学教研室)、"复方苯酚糊剂药物绝育术"(苏医附一院妇产科)、"我国食品卫生标准的研究"(放射卫生学教研室)、"颅内动脉瘤夹和颅内动脉瘤瘤蒂夹闭术"(苏医附一院脑外科)等7项科研成果获全国科技大会奖。

1978年至1985年,苏州医学院的"国产NJS–S型脑室腹腔内引流装置"(苏医附一院脑外科)、"杀螨灭鼠的研究"(寄生虫学教研室)、"晚期血吸虫病性大肠炎与癌变关系的病理形态观察"(苏医附一院普外科)、"针刺麻醉原理研究"(针麻原理研究组)、"二醋酸纤维素薄膜"(苏医附一院脑神经研究室)、"革螨吸血的研究"(寄生虫学研究室)、"人脑恶性胶质瘤体外细胞SHG–44建系及其特征"(杜子威、徐庚达、王尧、刘振延、黄强、郭玉华、陈栋林、李斌、谈琪云、奚为乎)、"革螨跗感器的研究"(孟阳春、蓝明阳、周志园、周洪福)、"猪红细胞超氧化物歧化酶的纯化"(江家贵、沈若莉)等9项科研成果,分别获得部、省科技大会奖、国防科学技术工业委员会二等奖、卫生部乙级成果奖、江苏省人民政府二等奖。

1982—1985年,苏州医学院承担着国家自然科学基金项目重大科研课题7项,获得科研经费40余万元。

3. 恢复和出版《苏州医学院学报》

《苏州医学院学报》是苏州医学院与苏州市科学技术委员会、苏州市医学科学委员会共同创办的医学杂志,于1960年1月正式创刊出版,刊名为《苏州医报》,1960年8月改名《苏州医学院学报》,"文革"期间曾停刊。1981年6月2日,经上级批准,苏州医学院成立《苏州医学院学报》编辑委员会。陈王善继院长任主编,黄文锦、刘林、杜子威、陈明斋、陈务民、陈悦书、鲍耀东、印其章任副主编,于志铭等21人为编委。同年8月,《苏州医学院学报》第1期出版(图7-13、7-14)。

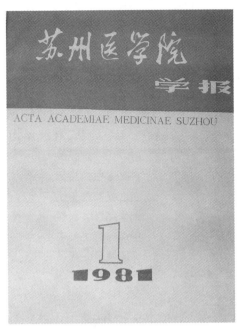

图7-13 《苏州医学院学报》复刊号(1981年第1期)　　图7-14 《苏州医学院学报》复刊发刊词

第四节　开展国际合作与对外学术交流

党的十一届三中全会后,随着改革开放形势的深入发展,苏州医学院与国外学术交流日趋频繁,1984年成立外事办公室(1993年后与院办合署办公),大力开展民间交往活动,高度重视与国外发展合作与学术交流。

1. 与日本医学交流与合作

苏州医学院与日本医学交流与合作方面,主要与日本名古屋保健卫生大学、庆应大学和昭和大学间的交流与合作。1979年3月,苏州医学院通过杜子威教授的积极努力,首先邀请日本庆应大学脑外科教授工藤达之(苏州医学院名誉教授)访问苏州医学院。之后,工藤达之教授联系日本名古屋保健卫生大学与苏州医学院建立合作关系。1979年7月,名古屋保健卫生大学脑外科教授神野哲夫(苏州医学院名誉教授)一行4人,首次应邀访问苏州医学院,并进行学术交流。1979年10月,苏州医学院派出以王鹤滨副院长为团长的4人代表团,回访名古屋保健卫生大学,并与该校签署了《中国苏州医学院与日本名古屋保健卫生大学技术合作交流协议书》。根据《协议》,苏州医学院附属第一医院脑外科医师黄强和周岱,分别于1980年10月和1981年10月赴日本,在名古屋保健卫生大学神野哲夫教授的指导下,学习CT诊断脑血管病、显微手术和脑肿瘤实验研究等,各为时一年。这两位脑外科医师,后来成为苏州医学院神经外科领域的学科带头人。为了扩大其他领域的合作与交流,1980年,该大学寄生虫学户彻道教授、普外科青木春夫教授,血液病学平野正美副教授,脑外科四宫阳一讲师一行,应邀访问苏州医学院,并赠送试剂等物。1983年,名古屋保健卫生大学神经外科主任神野哲夫教授等3人,应邀参加了在苏州医学院举办的"全国神经外科学会议",并就进一步发展两校间的合作与交流问题进行了认真的研讨(图7-15)。1983年,苏州医学院与日本国立循环中心签订技术合作、交流协议书,后任苏医附二院院长、神经内科博士生导师包仕尧教授于1983年赴日,在该中心进修2年,学成后回国,成为该领域的学科带头人。

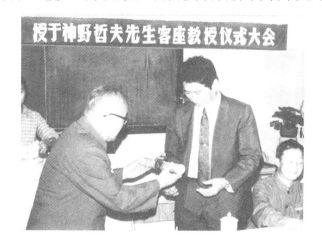

图7-15　院长陈王善继在向日本名古屋保健卫生大学神经外科教授神野哲夫授予客座教授证书

2. 与法国医学交流与合作

苏州医学院与法国间的合作与交流主要有:法国巴黎第七大学、巴黎卫生局、蒙贝利埃大学及总医院、斯特拉斯堡大学及总医院、卢斯特研究所以及格勒诺布尔大学医院等。

苏州医学院与法国医学高等院校和科研机构间的学术交流和合作始于1979年,由国家教委派出苏州医学院血液学讲师阮长耿赴法国巴黎第七大学血液病研究所学习血液学专业。在法国两年半学习期间,阮长耿在血小板膜糖蛋白—Ⅰ单克隆抗体的研究方面获得重大突破,在其导师卡昂(Caen)教授的指导下取得了法国国家博士学位,阮长耿学成回国。1981年5月,经国家科委批准,法国巴黎第七大学血液病研究所卡昂教授应邀来苏州医学院参观讲学和学术交流,并由苏州医学院陈悦书教授与卡昂教授共同签署了为期5年的《中华人民共和国苏州医学院血液病研究室和法兰西共和国巴黎第七大学血栓形成和止血研究中心学术交流和合作议定书》。从此,成功地开辟了苏州医学院与法国方面卓有成效的合作与交流。1983年9月,苏州医学院与巴黎卫生局签订了友好交流协议,持续了近二十年的学术交流活动(图7-16)。

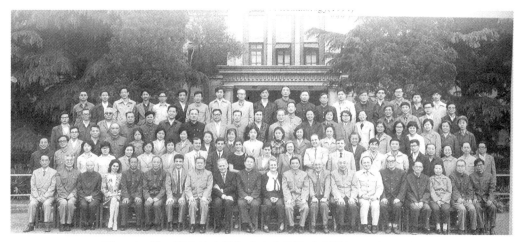

图7-16　第二届中法血栓与止血交流活动合影(1985年5月)

3. 与美国医学交流与合作

苏州医学院与美国医学交流与合作方面,主要与美国罗马林达大学、南佛罗里达大学和西海岸医学中心(ADRA)的合作与交流。与罗马林达大学医学院的交流,始端于洛杉矶华裔医师协会的威尔费雷达·谭和查理斯·谭两兄弟。

谭氏兄弟是心脏外科专家。他们于1980年组织心血管外科8位专家访问苏州医学院,开展治疗心脏疾病的手术和学术交流活动。之后,苏州医学院组团回访了洛杉矶华裔医师协会,并与罗马林达大学医学院建立良好合作关系。1981—1984年期间,罗马林达大学医学院先后派出6批代表团和医疗队,帮助苏医附一院开展新技术和手术示范,使28位病员获得了及时的治疗而转危为安。因此,苏医附一院成为我国开展心脏冠状动脉血管造影和对心脏病人进行冠状动脉搭桥手术较早和效果较好的医院之一。在此基础上,10多年来由于双方的努力和美方柯琴副院长、方则鹏教授的热情帮助,苏州医学院已与罗马林达大学综合卫生学院和护理学院以及西海岸医学中心建立了良好的合作关系(图7-17)。就专业而言,从心内科开始逐步扩展到泌尿外科、胸外科、呼吸内科以及人体解剖、麻醉和护理等专业。

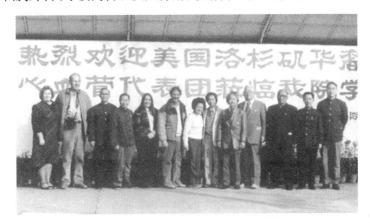

图7-17 美国洛杉矶华裔心血管代表团访问苏州医学院

4. 引进国外智力,接收海外留学生

改革开放以来,苏州医学院通过聘请国外专家、学者和教师的途径,在提高教学质量、科研与医疗水平,以及加强重点学科和师资队伍的建设、培养高层次人才等方面取得了较好成绩。

杜子威于1969年在日本庆应大学医学部获博士学位,1972年为报效祖国,毅然回国,同时带回了1200^{MA}脑血管造影专用X光机及包括超速离心机、自动生化分析仪等在内的实验整套设备,并于1974年创建了我国最早的脑神经研究室,用于脑肿瘤、脑血管临床基础研究。1984年,他建立我国第一株人脑胶质瘤体外细胞株(SHG-44),在国内首先成功地建立了人脑胶质瘤基因文库,并相继培养了2名杰出的脑肿瘤和脑血管专家,1名神经生化专家,7名研究生,其中2名在第9和第11届国际脑神经外科学会获得国际青年脑外科医师奖。经他推荐,26名青年学者和医师赴日本进修脑神经外科专业,为苏州医学院的教学、科研和医疗以及国际间的学术交流与合作作出了巨大的贡献。

苏州医学院接收海外留学生始于1981年。当年,日本名古屋保健卫生大学医学部医师加藤庸子到苏州医学院附属第一医院脑外科进修一年,促进了中日双方的医学交流。继后,1982年日方又派藤泽和田、铃木仲行、光山冬树和中川孝等4人,在苏州医学院附属第一医院脑外科各进修4个月。1984年,苏州医学院接收了来自美国、法国、奥地利、西班牙和香港地区的25名留学生,这些学生分别在血液科、普外科、妇产科和放射医学系进行临床实践和核医学进修。

第五节 改善办学条件,振兴附属医院

为了适应医学教育事业的蓬勃发展,1978年之后,苏州医学院加快了基本建设的步伐,使教学、科研、医疗工作的条件和师生员工的生活条件有了较大的改善。一是抓放射医学系大楼等校舍的新建、改建和维修工作,增加教学用房面积;二是配置教学、科研普通仪器设备和中高档的先进设备,逐年添购医学图书期刊,提高教学、科研工作的手段和能力;三是通过重建附二院,发展附儿院,振兴附一院,既保证了日益增长的医疗工作需求,又完成了不断发展的临床教学任务;四是加强校园管理和建设,学院面貌焕然一新,校园处处绿树成荫,繁花似锦,芳草如茵。尤其是沧浪亭畔的可园里,丹桂飘香,池水澄碧,廊回径曲,幽静清新。

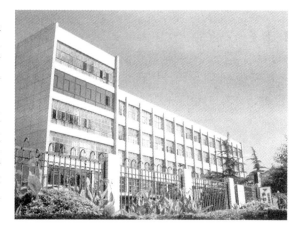

图7-18 放射医学系教学大楼

1. 建造新校舍,增添新设备

随着苏州医学院招生规模的扩大,教学用房一度紧张。1979年,经核工业部同意,批准苏州医学院新建5300平方米的放射医学系大楼,投资219万元。放射医学系大楼竣工后,放射医学系各教研室、研究室和行政办公室全部由2号教学楼搬往新大楼,2号教学楼作了重新调整,从而缓和了苏州医学院各教研室用房一度紧张的状况,改善了教职员工的教学和科研工作条件(图7-18)。

苏州医学院历来十分重视图书馆的建设,为了保证教学、医疗和科研工作的需要,图书馆重点购置了生理、生化、病理、免疫、辐射、遗传、血液、神经、心血管等方面的专著。每年购书经费达26万左右,占学院总经费的5%~6%。1979年馆藏图书馆的期刊有135641册。

电化教学,既能提高教学质量,又能减轻教师教学强度。1980年,苏州医学院开始着手筹建电化教研室,隶属于教务处领导。筹建初期,在教学用房较为困难的情况下,调拨了300平方米的专门用房,供电化教研室使用。1985年,苏州医学院拨款40余万元,为电化教研室配备了彩

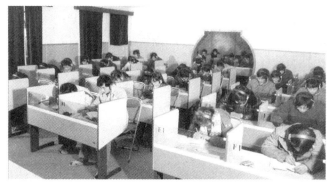

图7-19 学生在语音室上课

色闭路电视和录像机、摄像机,提高了电化教学水平(图7-19)。

1978年至1985年期间,苏州医学院每年拨出60万元的经费购置仪器设备,占学院总经费的五分之一,并逐年进口了许多大型新设备,为开展教学工作和科学研究发挥了积极作用。

2. 莲香桥堍三香路,重建苏医附二院

1977年恢复全国高考统一招生之后,1980年,苏州医学院学生数又达1400余名,接近"文革"前的在校生数。1970年原附属第二医院内迁后,此时,仅靠附属第一医院、附属儿童医院的合计病床660张,来提供苏州医学院临床教学,已是严重不适应教学需要。于是,1981年1月,苏州医学院行文,向第二机械工业部提出扩增附属医院病床的请求。同年2月27日,第二机械工业部批准苏州医学院在附属第一医院扩增300张外科病床,建筑面积为18000平方米(其中病房10000平方米,宿舍5000平方米,拆建3000平方米),总投资350万元。并指示,建成后将其列为附属第一医院的"二部",其所有固定资产和人员编制均归第二机械工业部所有。① 在"二部"筹建规划中,遇到了附属第一医院的医技科室用房拥挤和辅助设施等多种条件限制的困难。1982年12月29日,核工业部(二机部后更此名)批复苏州医学院,将"二部"移至苏州医学院卫生系教学大楼东侧(向南园大队征地)兴建。

由于"二部"建址的易地,它实际上构成了独立单位。于是,苏州医学院便向核工业部提出将"二部工程"更名为"苏州医学院附属第二医院工程",并报送了新建附属第二医院的建筑设计方案。核工业部批复苏州医学院,同意该工程名称为"苏州医学院附属第二医院工程"。苏医附二院工程的建筑面积为17283平方米,规模拥有病床床位数300张,建筑外形主楼设计为10层不对称式大楼;规划先征地60亩,以后根据"七五"期间发展需要,可规划征地90亩;投资总概算为810万元。按此,苏州医学院便抓紧工程的筹建,很快在南园大队先期征用了土地25亩。

时至1983年底、1984年初,正当该工程紧锣密鼓筹建时,国务院下达了保护苏州文化古城风貌的指示,停止在古城区内兴建高层建筑,因而工程又被提出移址。是时,在改革开放的形势下,苏州正在开发西部新区,为适应西部新区的配套建设,苏州市政府确定将苏医附二院工程移至新区地带兴建。1984年5月15日,苏州市政府计委牵头,召集有关方面在苏州医学院召开了苏医附二院工程迁址会议,并形成《迁址纪要》,决定将该工程迁至城西郊横塘乡三元大队三元村征地落址(莲香桥堍三香路)。这样,苏医附二院院址最终得以落实,迅即在此征地75.21亩,并根据医院坐南朝北的朝向,以及近期、远期的规划,又重新全面调整了原设计方案。

1985年12月,苏州医学院召开了苏医附二院建设规划会议,确定该院以500张病床以上的规模进行建设,整体工程分两期建设实施:一期工程按原300张病床设计建设,主工程为门诊大楼(4层)、住院大楼(10层),以及一些必要的配套设施;二期工程再建造一幢住院大楼,以达到500张以上床位规模,并相应扩建辅助设施。②

3. 发展附儿院,振兴附一院

苏州医学院附属儿童医院在"文革"宣告结束后,很快就恢复正常秩序,呈良性发展状

---

① 因附属第一医院为江苏省卫生厅直属单位,为使扩增300张床位的产权归属有所区别,故批文中用"二部"以示区分。——笔者注

② 经过三年建设,1988年12月30日,在门诊部隆重举行"苏医附二院、核工业总医院、苏州市第六人民医院开诊仪式",宣告该院创立。——笔者注

态。经过恢复整顿和推行岗位责任制,苏医附儿院的院容院貌焕然一新,基本建设步伐加快,1978年,建造建筑面积为2094平方米病房大楼一幢,1985年,又建造建筑面积为2540平方米的病房大楼一幢,改善了病人的住院环境。

1980年4月,经苏州医学院党委批准成立医院党总支委员会,实行党总支领导下的院长分工负责制。党总支下设三个党支部。同年6月以后,医院的职能科室逐步健全,医技、辅助科(室)增加至18个。住院病床增加至150张,分呼吸、消化和心、肾、血液及外科、新生儿等4个专业病区。1982年,经江苏省卫生厅批准,医院病床由150张增加至210张。1984年门诊数263020人次,住院数3629人次,床位周转率94.1%,治愈率91.5%,抢救成功率94.4%。外科手术636人次。

1982年,苏州医学院附属儿童医院,被江苏省卫生厅指定为江苏省儿童保健骨干培训基地,批准成立儿科研究室,下设生化、病毒、血液、遗传4个专业组,陈务民院长兼任研究室主任,1984年改由朱玲琍院长兼任研究室主任。1983年,儿科教研室被批准具有硕士学位授予权。1977—1985年,先后为核工业部所属医院、江苏省以及其他省区各级医院培训儿科医师244名。期间,儿童医院开展了新技术、新项目13项。1982年,医院放射科和外科合作研制的CF81A型肠套叠诊疗机试验成功,并通过鉴定获得江苏省和苏州市科技成果奖。

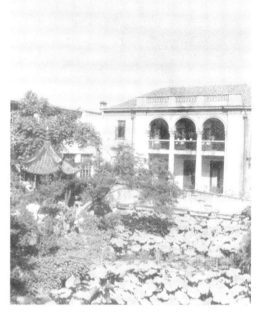

图7-20　苏医附属儿童医院一隅

1977至1985年期间,苏医附儿院积极开展国际学术交流,先后与巴西、美国、英国、日本、澳大利亚等国进行学术交流。前进发展中的苏州医学院附属儿童医院,随着改革开放的不断深入,正焕发出勃勃生机(图7-20)。

"文革"结束后,全国工作重点向经济建设转移。在这个时期,苏州医学院附属第一医院的工作重点,转移到医疗、教学、科研工作上来,并取得了很大的成绩。

在医疗方面,苏医附一院年门急诊量达65余万人次,1985年建成新的传科病房楼,开设病床50张,使苏州医学院附属第一医院的床位数增加到580张(图7-21)。为了缓和病人多、床位少所产生的矛盾,20个科室开设家庭病床294张,在区级医院开设专科挂钩病床120张。苏医附一院积

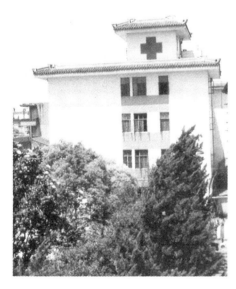

图7-21　苏医附一院内科病房

极开展新技术、新疗法70余项,1978年2月,开展同种异体肾移植术首次获得成功,为江苏省第一例。1985年6月,苏医附一院内科蒋文平副教授荣获《中国医学论坛报》设立的医师年度奖,获得赴美国学术交流并考察两周的奖励。

在教学方面,苏医附一院除完成苏州医学院、附属卫生学校的课堂教学和生产实习业务外,还培训了部、省和兄弟单位来院的进修医师。附属卫校在1980—1983年期间为国家输送了4个专业计626名合格的毕业生。

在科研方面,苏医附一院有26个科室承担了国家、部、省、市和苏州医学院的科研课题计83项,有7项科研成果获部、省级科技进步奖,有4项成果被有关专家鉴定达到了国际先进水平或国内领先地位。其中"人脑恶性胶质瘤体外细胞SHG—44建系及其特征",属国内首次报道,并获得了国防科工委和卫生部、江苏省的二等奖。受国家科学基金会资助的"血小板生理机制研究"项目也获得了较大的突破。

1976年,我国血液病学奠基人之一——陈悦书教授首先发现急性早幼粒细胞白血病的细颗粒型,并与有关学科合作,在国内首先开展了慢性粒细胞白血病的细胞膜相关抗原的探讨,在诊断急性白血病的综合研究取得丰硕成果,有力地推动了我国白血病临床工作的开展和基础理论研究的发展。1978年,他科研成果"白血病的诊断"获全国科学大会奖。在他的带领下,苏州医学院附属第一医院血液科的临床、教学、科研工作得到迅速发展,形成较强的实力,并具备相当规模,在许多方面处于国内领先地位,对我国的血液学临床、教学、科研工作起到倡导和推动作用,在省内外闻名遐迩。

在学术交流方面,苏医附一院为了提高学术水平、开拓知识视野、吸收先进技术,组织和承担了1978年全国白血病诊断分型会、1980年全国脑神经外科学术会议;组织和承担了1982年、1985年两次中法血栓与止血学术交流会。苏医附一院众多的专家教授担任了中华医学会及各种专业学会及学术刊物的兼职工作。在1985年以前,有56名专家担任学术团体的主任委员、副主任委员和委员等职,23名专家担任学术刊物编委。

在更新设备方面,1984年以来,苏医附一院通过租赁、贷款、集资等多种途径,共筹集资金650余万元,用来更新仪器设备,先后购置了800mA、500mAX线机、体外震波碎石机、自动生化仪、彩色多普勒、低温冷冻机、麻醉机等现代化设备,大大改善了落后的临床检测手段,对提高医疗、教学、科研工作质量和加快人才培养,起了积极的作用,为医院发展增添了后劲。

党的十一届三中全会重新确立了党的马克思主义思想路线,党和国家进入了一个新的历史时期。苏州医学院在认真贯彻党在新的历史时期的路线和各项方针政策中,制定了《1978—1985规划纲要》,各项工作均取得了显著成绩。1981年国家实施学位制度后,苏州医学院成为首批具有学士、硕士、博士三级学位授予权的高等院校之一。此时此刻的苏州医学院,焕发出勃勃生机,从正本清源的繁荣期,昂首阔步迈入开拓创新的鼎盛期(图7-22),成为四方莘莘学子所向往和报考的一所国内知名的高等医学院校。

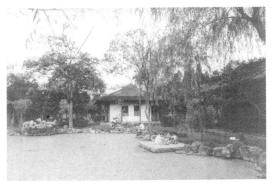

图7-22　可园读书好去处

第八章　开拓创新鼎盛期(1985—2000.4)

伴随着历史的脚步,历经沧桑巨变的苏州医学院至20世纪末,已成为享誉国内外、以两医(核医学和放射医学)两技(核技术和生物技术)为特色、医工结合、文理相通的综合性医学院校。这一时期的苏州医学院,开拓创新,与时俱进,教书育人成绩显赫,科研成就硕果累累,医疗水平声誉鹊起,在国内国际颇具知名度,堪称88年建校史上的鼎盛时期。

在党的正确领导下,经过几代人的奋力拼搏,艰苦创业,苏州医学院已成为国务院首批授权授予博士、硕士、学士三级学位的院校之一;设置有10个专业、64个教研室、5所附属医院、7个研究所、1个成人教育学院、1个部级重点实验室、13个部、省级重点学科(专业);拥有1个博士后流动站(临床医学)、7个博士点、50名博士生导师、29个硕士点、233位60岁以下的硕士生导师;是国家首批批准在职攻读硕士学位授予权和临床医学专业硕士学位试点单位。

苏州医学院拥有中国工程院院士1名;国家级及部、省级有突出贡献的中青年专家15名;部、省级学科带头人和跨世纪学术带头人75名;有国内为数不多的中华医学会资深会员2名;拥有高级技术职务人员500多名,其中教授(或正高技术职务)160多名;有72名高级专家享受政府特殊津贴;经国家教委批准开设了4个助教进修班、4个国家级继续教育基地;经卫生部审定的10个学科为全国医学教育师资进修班;有博士生导师自审权、副教授、副主任医师整体评审权;基础医学功能、形态学科、临床医学内科、外科学科具有教授评审权。

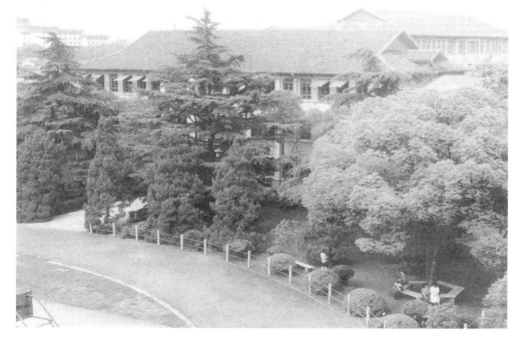

图8-1　绿树丛中的教学楼

苏州医学院经国际权威检索机构提供的资料显示：1989—1998年期间，被SCI收录的论文数111篇，居全国千余所高等院校的第79位，全国百余所医药院校的第16位；1991—1995年期间，被SCI收录的论文数居全国高校第62位，全国医药院校第8位，江苏省医药院校第1位。

辉煌的业绩无可争辩地显示：苏州医学院已自立于国内医学名校之林（图8-1、8-2）。

1999年4月，苏州医学院亮丽转身，由部属复归属江苏省。在世纪之交，高等教育体制转换之际，2000年4月苏州医学院并入苏州大学，强强联合携手并进，走向更加灿烂辉煌的明天。

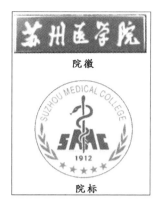

图8-2　苏州医学院院徽和院标

第一节　更新教育理念，调整办学结构

1985年5月27日，中共中央颁布了《关于教育体制改革的决定》（以下简称《决定》）。党的十四大在确定我国社会主义现代化建设总目标的同时，明确提出"必须把教育摆在优先发展的战略地位"。苏州医学院在认真贯彻《决定》的过程中，转变教育思想，更新教育理念，确立了教育优先发展的战略地位，实行"面向现代化，面向世界，面向未来"的方针，深化教学改革，提高教学质量，调整办学结构，开创教学工作新局面。

1. 适应发展需求，设置"九系二部"

为了适应社会发展需要和区域经济发展需求，苏州医学院积极调整专业结构，本科专业由原来2个逐步扩展到10个，专科共设5个。截至2000年4月，全院设有"九系二部"。九系：临床医学系（含一系、二系、三系、四系）、放射医学系、预防医学系、医学影像系、药学系、儿科医学系、生物技术系、护理系、外语系。二部：基础医学部、社会科学部。全院共设基础课、专业课教研室64个、实验室54个、研究所7个。

2000年1月20日，国家教育部发出通知，批准苏州医学院设置7年制临床医学专业，并于当年开始面向全国招生。7年制临床医学教育的开办，无疑将进一步提高苏州医学院的办学声誉和办学质量。苏州医学院本、专科专业设置情况如表8-1。

表8-1　苏州医学院本、专科专业设置情况一览表

专业名称	层次	学制（年）	开设时间
临床医学	本科	5	1912
临床医学	本科	6	1936①
临床医学	本科	5	1952
临床医学	本科	6	1963②
放射医学	本科	6	1964③
预防医学	本科	5	1986

---

① 私立南通学院医科时期，1936届起本科学制改为6年；1952年苏北医学院本科学制改为5年。
② 1963年临床医学本科学制为6年，1977年全国恢复高考统一招生后，临床医学本科学制改为5年。
③ 1964年放射医学本科学制为6年，1977年全国恢复高考统一招生后，放射医学本科学制改为5年。

续表

专业名称	层次	学制(年)	开设时间
儿科医学	本科	5	1990
核医学专业方向	本科	5	1990
医学影像学	本科	5	1994
生物技术	本科	4	1996
核工程与核技术	本科	4	1998
药　学	本科	4	1999
日　语	本科	4	1999
护理学	本科	5	1999
英　语	本科	4	1999
临床医学	本科(硕)	7	2000①
临床医学	专科	3	1978
药　学	专科	3	1994
护理学	专科	3	1997
涉外英语	专科	3	1997
文秘日语	专科	3	1997

2. 建立教学管理体系，实行教学督导制度

为了规范教学工作，严格教学管理，苏州医学院建立了教学管理体系，实行教学督导制度。教学管理体系，由主管院长领导的教学委员会及其下属机构和教务处及其下属机构与系(部)及教研室的教学管理机构等组成。

(1) 主管院长全面负责学院的教学管理工作，建立全面质量管理体系；加强教学管理的基本建设，整顿与建立精干的教学管理队伍；定期征询师生对于教学工作的意见；建立必要的教学研究与信息系统；充分发挥职能处室和系(部)在教学管理中的作用等。教学委员会(教学督导)对学院教学计划、专业设置和教学工作提出咨询意见，并负责审定各类教学评价与评奖工作。

教务处在主管院长领导下，拟订学院教学工作计划，制定教学管理的各项规章制度，并具体负责教学计划、专业建设、课程建设、教材建设与管理、学籍管理、教学评价、教学信息处理等问题。在业务上接受教学委员会(教学督导)的指导。

系(部)及教研室的教学管理机构与人员，组织制订各专业教学计划、大纲和实施办法，递交系(部)会议和教务处，并经过教学委员会(教学督导)讨论通过后组织实施。

(2) 为了加强业务指导，进行课堂教学、实验实习课、临床见习、实习、习题课、辅导答疑、考试考查、学生自学情况、教研室教学活动、教务和教学管理等工作督导，苏州医学院建立教学督导制度，聘任一批资深专家教授担任教学督导。1995年3月，苏州医学院聘任印其章、朱祖明、刘延祖、庄庆年、张立中、张鸿材、佘桂枝、徐斌、董天华等9人为教学督导，刘延祖、张鸿材任组长。之后，根据教学改革的发展需要，成员陆续扩大，至2000年，苏州医学院聘任丁乙、印其章、朱祖明、刘延祖、刘信基、刘国苏、张立中、张志德、张瑞宣、张鸿材、张存琳、汪康平、庞曼渠、徐斌、秦国钧、顾振纶、董天华、吾柏铭、蒋滢等为教学督导，俞光弟任

---

① 2000年1月20日，国家教育部发出通知，批准苏州医学院设置7年制临床医学专业，并于当年开始面向全国招生；教育部文件指出，7年制高等医学教育毕业生原则上可授予临床医学硕士学位。

组长,刘延祖、张鸿材任副组长。

3. 拓展临床实习基地,教学管理立章建制

随着苏州医学院的专业设置、办学层次和办学规模的快速发展,临床实习基地得到不断拓展和延伸,各专业教学实习基地有64个,地跨两省一市(江苏省、浙江省、上海市)。同时,较为顺利地发展了常州市第一人民医院(1995年)、无锡市第四人民医院(1997年)为非直属附属医院,前者为附属第三医院,后者为附属第四医院。

1997年,苏州医学院附属第三医院经江苏省教委专家组评审,被确定为合格的附属医院;1998年,苏州医学院附属第一医院和附属第二医院被江苏省教委评为优秀临床实习医院。

为了严格教学管理,苏州医学院整章建制,制定了《苏州医学院学生学籍管理规定细则(1995年9月修订)》《苏州医学院授予学士学位暂行规定》《苏州医学院课程建设及其质量评估暂行办法》《苏州医学院学生成绩考核及成绩管理办法》《苏州医学院考场规则》《苏州医学院关于教学事故、差错认定及处理规定》《苏州医学院学生毕业实习守则》《苏州医学院临床医学类专业本科学生毕业实习出科理论和操作技能考核实施细则》《关于五年级各专业实习教学管理及实习出科考试规定》等。

4. 加强课程建设,编撰优质教材

苏州医学院历来重视教材建设,根据科技发展和教学需要,鼓励和支持教师编撰优质教材,主编、参编高质量的全国统一教材、校际协作教材或自编教材。苏州医学院每学年各专业本科生所需教材50~60种,其中26种为本院教师主编的教材,约占43%~52%。1983—1999年,苏州医学院任课教师们,积极著书立说和主编、参编教材,有234本教材和著作正式出版,其中80年代出版38种,占18.4%;90年代出版168种,占81.6%;尚有许多自编讲义和实验实习指导手册供学生使用。上述教材和著作对保证教学正常运用,增长学生知识和能力,提高学生自学兴趣和钻研精神,传播新理论、新知识和新技术起着重要作用。

开展教材评估和研究,是苏州医学院规范教学工作,进行教学质量管理的重要措施。为此,苏州医学院成立教材领导小组,建立教材的评估和研究制度。一是定期制定或修订教材建设规划;二是遴选教学经验丰富、学术水平高的教师担任教材主编或与其他兄弟院校合编,实行主编负责制,把好质量关;三是制定调动教师编著教材积极性的政策措施;四是加强系、部和教研室对教材建设的责任性;五是组织学院教材质量的评估及优秀教材的评选,组织学院与全国兄弟院校间教材的对口交流,推荐优秀教材。

在教材评奖工作中,1992年,苏州医学院的《电离辐射剂量学》和《简明放射化学教程》两本教材获中国核工业总公司教材优秀奖。1995年,苏州医学院的《放射毒理学》一书获中国核工业总公司优秀教材一等奖。

在开展课程建设和课程建设评估的工作中,苏州医学院生理学和外语被评为部级一类课程,诊断学、放射卫生学等被评为部级二类课程,生物化学、病理学被评为江苏省优秀课程。

5. 改进教学方法,实行考教分离

为了改进教学方法,推广运用现代化教学手段,提高课堂教学效果,苏州医学院电化教研室除引进大量教学录像片外,还鼓励和支持教师根据教学需要自制教学录像片。苏州医

学院有专用放像室、各形态学实验室,如病理解剖学、组织胚胎学和寄生虫学等实验室均有显微镜摄像和放像装置。随着信息技术的进步,苏州医学院建立了多媒体教室,教室内均配置幻灯机和投影仪,大教室内配置无线话筒,要求教师引进和制作多媒体课件进行授课。为了提高学生外语的语言运用能力,尤其是听力,苏州医学院建立了有两个频道的英语调频台,在课外时间定期播放英语节目。

为了改革考试管理,实行考教分离,苏州医学院成立了考试中心,专司各项考务工作。基础医学课程考试、临床医学课程考试和临床医学专业毕业后综合考试,分别采用教育部高等教育司主持编制的三个试题库,其他课程则使用苏州医学院自建的试卷库,预防医学系在毕业考试时采用论文答辩的方法。

6. 定期授课竞赛,深入教学研究

为了鼓励青年教师潜心教学,交流教学经验,提高课堂教学效果,推广使用现代化教学手段,自1995年起,苏州医学院每年举行一次青年教师授课比赛,分助教组和讲师组,各设一、二、三等奖和优秀组织奖。各系(部)、教研室和广大教师对此非常重视,层层选拔,推出最好的选手参加全院的比赛,青年教师纷纷踊跃报名参加。多种多样的教改形式和丰富多彩的教改活动及授课竞赛,体现了教师们的敬业精神,激发了广大学生的学习热情,全面促进了教学质量的提高(图8-3)。

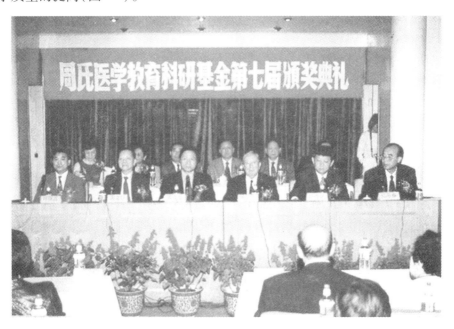

图8-3 全国人大常委会副委员长吴阶平(右三),时任江苏省委常委、苏州市委书记梁保华(右四)和时任苏州市市长陈德铭(右二)出席香港实业家周文轩先生在苏州医学院设立的周氏奖学金颁奖典礼

为了深入开展教学研究,苏州医学院编辑内部刊物《高教动态》,至2000年初,共出版了22期。此外,还与学报编辑部合作,以《苏州医学院学报》1999年第19卷第10期整期版面,刊载医学教育研究论文93篇,对教学管理、教学方法、课程建设、素质教育、师资队伍建设、现代教育技术及考试等方面进行了广泛研究和探讨。1989—2000年期间,苏州医学院共承担部、省级以上教学研究课题3项,获部、省级教学研究成果一、二、三等奖14项。

第二节　稳步发展的研究生教育

　　研究生教育是高等院校教学、科研两个中心的结合,是国家培养高层次人才的主要方式,其规模和质量深刻影响学校教学、科研的发展,是衡量学校办学地位的重要标志之一。发展研究生教育,更多、更好地为国家培养高层次人才,一直是苏州医学院始终不渝抓好的一项工作重点和工作目标,并逐年取得了显著成绩。苏州医学院先后已招收硕士研究生777名,博士研究生215名,在职申请硕士学位510人,研究生课程进修班331人,总计1833人。截至2000年4月,在校硕士研究生196人,博士研究生101人,在职申请硕士学位328人,研究生课程进修班180人,合计805人。

　　1. 全国统考与自行命题

　　为了保证研究生入学质量,自恢复研究生招生以来,苏州医学院就规定:第一,不组织单独考试;第二,不接受推荐免试生;第三,报考博士生必须是获得硕士学位的在职人员或应届毕业硕士生。苏州医学院录取的硕士研究生,均为参加全国招收攻读硕士学位研究生入学统一考试,成绩达录取分数线者。入学考试科目5门,其中政治、外语、西医综合为全国统一命题,专业基础科目由苏州医学院自行命题。凡自行命题的科目均成立命题小组,且每位教师只能参加一门科目的命题,临床学科,如内科学、外科学、神经病学等考试科目均由附属第一医院、附属第二医院联合命题。

　　根据招考工作需要,苏州医学院组织了4门综合试题,其中生物类综合含细胞生物学、生理学、微生物学、遗传学、生物化学,放射医学综合含放射卫生学、放射毒理学、放射生物学、辐射剂量学、核物理学,预防医学综合含环境卫生学、劳动卫生与职业病学、营养与食品卫生学、流行病学、卫生统计学,药学综合含有机化学、分析化学、药物化学、生药学、制剂学。综合试题分别供综合性大学生物系毕业生及特殊专业的考生选考。

　　1997年至1998年,由研究生处先后组织有关专家完成内科学、外科学各10套试卷。同时,病理学、生物化学、生理学、免疫学等试卷使用量较大的科目,亦先后组织命题5套试卷,作为硕士研究生招生试卷库,连同标准答案封存,招生时由研究生处随机抽取试卷供考。

　　2. 硕士点与博士点

　　自我国1978年恢复研究生招生和1981年实行学位制度之后,国务院学位委员会批准的第一批博士、硕士学位授权学科专业中,苏州医学院有10个硕士点、2个博士点、3名博士生导师;发展至1999年底,已有29个硕士点、7个博士点(见表8-2、8-3),233名60岁以下的硕士生导师、50名博士生导师。

表8-2　专业授予点一览表(硕士点)

序号	专业代码	专业名称	批准授权时间
1	071003	生理学	1981.11.3,国务院学位委员会批准
2	071009	细胞生物学	(86)学位字011号
3	071010	生物化学与分子生物学	1981.11.3,国务院学位委员会批准
4	100101	人体解剖与组织胚胎学	学位[1990]029号

续表

序号	专业代码	专业名称	批准授权时间
5	100102	免疫学	(86)学位字011号
6	100103	病原生物学（含寄生虫学与微生物学）	1981.11.3,国务院学位委员会批准
7	100104	病理学与病理生理学	1981.11.3,国务院学位委员会批准
8	100106	放射医学	1984.1.3,国务院学位委员会批准
9	100706	药理学	1984.1.3,国务院学位委员会批准
10	100201	内科学（血液病）	1981.11.3,国务院学位委员会批准
11	100201	（心血管病）	1981.11.3,国务院学位委员会批准
12	100201	（传染病）	学位[1993]39号
13	100201	（呼吸系病）	苏学位字[1996]11号
14	100202	儿科学	1984.1.3,国务院学位委员会批准
15	100204	神经病学	学位[1990]029号
16	100205	精神病与精神卫生学	(86)学位字011号
17	100207	影像医学与核医学	1981.11.3,国务院学位委员会批准
18	100210	外科学（神外）	1981.11.3,国务院学位委员会批准
19	100210	（普外）	1981.11.3,国务院学位委员会批准
20	100210	（骨外）	1981.11.3,国务院学位委员会批准
21	100210	（胸心外）	(86)学位字011号
22	100210	（泌尿外）	(86)学位字011号
23	100210	（烧伤）	苏学位字[1996]11号
24	100211	妇产科学	苏学位字[1998]23号
25	100214	肿瘤学	苏学位字[1996]11号
26	100401	流行病与卫生统计学	(86)学位字011号
27	100402	劳动卫生与环境卫生学	学位[1993]39号
28	100403	营养与食品卫生学	苏学位字[1998]23号
29	100405	卫生毒理学	苏学位字[1996]11号

表8-3 专业授予点一览表（博士点）

序号	专业代码	专业名称	批准授权时间
1	100103	病原生物学（原为寄生虫学）	学位[1990]029号
2	100106	放射医学	(86)学位字011号
3	100201	内科学（血液病）	1981.11.3,国务院学位委员会批准
4	100201	（心血管病）	学位办字(86)025号
5	100210	外科学（普外）	学位办字(86)025号
6	100210	（神外）	1981.11.3,国务院学位委员会批准
7	100210	（骨外）	学位办字(86)025号

苏州医学院质量稳定学术深广的研究生教育,受到专家和学界的好评和关注。

1987年9月15日至18日,苏州医学院神经外科首届博士研究生论文答辩会隆重举行(图8-4)。在我国著名神经外科学家杜子威教授、鲍耀东教授的指导下,神经外科学博士研究生杨伟廉、蒋昆分别完成博士论文《抗人脑胶质瘤单克隆抗体的研究》和《五羟色胺自由基在蛛网膜下腔出血时致脑血管痉挛的实验研究》。经上海、南京、天津、哈尔滨等地著名专家教授联合组成的答辩委员会评审,杨伟廉、蒋昆先后顺利通过论文答辩,受到了评委们的一致好评,并提请苏州医学院授予杨伟廉、蒋昆神经外科学博士学位。

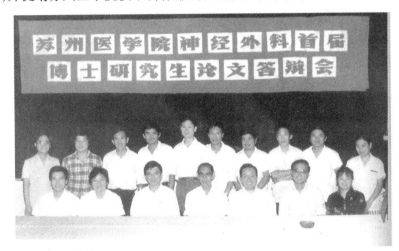

图8-4 苏州医学院神经外科学首届博士研究生论文答辩会师生合影

1989年10月4日,苏州医学院第一位内科血液学博士研究生张日,在我国著名血液学专家陈悦书教授的指导下,完成了博士论文《白血病原始细胞集落体外培养的基础研究和临床应用》,并顺利通过了答辩委员会的论文答辩,被授予内科血液学博士学位。张日博士论文中的基础研究和临床应用受到医界的关注(图8-5)。

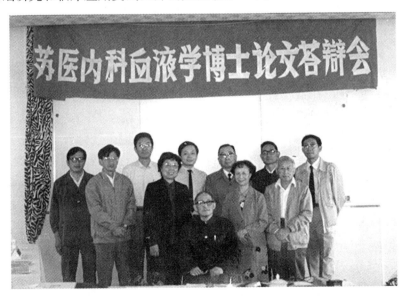

图8-5 苏州医学院第一个内科血液学博士研究生论文答辩会师生合影

1989年11月,在第九届国际神经外科大会上,朱剑虹博士在导师杜子威教授指导下完成的博士论文《单克隆抗体携带化疗药物阿霉素导向治疗人脑胶质瘤临床前研究》在大会上宣读后,受到70多个国家2000余名神经外科专家的赞誉。在第九届国际神经外科大会上,苏州医学院年轻博士朱剑虹荣获"世界神经外科青年医师"奖。

在杜子威教授和黄强教授的指导下,苏医附二院神经外科学李晓楠博士,完成博士论文《反应和免疫毒理效应的研究分化诱导因子对人脑胶质瘤细胞的生长分化及癌基因表达的调控效应的研究》,并顺利通过了答辩委员会的论文答辩,被授予神经外科学博士学位。1997年9月,在荷兰阿姆斯特丹市召开的第11届世界神经外科大会上,李晓楠博士荣获"世界神经外科青年医师"奖。

世界神经外科青年医师奖,每四年评选一次,获奖条件是35周岁以下的神经外科医生向大会投的论文,在学术创新和研究价值等方面被评审组视为最优秀的5位。设奖以来的16年内,全世界仅有30余人获奖,绝大部分来自美国、日本、德国等发达国家。在这样的背景下,苏州医学院培养的朱剑虹、李晓楠两位博士分获殊荣,能够两次代表中国登上领奖台,可谓是以非凡的实力打响了世界神经外科领域青年医师的中国品牌,并使苏州医学院成为当时我国唯一获此殊荣的高等医学院校。

1991年5月,苏州医学院放射医学90届博士毕业生胡启跃,被国家教委、国务院学位委员会授予"作出突出贡献的中国博士学位获得者"荣誉称号。这是建国以来我国首次举行的表彰活动。

2000年3月,中国第一个授予生命科学领域在读研究生的专项奖学金——"九源奖学金"评奖结果揭晓,苏州医学院院长阮长耿院士和副院长张学光教授培养的3位年轻博士生王迎春、王江方、周照华获得了三等奖,包揽了江苏省获得此奖的全部名额。

2000年3月,苏医附一院神经外科副主任医师周幽心博士荣获霍英东教育基金会第七届高等院校青年教师奖(教学奖)三等奖。

苏州医学院众多毕业的硕士研究生和博士研究生遍布神州各地、大洋彼岸,他们成绩卓著,学术精深,出类拔萃。他们在各自的岗位上,为医学卫生事业作出了自己的贡献,也为母校增添了光彩。

3. 教学安排与课程设置

苏州医学院硕士研究生的教学安排,分公共必修课、公共必选课、专业必修课、选修课和自选课五类,并于1990年起实行学分制。公共必修课与专业必修课均为学位课程,共29学分,为考试课程,百分制记载成绩。公共必选课和选修课为考试或考查课程,15学分,自选课为考查课程。公共必选课含马克思主义理论、英语、卫生统计学。课程结构除公共课程外,分基础理论课程、技能课程和方法学课程。基础理论课程含免疫学、分子生物学、高级生物化学、细胞生物学、医学遗传学、临床病理学、临床局部解剖学、临床药理学、医学心理学等课程。技能课程含同位素示踪技术、医用计算机、细胞培养技术、电镜技术、病解新技术等。方法学课程主要有临床流行病学、文献检索、医学科技写作、科研设计与方法等。在硕士研究生教学中,教师们不断积累经验,编写教材,以逐步完善教学。自编的教材有分子生物学与人类疾病、高级生物化学、病解新技术、医用电子显微镜技术、临床病理学、临床局部解剖学、科研设计与方法等。

苏州医学院博士研究生的教学安排,根据教育部规定,设政治理论课,以马克思主义原著为主,外语教学的第一外语为英语,第二外语开设日语或法语。专业课和专业基础课以自学为主,教学安排为一学期。自99级起新开设计算机统计软件,并根据教育部教研办《关于修订研究生培养方案的指导意见》,对博士生外语教学结构作了调整,不再开设第二外语,英语取消精读,侧重训练博士生听、说和写作能力,以达到进行国际学术交流的水平。

4. 管理制度与教学评估

自1978年恢复招收研究生以来,苏州医学院逐步建立和健全管理机制,制定了一系列管理条例,如《苏州医学院研究生课程考核暂行实施办法》《苏州医学院授予硕士、博士学位实施细则》《苏州医学院研究生学籍管理条例》《苏州医学院研究生思想政治工作条例》《苏州医学院关于授予具有研究生毕业同等学力在职人员硕士学位实施细则》《苏州医学院硕士、博士研究生培养方案》《苏州医学院临床医学硕士专业学位研究生培养方案》《苏州医学院临床医学硕士专业学位实施细则》《苏州医学院博士研究生中期考核暂行条例》《苏州医学院硕士生导师遴选条例》《苏州医学院关于自行审定博士生导师实施细则》等管理文件,使研究生管理逐步规范化、制度化。为了认真总结交流教书育人、管理育人的经验(图8-6),苏州医学院分别于1988年、1992年、1998年召开全院研究生工作会议。在研究生教学工作中,苏州医学院历经数次国家专家组检查与评估,均取得较好的成绩。

1996年,国务院学位委员会学位办,对全国开展在职人员以同等学力申请硕士学位工作的学位授予单位进行检查评估。苏州医学院作为受检单位之一,根据检查和评估的4项内容要求,报送了1991年至1995年期间授予夏春林等7人硕士学位的全套资料。国务院学位委员会办公室、高等学校科研院所学位与研究生教育评估所,组织了以管理专家为主的评估专家,对苏州医学院所报材料进行审查,并请同行专家对学位论文进行评估。根据国务院学位委员会《关于对授予同等学

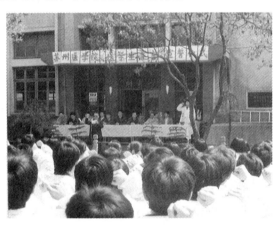

图8-6 《医学生誓言》宣誓仪式(1992年)

力在职人员硕士学位工作检查评估结果的通报》,苏州医学院顺利通过了检查。

1997年,苏州医学院分别接受了国务院学位委员会组织的对博士点的合格评估和江苏省学位办公室对硕士点的合格评估。根据国务院学位委员会学位〔1997〕52号文件精神,苏州医学院7个博士点全部一次性通过合格评估,硕士点中,除泌尿外科、人体解剖学因缺少1名60岁以下的正高职人员被限期整改,1998年经复查顺利通过合格评估,其余硕士点均一次性通过合格评估。

5. 开展在职人员申请硕士学位

苏州医学院开展在职人员申请硕士学位试点工作始于1987年,1989年国务院学位委员会批准苏州医学院为试点免予验收单位,1991年,国务院学位委员会学位办首批批准苏州医学院生理学等16个硕士点有权授予具有研究生毕业同等学力的在职人员硕士学位。苏州医学院凡有硕士学位授予权,且已授一届硕士学位的学科、专业(共27个),均接受苏州医学院和院外单位具有研究生毕业同等学力的在职人员申请硕士学位。

在职人员申请硕士学位的基础条件为:学士学位获得者,且在本专业或相近专业工作3年以上,并在工作中取得一定成绩,且外语水平全国统考取得合格证书,临床学科同时取得医学综合水平统考合格证书的在职人员。申请人符合下述条件之一,并经本人所在单位推荐,可以在职申请硕士学位为目的取得参加课程学习的资格。(1)申请人3年内曾参加全国硕士研究生招生考试且成绩达到或接近当年录取分数线,且已在本专业工作满3年。(2)申请人工作5年以上并已在省级杂志以第一署名公开发表2篇以上本专业学术论文,或者有发明创造或取得科技成果奖、教学质量奖、医疗质量奖等且表现较好的在职人员。

上述人员经审查合格将与当年录取的硕士研究生同时入学,同时办理报到注册,一经注册即取得学籍,确定导师、制订培养计划,整个培养过程与国家统招的正式研究生相同。按国家要求完成所申请专业培养方案规定的学位课程考试,完成学位论文并通过答辩,经学位评定委员会审议通过,授予硕士学位。

至1999年底,苏州医学院已授在职人员硕士学位182名,尚有在校生300余名。2000年,国家下达博士生招生指标后,在全省可以招收博士生的4所医药高等院校中,苏州医学院博士生招生数为全省第一。

6. 开办研究生课程进修班

为主动适应社会主义现代化建设和医疗卫生事业对高层次专门人才的需要,根据国务院学位委员会和江苏省学位委员会的文件精神,苏州医学院先后在苏州、南通、常州、昆山、湖州等地举办5个临床医学研究生课程进修班,1个预防医学研究生课程进修班(见表8-4)。

表8-4 研究生课程进修班一览表

办班地点	专业	人数	开学年月	教学安排	结业年月
南通	内、外科学	41	1997.9	脱产	1998.12
苏州	内、外科学	58	1997.5	每月一周	1999.4
常州	内、外科学	52	1998.6	每月一周	2000.3
昆山	内、外科学	80	1999.8	周六、周日	2001.6
湖州	内、外科学	78	1999.11	周四、五、六	2001.9
苏州	预防医学	22	2000.3	周六、周日	2002.1

2000年2月、3月,苏州医学院又分别与镇江医学院、张家港市卫生局签订了联合举办研究生课程进修班协议,分别于当年5月、9月开学。截至2000年3月31日,已有3个班共151名学员获得苏州医学院"研究生课程进修班结业证书"。他们是:南通班41名于1998年12月结业,苏州班58名于1999年4月结业,常州班52名于2000年3月结业;昆山班及湖州班分别于1999年8月和11月开学,于2001年结业。

研究生课程进修班的学生来源,由单位推荐、经入学考试录取的优秀在职人员,学历要求以大学本科毕业为主,适当吸收具有大学本科同等学力的优秀在职人员。课程班的教学活动一般为两年,以不脱产在职学习为主,基础理论课由苏州医学院从事研究生教学的教师授课;专业课以自学为主,辅以有关学科最新进展的讲座,集中授课720学时左右。

学员每学完一门课程,均进行考试或考查,成绩合格方获通过,并由苏州医学院研究生处登记成绩。学员学完规定的课程,经考试或考查成绩合格,由苏州医学院颁发"研究生课程进修班结业证书"。对其中具有学士学位并通过在职人员申请硕士学位全国外语和医学综合水平统一考试,且与苏州医学院在校硕士研究生完成同时同卷本专业培养方案所规定的学位课程考试和学位论文,可以按照《在职人员申请硕士学位条例》,向苏州医学院申请硕士学位。

7. 进行临床医学专业学位试点工作

1997年4月,国务院学位委员会第十五次会议审议通过了《关于调整医学学位类型和设置专业学位的几点意见》,将医学学位划分为医学科学学位和临床医学专业学位两种类型,并决定首先选择临床医学专业学位进行试点。1998年,国务院学位委员会《关于开展临床医学专业学位试点工作的通知》,批准了苏州医学院为临床医学硕士专业学位试点单位之一。2000年,国务院学位委员会又批准了苏州医学院为开展临床医学博士专业学位试点单位之一。国家文件规定,授予临床医学硕士专业学位的对象为:(1)临床医学硕士研究生,(2)在职临床医师,(3)临床医学七年制毕业生。

为了加强对临床医学专业学位试点工作的领导,1999年3月,苏州医学院成立了临床医学硕士专业学位指导委员会,主任委员:阮长耿;副主任委员:顾钢、吴爱勤;成员:张月芳、陈卫昌、周剑影、孟平、俞祥夏。日常工作由研究生处负责。并研究决定首先在内科学、外科学、妇产科学等临床科室中开展试点工作,医技科室暂缓试点。临床医学硕士专业学位班首批培养对象共40名,其中经国家统一招生考试录取的硕士研究生16名,经住院医师规范化培训第一阶段考核结束,并经在职人员申请硕士学位全国英语统一考试录取的在职临床医师24名。第一届临床医学硕士专业学位班的教学形式为周一至周四在各临床科室上班,以训练临床能力为主,周五、周六为集中授课。开设的课程除政治、英语、卫生统计学等公共必修课外,临床基础课及方法学课程有临床免疫学、临床药理学、临床病理学、临床局部解剖学、分子生物学与人类疾病、高级生物化学、临床流行病学、文献检索、医学科技写作、医学心理学等。

临床医学硕士专业学位的业务培养要求为:

(1)二级学科的基础训练,以二级学科的各专科轮转为主,兼顾相关学科。临床要求掌握本专业基本诊断、治疗技术、本学科常见病、多发病的病因、发病机理、临床表现、诊断和鉴别诊断、处理方法、门急诊处理、危重病人抢救、接待病人、病历书写、临床教学等技能,达到能独立处理本学科(指二级学科、内科与外科分别不少于3个三级学科)领域常见病和对下级医师进行业务指导的能力;

(2)学位课程要求完成规定的学分,总门数不少于5门;

(3)学位论文要求紧密结合临床实际,以总结临床实践经验为主,可以是临床论著或病例分析报告加文献综述。

临床医学硕士专业学位研究生在轮转期间需进行"出科考试",毕业时需按专业组织考核答辩委员会,对申请人进行临床能力考核与学位论文答辩。临床能力考核,主要考核申请人是否具有规范的临床操作和独立处理本学科常见病的能力;学位论文答辩,主要考核申请人是否掌握临床科研的基本方法。

8. 严格硕士学位、博士学位的授予

自1981年实施学位制度以来,国家制定和发布了一系列法规文件,主要有《中华人民共和国学位条例》《中华人民共和国学位条例暂行实施办法》《国务院学位委员会关于授予具有研究生毕业同等学力的在职人员硕士、博士学位》及其实施细则、国务院学位委员会《关于进一步做好在职人员以研究生毕业同等学力申请硕士学位工作若干问题的通知》、国务院学位委员会《关于调整在职人员以研究生毕业同等学力申请学位工作有关政策的通知》《关于发布〈国务院学位委员会关于授予具有研究生毕业同等学力人员硕士、博士学位的规定〉的通知》。根据国家的政策精神和《苏州医学院关于授予硕士、博士学位的规定》，凡按培养方案完成学位课程考试和完成学位论文，并经专家评阅认为已达到相应学位的学术水平者，则可以组织论文答辩，答辩通过者可提交苏州医学院学位评定委员会审议授予相应学位（图8-7）。

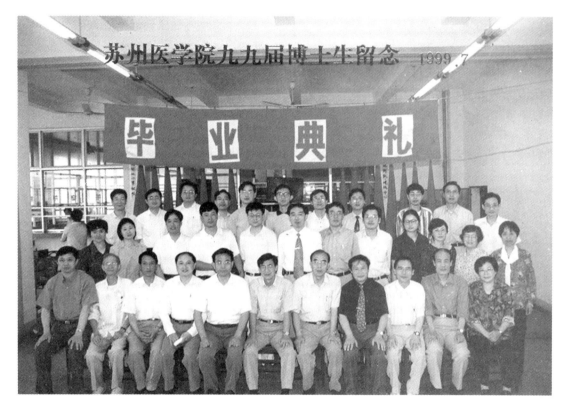

图8-7 苏州医学院院领导与九九届博士生合影
（左一为副院长葛建一，左三至右三分别为副院长王顺利、党委副书记夏东民、常务副院长顾钢、院长阮长耿、党委书记何寿春、副院长张学光、副院长朱南康）

桃李不言，下自成蹊。自1999年底开始，经过50名博士生导师（见表8-5）、233位硕士生导师的辛勤培育，苏州医学院已授予594名毕业硕士研究生硕士学位，授予105名毕业博士研究生博士学位，授予182名在职人员硕士学位，合计授予硕士、博士学位881名。

表 8-5 50 位博士生导师一览表

姓　名	研究方向	批准年份
陈悦书	白血病临床与实验研究	1981
鲍耀东	脑血管病临床与实验研究	1981
杜子威	人脑胶质瘤基础与临床	1981
朱寿彭	放射毒理	1986
董天华	髋关节外科	1986
陈易人	脾脏外科	1986
蒋文平	心律失常、心脏电生理	1986
阮长耿	血栓与止血	1986
李允鹤	寄生虫免疫	1990
苏燎原	放射生物学	1990
唐天驷	脊柱外科	1990
林宝爵	骨髓移植	1990
惠国桢	人脑胶质瘤基因治疗的实验研究	1990
陆惠民	分子原虫学	1993
张志德	乳腺与胃肠道肿瘤	1993
郑祖根	创伤外科、周围血管外科	1993
黄　强	脑肿瘤分子生物学	1993
郑斯英	辐射遗传	1993
李士骏	辐射事故剂量估算	1995
夏学鸣	白血病临床与实验研究	1995
周　岱	脑血管病临床与实验研究	1995
包仕尧	脑血管病基础与临床	1995
张学光	血液免疫、肿瘤免疫	1995
薛永权	白血病细胞和分子遗传学	1997
张锡庆	小儿矫形外科	1997
顾振纶	心血管药理	1997
江家贵	辐射效应及自由基生化	1997
赵经涌	放射性核素内照射损伤效应	1997
童　建	辐射分子生物学	1997
范　我	放射性药物	1999
诸葛洪祥	蜱螨与疾病的关系	1999
陈子兴	白血病分子生物学及基因治疗	1999
王兆钺	血栓与止血	1999
刘志华	心律失常	1999
李德春	肝胆疾病及外科感染	1999
俞光弟	神经生物学	1999

续表

姓　　名	研究方向	批准年份
钱海鑫	肝胆外科	2000
杨惠林	脊柱外科	2000
孙俊英	髋关节外科	2000
沈振亚	心胸外科	2000
严春寅	泌尿外科	2000
杨建平	麻醉外科	2000
杨向军	心血管内科	2000
胡华成	呼吸内科	2000
董启榕	周围血管外科	2000
吴浩荣	腹部外科	2000
刘春风	脑血管病	2000
兰　青	神经外科	2000
吴锦昌	临床核医学	2000
杨吉成	基因工程	2000
沈云志	消化内科	2000

9. 建立博士后科研流动站

博士后流动站为优秀青年博士提供了较好的工作、生活条件和学术思想活跃、富有竞争性的环境,促进了优秀人才的迅速成长,有利于人才合理流动和学术交流,有利于争取优秀留学人员回国服务,为培养造就当代科学技术发展需要的高水平人才,发挥了重大的作用。

我国博士后制度是在改革开放的形势下,借鉴国外经验并结合我国的实际情况而建立起来的。博士后科研流动站,具体是指:按照规定条件,评审出一些学术水平较高、科研和后勤条件较好的高等学校或科研机构,批准其在某些学科内招收国内外刚刚获得博士学位的优秀年轻博士从事博士后研究工作。根据国务院学位委员会新的学科调整和博士后研究制度发展的需要,经1998年11月第四届专家组评审,人事部、全国博士后管委会批准苏州医学院的临床医学为博士后科研流动站。苏州医学院临床医学一级学科范围的博士生导师均可招收博士后研究人员。1999年3月12日,苏州医学院接到国家人事部、全国博士后管理委员会人发(1999)10号文,批准在苏州医学院设立临床医学博士后科研流动站。

1999年5月22日,苏州医学院临床医学博士后流动站暨苏州医学院第一临床医学院在附属第一医院正式挂牌。来自部、省、厅、市的有关部门领导及兄弟院校代表出席了揭牌仪式(图8-8)。当日还举行了人才培养研讨会,苏州医学院常务副院长顾钢主持了研讨会,苏州医学院院长阮长耿院士作了重要讲话。中科院陈中伟院士来院表示热烈祝贺并发表热情洋溢的讲话。国家人事部博士后管委会办公室、苏州市市长陈德铭分别发来贺电、贺信表示祝贺。在研讨会和揭牌仪式隆重举行的同时,苏医附一院还举行大型专家义诊活动。博士后流动站成立不久,1999年9月,惠国桢、包仕尧两位博士生导师首批招收2名博士后研究人员。他们分别是北京协和医科大学毕业的田野博士和华西医科大学毕业的陈革博士。两位博士进站后从事临床医学神经外科学方面的研究工作。

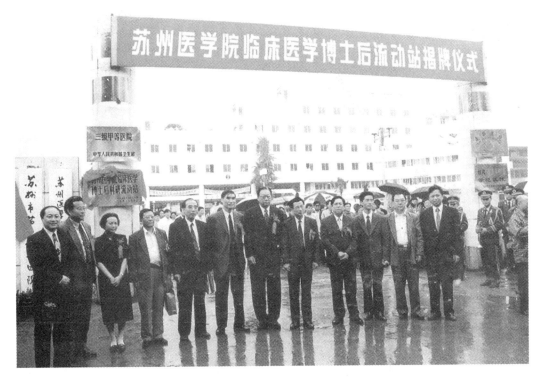

图 8-8 苏州医学院临床医学博士后流动站揭牌仪式

第三节 形式多样的成人高等教育

成人高等教育,是适应社会发展需要和培养人才的高层次继续教育,它包含学历教育和非学历教育。1985年,苏州医学院恢复夜大学招生,由教务处下设的职工教育科管理;1988年更名为苏州医学院夜大学办公室;1995年11月成立成人教育部,与夜大学办公室合署办公,一套班子,两块牌子。1995年12月成立成人教育处,尔后,成人教育处更名为成人教育学院。苏州医学院在开展成人高等教育过程中,适应需要,调整专业,优化结构,主动服务,努力开创学校成人高等教育新局面。

1. 调整专业设置,增强适应能力

成人高等学历教育的对象主要是在职从业人员,因此,成人高等教育的实质是专业教育,进行专业训练,提高专业水平。在专业设置上,苏州医学院注意遵循需要与可能的原则。

1985年至1993年,为苏州医学院夜大学的恢复和稳步发展阶段,主要设临床医学和护理学两个专科专业。自1994年起,苏州医学院夜大学开始进入了深化改革、加快发展的阶段,由3个专业增至9个专业,招生数由每年20～80人,增至800余人;招生范围由苏州市区扩大至全市乃至省内外其他地区;办学层次由专科扩大至本科和专升本;办学形式由业余(夜大学)扩大至脱产班。夜大学在校生规模自1985年的88人增至1999年的2804人。

苏州医学院按照专业人才培养目标,制订和实施教学计划和教学大纲,参照全日制高等医药院校相应或相关专业的教学计划,于1993年对医学类各专业专科的教学计划进行修订。

修订内容主要是:(1)调整课程设置,开设邓小平理论概论课,增设计算机应用基础课,加强预防医学内容,免学拉丁语,增加英语学时数。(2)每年按40周安排教学,每周教学时数为12~14学时左右,将理论教学总时数(包括课堂讲授、实验课)控制在1800~2000学时。(3)保证专业课理论教学学时数达到理论教学总时数的40%。(4)正确处理公共基础课、专业基础课和专业课学时数之间的比例配制,分别约为27%、33%和40%;基础理论和专业基础理论以应用为目的,以必需、够用为度,以掌握概念、强化应用为教学重点;专业课内容重视加强针对性和实用性。(5)注意处理好理论与实践的关系,加强实践教学环节,4年制夜大学的第8学期全部脱产,在县级以上(包括县级)医院进行毕业生产实习20周,毕业考试2周。

临床医学专业高中起点本科和专科起点本科的教学计划则参照全日制同专业本科教学计划制订。医学类各专业专科夜大学(业余)的修业年限4年,脱产班3年;本科夜大学(业余)的修业年限5.5年,专科起点本科(业余)3年。夜大学的课程安排一般是每周2~3个晚上,每晚3学时,另双休日利用一天,为8学时。将一学期内的数门课程,根据课程间的衔接和规律,使2~3门课,相对集中在一段时间内完成,学生学完一门考一门,提高了教学效果,减轻了学生期末考试的过重负担,受到学生普遍欢迎。

2. 加强成教管理,注重成教质量

成人高等教育是国家高等学历教育的一个重要组成部分,培养目标必须达到全日制同层次、同专业的合格水平,同时要体现成人教育的特点。因此,加强教务管理,保证教学质量,是成人高等教育具有强大生命力的关键与基础。

在成人高等教育中,课堂讲授是教学的基本形式,理论课时数(包括讲课和实验)是教学计划与教学活动的重要组成。苏州医学院成教院办公室,根据专业教学计划规定的教学进程表,在每学期开学前通过系(部)向有关教研室下达教学任务、课时数和日课表,由教研室安排任课教师和编制教学日历,经系(部)审定后送成教院执行。成教院将日课表和教学日历印发给教师和学生,在运行中师生双向考勤,相互监督,教学管理干部亦积极参与。

为缓解工学矛盾,减轻学生学习负担,改学期末集中考试为学期内分散考试,试行几门课相对集中上课,课程结束后及时考试。各专业专科的英语和计算机应用基础两门公共课,自1996级开始参加历年由江苏省教委组织实施的抽查考试(统考),其他课程由校内组织考试。临床医学专业本科和专升本的课程考试则与苏州医学院全日制本科使用同一试题库,该试题库为教育部高等教育司主持编制的《全国普通高等学校基础医学课程国家试题库》(1998)、《高等医学院校临床医学专业综合考试国家试题库》(1995)、《高等医学教育临床医学专业毕业实习后综合考试国家试题库》(1996),后二者含内科、外科、妇产科、儿科、传染科和神经科。

为了加强考试管理,苏州医学院成人教育学院制定了《苏州医学院夜大学考务管理办法》《苏州医学院夜大学考场规则》《苏州医学院夜大学监考人员守则》《苏州医学院夜大学考试情况统计表》《苏州医学院夜大学考场情况表》等考试管理文件和附件,并规定凡教学计划设置的课程都需进行考试。

为加强和完善成教院的教育教学管理,除上述考试管理文件,还制定了《苏州医学院成人高等教育学生学籍管理细则》《苏州医学院夜大学教师工作规程》《苏州医学院夜大学关于在成人教育中加强德育工作的意见》《苏州医学院夜大学作业管理办法》《苏州医学院成人高教教学点经常性教学管理工作日程表》等。随着校外教学点的增多,为加强规范化管理,提高教学质量和交流教学经验,自1996年起,每年召开一次苏州医学院成人教育教学工作会议,围绕共同关心的议题进行研讨,会后以会议纪要的形式归纳研讨内容和提出下一阶段的工作要求。

3. 突破单一培养规格,建立专业证书制度

随着我国成人教育改革的深入和发展,成人高等教育突破了单一的培养规格,对学员实行毕业证书、单科合格证书、专业证书三种证书制度。1988年4月,国家教育委员会、人事部下发了《关于成人高等教育试行(专业证书)制度的若干规定》。按照上述文件和规定的要求,苏州医学院于1990年3月开始接受苏州市卫生局的委托,经江苏省卫生厅同意和江苏省教育委员会、江苏省人事局批准举办《专业证书》教学班。历届各《专业证书》教学班的开办均按上述程序获得批准,苏州医学院负责学员的入学考试,包括文化基础考试和专业考试两部分,前者考试科目为语文和数学,后者因专业而异,为内科学或人体解剖学或化学。学员入学资格由委托办班的省业务主管部门即省卫生厅负责审查,省教委、省人事厅负责审核。凡符合规定入学条件的学员,学完教学计划规定的全部课程,考试合格者,发给成人高等教育《专业证书》,该证书由省教委统一印制,苏州医学院盖印,经上级有关主管部门验印后,由苏州医学院颁发。自1990年以来,共举办11个《专业证书》教学班,培养学员638名。

历届《专业证书》教学班的情况如下:

(1) 1990年10月至1992年7月,受苏州市卫生局委托,举办内科《专业证书》教学班,学员36名。

(2) 1997年11月至1998年10月,受苏州市人事局和苏州市卫生局委托,举办3个《专业证书》教学班。其中,药学《专业证书》教学班,学员34名;护理学《专业证书》教学班,学员81名;临床医学《专业证书》教学班,学员138名,其中78名以张家港市生源为主。

(3) 1998年10月至1999年12月,受常州市计划生育委员会和苏州市卫生局委托,举办3个《专业证书》教学班。其中,计划生育《专业证书》教学班,受常州市计划生育委员会委托,学员53名;护理学《专业证书》教学班,受苏州市卫生局委托,学员52名;临床医学《专业证书》教学班,受苏州市卫生局委托,学员62名。

(4) 1999年10月,受苏州市卫生局委托,举办3个《专业证书》教学班。其中,药学《专业证书》教学班,学员33名;护理学《专业证书》教学班,学员82名,其中56名以张家港市生源为主;临床医学《专业证书》教学班,学员22名。此外,受武进市卫生局委托,举办临床医学《专业证书》教学班,学员45名。

为适应经济建设和社会发展的需要,苏州医学院举办的《专业证书》教学班,不仅进一步提高卫生技术人员的业务水平,而且也为成人高等教育的发展注入了新的活力。

第四节 科学研究的发展与师资队伍的建设

苏州医学院是一所具有优良学风和科研传统的高等医学院校。教师既要从事教学工作,又要从事科学研究工作,历来注重基础与临床结合,医学与药学结合,医学与理工科结

合,注重学科间的渗透与交叉,并随着历史的变迁,逐步形成了特色学科和优势领域(图8-9),在国内医学领域享有一定声誉,甚至在国际上也具有一定影响。

1985—2000年是苏州医学院科技工作和师资队伍建设快速、持续、健康发展的时期。在加强师资队伍建设与发展,科研方向和领域的结构调整,科研机构的设置和专职科研队伍的充实等方面,都取得了丰硕成果,对经济建设和科技发展作出了较大贡献。

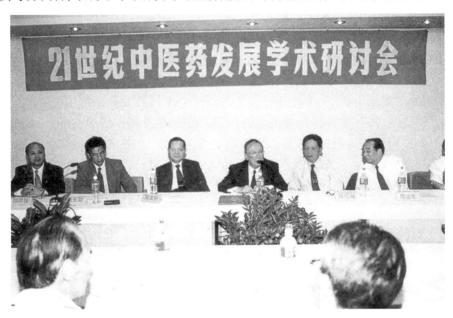

图8-9　全国人大副委员长吴阶平(右三)来院视察,并参加21世纪中医药发展学术研讨会

1. 调整研究方向和领域,设置"七所一室三中心"

"文革"结束之后,随着改革开放的逐步发展,苏州医学院科研机构设置,有了一个质的飞跃。各专业的教研室、科室一级的研究室逐年增加,在此基础上,院一级的科研机构也逐年成立。到1999年底为止,苏州医学院拥有"七所一室三中心":核工业放射医学研究所(1983年)、江苏省血液研究所(1988年)(图8-10)、医学生物技术研究所(1990年)、苏港合作苏州中药研究所(1991年)(图8-11)、核医学研究所(1994年)、神经科学研究所(1995年)、辐照技术研究所(1997年),核医学生物技术部级重点实验室(1994年)(图8-12),核工业核事故医学应急中心(1992年)、核工业实验动物中心(1987年)、江苏省太湖实验动物开发中心(1997年)等

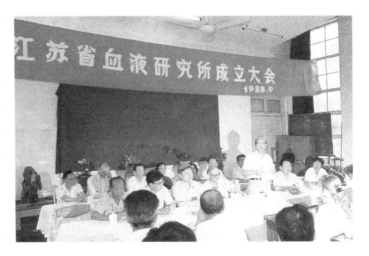

图8-10　江苏省血液研究所成立大会(1988年9月)

11个院级研究机构。

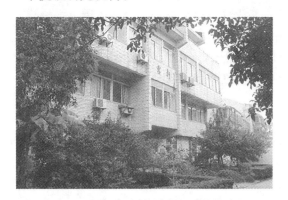
图8-11　苏港合作苏州中药研究所外景

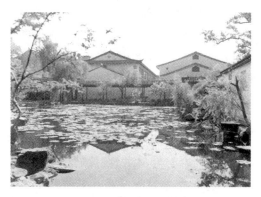
图8-12　核医学生物技术部级重点实验室外景

2. 抓住机遇突出"核"字,促进重点学科发展

为了适应社会主义市场经济发展和深化科技体制改革的需要,在调查研究的基础上,苏州医学院先后制定了"七五"、"八五"、"九五"科技发展规划,形成苏州医学院科研机构及其管理网络化。逐步确立了抓住机遇,突出"核"字,深化为核事业服务的内涵,加大为核事业服务的力度,以"两医两技",即放射医学、核医学、生物技术、核技术四个领域为中心,发挥学科群体、研究生培养、重点实验室和国际合作四大优势,加速科技成果向专利、商品、产品、经济和社会效益四个方面转化,推动全院科技工作的全面发展。

为了搞好科研(技)管理工作,使其规范化、制度化、科学化,逐步建立了一系列规章制度,如《苏州医学院科技奖励办法》《苏州医学院青年科学基金暂行办法》《苏州医学院科研经费财务管理办法》《苏州医学院科研工作暂行条例》《关于支持和激励科技工作的若干规定》《苏州医学院关于科研项目管理的办法》等。

为了激励和支持科技工作及成果转化,1996年,苏州医学院出台了一系列优惠政策,设立和完善了5项奖励政策和4项基金。即:提高科研立项奖金额,增设论文发表奖,扩大支持论文发表版面费,设立成果奖的配套奖金和科研项目申报组织奖等5项奖励政策,增加院青年科研基金,设立回国人员科研启动基金、重点实验室运转基金和专利基金等4项基金,引起了较大反响,收到了较好效果。

国内外大学的经验表明,要建

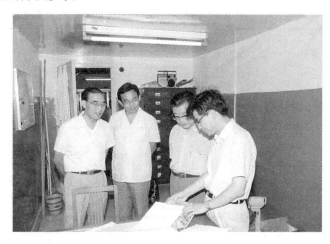
图8-13　核工业部部长蒋心雄(右二)来苏州医学院视察

设高质量的大学,必须以高水平的科学研究为先导,科学研究工作与时俱进,跟上世界科技发展潮流,则将带动学科的建设和演进。为了建立有自身特色的重点学科,在全国取得领先地位,苏州医学院十分重视学科的建设和发展(图8-13)。伴随着学校科研工作的深入发展,在提高了原有学科水平的基础上,初步形成了一些较新的基础学科与应用学科,尤其是

具有自身特色的重点学科。

1985年以来,苏州医学院先后共获得中国核工业总公司批准的7个部级重点学科、3个重点临床科室、5个江苏省卫生厅批准的省级临床专科,学校审批了8个重点学科。

中国核工业总公司批准的部级重点学科(临床重点专科)为:放射医学、劳动卫生与职业病学、核医学、生物技术、内科学(血液)、外科学(烧伤)、急救医学、神经外科学、神经内科学、骨外科学。

江苏省卫生厅批准的重点临床专科为:神经外科学、骨外科、血液科、心血管科、产科。

苏州医学院审批的院级重点学科为:放射医学、病原生物学(原寄生虫学)、神经外科学、骨外科学、普外科学、血液病学、心血管病学、核医学。

3. 重大科研课题与主要科研成果

科研课题和科研成果是一所高校学术水平的集中体现。苏州医学院历来十分重视科研课题和科研成果,因此在全国高校具有一定的学术地位,并有较大影响,尤其是1985以来,科研课题和科研成果逐年增长,主要表现在重大课题申报、论文发表、科研成果获奖、科技开发成果获奖和转让以及专利授予等4个方面。

(1)承担部、省级以上科研课题(含重大项目)。

苏州医学院各级领导和科研管理部门齐心协力,在总结"八五"和规划"九五"科研工作的基础上,努力组织教师和科研人员积极申报课题,动员和组织更多人员和力量参加国家、部委和省级重点项目的申报。苏州医学院历年来承担国家自然科学基金项目73项(见表8-6);承担国防预先研究项目3项;承担核科学基金和核能开发项目11项;承担中国核工业总公司核能开发项目12项;承担江苏省各类科研基金项目和社会发展项目及重点项目(不含附一院、附儿院)34项;承担国际原子能机构(IAEA)及其他国际合作项目5项;承担卫生部及其他部级科研项目(包括"八五"、"九五"攻关、863计划)12项。

表8-6 1982—1999年苏州医学院获得国家自然科学基金项目统计表　单元:万元

年份	项目数	总经费	备　　注
1982	2	20	1982—1985为中科院科学基金项目
1983	1	3	
1984	1	9	
1985	3	6.5	
1986	11	37	
1987	6	14	
1988	3	9	
1989	1	3	
1990	7	29	
1991	4	16	
1992	2	10	
1993	3	10	
1994	5	51	其中杰出青年人才基金项目一项
1995	2	5	
1996	7	115	其中杰出人才科学基金项目一项

续表

年份	项目数	总经费	备注
1997	5	47.5	
1998	5	153	其中重点项目一项
1999	5	70	其中重大项目一项（参加）
合计	73	604	

（2）科技论文发表排名。

自1987年受国家科委（1998年改为科技部）的委托，中国科技信息研究中心开展了"中国科技论文统计与分析研究"以来，每年年末都对全国高校、科研机构论文发表的情况召开新闻发布会，公布统计结果的排名榜，出版《中国科技论文统计与分析年度研究报告》，已在全国科技界和高教界产生了深远影响，树立了权威性。《年度研究报告》分为《SCI》《EI》《ISTP》等3种世界权威文献检索引刊物统计的科技论文发表情况，我国1200余种国内主要期刊发表的科研论文情况，以及论文发表后被引用的情况。统计结果表明，苏州医学院科技论文，无论是SCI收录数，还是国内发表的统计数，均居全国高校和医学院校前列。1991—1995年期间，苏州医学院被《SCI》收录的论文数，在全国千余所高校中名列第62名，在全国130余所医药类高校中名列第13名，在江苏省9所医药类高校中名列第一。1999年11月11日《健康报》上用较大的篇幅发表了研究性文章：《从排榜看发展——中国医学科技10年回顾与审视》①。该篇研究性文章显示，1989—1998年10年间《SCI》收录的论文，苏州医学院共有111篇被录用，名列全国高校第79名，医学院校第16名（见表8-7）；在1994—1998年论文数最多的前20所医学院校排名中，苏州医学院以1204篇的业绩名列20位②（见表8-8）。在这两次排名榜中，苏州医学院是唯一的一家医学院建制院校，能与国内著名（知名）医科大学比肩入围20强之中，可见其科研力量和学术水平在全国高等院校中具有一定的地位。

表8-7　1989—1998年《SCI》收录的中国高校科技论文排名榜（医学类）

单位	全国高校位次	89年	90年	91年	92年	93年	94年	95年	96年	97年	98年	总计
北京医科大学	11	49	84	48	92	66	71	103	84	82	118	797
上海医科大学	21	45	66	61	44	55	48	74	66	58	84	601
第二军医大学	31	31	35	41	38	28	23	37	32	25	52	342
上海第二医科大学	33	32	35	18	32	28	17	46	52	17	41	318
第四军医大学	37	30	33	31	40	37	30	16	21	18	35	291
湖南医科大学	39	16	30	16	13	17	17	27	36	41	51	266
中国协和医科大学	45	19	41	26	31	23	19	6	2	4	40	211

①② 《从排榜看发展——中国医学科技10年回顾与审视》，1999年11月11日《健康报》第三版。

续表

单　　位	全国高校位次	89年	90年	91年	92年	93年	94年	95年	96年	97年	98年	总计
中山医科大学	47	25	26	14	31	23	17	8	31	25	12	210
同济医科大学	52	16	33	15	19	19	7	18	18	10	19	174
第一军医大学	53	8	13	9	16	10	9	24	30	20	30	169
华西医科大学	56	10	15	17	26	11	11	16	15	14	18	153
首都医科大学	59	6	3	6	13	20	8	14	28	20	30	148
浙江医科大学	64	11	17	15	11	8	10	9	18	15	13	127
第三军医大学	66	6	9	10	12	11	5	13	25	6	27	124
中国药科大学	73	11	11	12	19	9	3	4	13	16	20	118
苏州医学院	79	7	13	17	11	23	6	5	9	7	13	111
白求恩医科大学	81	5	18	12	18	16	8	11	11	3	8	110
南京医科大学	83	11	16	7	8	13	10	12	15	9	5	106
中国医科大学	86	8	12	12	15	12	3	9	6	13	10	100
天津医科大学	95	5	10	5	7	7	6	14	13	3	7	77

表8-8　1994—1998年论文数最多的前20所医学院校

位次	单　　位	94年	95年	96年	97年	98年	总　计
1	北京医科大学	977	940	946	1033	1212	5108
2	上海医科大学	607	603	684	710	865	3469
3	第四这医大学	569	488	638	685	935	3315
4	第二军医大学	493	585	642	685	792	3197
5	上海第二医科大学	454	458	537	562	745	2756
6	中山医科大学	432	435	504	608	761	2740
7	第三军医大学	397	461	543	612	719	2732
8	同济医科大学	453	478	374	503	677	2485
9	华西医科大学	400	399	420	480	578	2277
10	白求恩医科大学	412	335	439	368	613	2167
11	第一军医大学	330	386	363	469	593	2141
12	首都医科大学	310	338	342	475	557	2022
13	中国医科大学	323	328	368	410	502	1931
14	湖南医科大学	310	310	373	381	538	1912
15	浙江医科大学	276	264	294	288	360	1482
16	南京医科大学	235	171	322	329	385	1452
17	西安医科大学	251	248	287	274	247	1307
18	湖北医科大学	202	199	228	293	367	1289
19	哈尔滨医科大学	224	244	294	226	254	1242
20	苏州医学院	170	192	261	262	319	1204

苏州医学院被《SCI》收录论文的引用次数列全国高校第 47 名,医药类高校第 8 名,江苏省医药类高校第 1 名,其中苏医附一院陈子兴教授发表在《Blood》的一篇论文《全反式维甲酸治疗急性早幼粒白血病患者的临床和实验研究》被国际引用次数之多,连续 3 年(1994—1996 年)列全国(包括科研院所)之冠(图 8-14)。

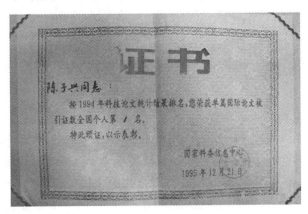

图 8-14　陈子兴获国家科委信息中心颁发单篇国际论文被引证数全国个人第一名的表彰证书

(3) 科研奖项,硕果累累。

历年来,苏州医学院获国家级科研成果二等奖 3 项、三等奖 6 项(见表 8-9);获部、省级科研成果一等奖 2 项、二等奖 68 项、三等奖 336 项(见表 8-10)。

表 8-9　苏州医学院历年来获国家级科研成果奖一览表

序号	获奖名称	等级	获奖年份	项目名称	主要完成人
1	科技进步奖	三	1991 年	新型生物敷料辐照猪皮的研究和临床应用	唐忠义、陆兴安、林伟、祁强、石洪福
2	科技进步奖	三	1992 年	抗人血小板单抗的研制及其在血小板糖蛋白结构和功能研究中的应用	阮长耿、奚晓东、李佩霞、杜晓平、万海英
3	科技进步奖	三	1997 年	信号核素 ^{134}Cs 的放射互理研究	朱寿彭、王六一、夏芬、曹根发
4	科技进步奖	三	1998 年	研究抗人活化血小板单克隆抗体 SZ—51 的研制及其在血栓研究中的应用	阮长耿、吴国新、顾建明、李佩霞、万海英、吴锦昌、何广仁、奚晓东
5	科技进步奖	二	1980 年	尿激酶的药理研究	药理教研室(与上海医工院合作)
6	科技进步奖、同时获国家发明奖、日瓦国际博览会奖	三 铜牌奖	1986 年 1987 年	PD—程控心刺激仪	蒋文平、汪康平(与上海复旦大学合作)
7	国家发明奖	二	1985 年	疟疾和矽肺治疗新药羟基哌喹及磷酸盐	周立人等(与全国多家单位协作)
8	科技进步奖	二	1990 年	717 装置研究	杨吉成与部队单位合作
9	国家发明奖	三	1989 年	一个新的血小板活化剂—TMVA	阮长耿(与昆明药物所合作)

表8-10　苏州医学院历年来获部、省级科研成果三等奖以上奖项的统计表

年份	78—88	1989	1990	1991	1992	1993	1994	1995	1996	1997	1998	1999
一等								1			1	
二等	25	5	3	2	4	4	4	2	8	2	5	4
三等	66	23	22	13	22	22	22	18	25	25	39	39

（4）科技开发成果获奖和转让及专利授予。

历年来,苏州医学院科技开发成果,在国际和全国性评比中获奖7项次;科技成果推广和技术转让有41项。

专利是知识产权保护的重要形式,也是科技开发成果的重要体现。我国的专利工作开展较晚,始于20世纪80年代的中期。在我国刚刚开展专利工作时,苏州医学院就开始了这项工作,至2000年4月,共授予专利28项,其中发明专利11项。值得一提的是发明专利"空气离子化除臭氧电极",是在1985年4月1日我国正式实施专利法时首批申请的,该项专利发明还同时申请了美国、日本、西德、法国等国外专利,并最终获得了法国和西德的专利权。

4. 为核安防和核事业保驾护航

苏州医学院归属中国核工业体系已有30余年,在中国核工业总公司（前身为核工业部、第二机械工业部）的领导下,为适应核工业发展需要,调整和增设了放射医学、核医学、核技术、生物技术等专业,组建了一批服务于核事业的研究机构;为适应核电发展,成立了核事故医学应急中心,成为核事故医学技术后援单位。在核医学领域的诸多方面,苏州医学院代表着国家水平,并逐步形成了两医（放射医学、核医学）、两技（核技术、生物技术）为主要特色的高等医学院校。

苏州医学院承担着核安全、环保和卫生等领域重要任务,成为中国核工业体系中的重要成员。多年来,学院为中国核工业系统培养各级各类专业人才7000多人,参与了四一六医院、四一九医院、香蜜湖友谊医院、核工业北京医院的建设,并承担核工业所属医院的医疗新技术推广和卫生技术人员的培养,疑难杂症的转诊、会诊;多次参加"两弹一艇"的现场试验和环境检测,为核工业进行辐射流行病学调查和健康评价,为核潜艇机组人员及秦山、大亚湾核电职工进行"零点"健康检查,对黄海、渤海和长江水系辐射水平调查,多次组织师生下厂、下矿和参加秦山核电站义务劳动及巡回医疗,为核辐射防治和核事故医学应急进行预先研究。1985—2000年期间,学院承担了国防预研项目"七五"、"八五"、"九五"计划,围绕着电离辐射的生物效应、防护、诊治以及核技术在生命科学和医学上的应用等领域展开了一系列研究,投入了千余人次,承担课题600余项（次）,发表论文2000余篇,获得国家、部（省）级三等奖以上科技成果200余项。1992年全国首届核事故医学应急学术研讨会上,苏州医学院参加人数和发表论文数居全国第二位（仅次于军事医学科学院）。

苏州医学院与国际原子能机构（IAEA）、国际放射防护委员会、联合国辐射效应科学委员会等国际机构保持着密切联系,先后多次承担IAEA的核医学培训班、医疗用品辐射灭菌质量控制培训班及辐射硫化研讨班;1986年,苏联切尔诺贝利核电事故期间,多次派专家赴现场考察和救治,并在苏州进行24小时连续监测。

为保障核电安全和稳定运行,中国核工业总公司实施以核安全为中心,强化职业医疗、

环境保护、放射性废物处理、辐射防护体系的调整和改革。苏州医学院凭借天时地利人和的优势,成为核环保集团的重要一员,为核工业安全运行保驾护航。

5.《苏州医学院学报》的作用与影响

《苏州医学院学报》自1981年复刊后,1987年经国家科委、中宣部批准为全国性正式刊物(限国内发行);1988年经国家科委和新闻出版署复查和重新登记,批准为国内外公开发行刊物。1984年前不定期出版,1985年开始定为季刊,1994年开始改为双月刊,从1998年至今为月刊。1981年8月至1985年采用总期编号(共出版10期),1986年开始取消总期号,按每一年一卷,从1981年起计算,连续编卷号至2000年已出版20卷。

从1992年开始,《苏州医学院学报》成为中国科技论文统计分析源期刊之一,并被国际原子能机构(INIS)、《中国生物医学光盘数据库》(CBMdisc)、《中国科技期刊管理数据库》以及《中国医学文摘》各学科分册等20多种数据库及文摘刊物收录。1999年加入《中国学术期刊(光盘版)》、"中国期刊网"和"万方数据(Chinalnfo)系统科技期刊群",进入因特网提供信息服务。《苏州医学院学报》在1989年全国高等医(药)学院校学报质量评比中获优秀编辑奖;1993年获部级科技进步奖三等奖(中国核工业总公司);1995年在由国家教委和江苏省教委组织的全国、全省高等学校自然科学学报系统优秀学报评比中分别获得三等奖(全国)、二等奖(全省);1995年还在江苏省新闻出版局、江苏省科委等组织的省首届"双十佳期刊"及优秀期刊("洋河杯")评选中荣获优秀期刊奖,并被定为江苏省一级期刊。学报对促进学术队伍的成长、科学技术的发展和国内外学术交流,都发挥了比较重要的作用,在国内外享有一定的声誉。

6. 图书馆文献资源建设与服务

高等院校的图书馆是学校的文献信息中心,是为教学、科研服务的学术性机构,同时又是办学水平的标志、对外交流与服务的窗口。

苏州医学院图书馆直属分管院长领导。1982年起,苏州医学院图书情报委员会成立,作为管理图书情报工作的咨询和协调机构,委员会由分管院长担任主任委员,由资深教授及有关职能部门负责人任委员。1985年,图书馆下设采编部、流通部、期刊部、医学信息部。部以下又按工作范围或工作流程划分成业务工作室。各部设正、副主任。1997年,成立文献检索教研室。馆舍为5094平方米的两幢大楼。全院5个附属医院都有图书馆,放射医学系、社会科学部、外语系等均设资料室。

根据学校发展规划,苏州医学院图书馆文献资源建设,紧密结合学科建设和科学研究方向,至1999年底,累计馆藏307万册。馆藏3141种期刊中,外文刊1937种(其中原版刊180种),中文刊1204种。已初步形成以核医学、放射医学、血液学、心血管科学、神经科学为重点的馆藏特色,1992年成为中国核工业总公司核医学专业文献中心。

为更好地发挥馆藏期刊的作用,现刊阅览、复印、过刊装订工作一贯受到重视,不少期刊完整保存至今。如《CA》从1907年创刊至今无缺。每年编制《苏州地区医药外刊联目》,促进期刊资源共享,全馆每年接待读者22万人次左右。

7. 师资队伍培养与国外智力引进

根据《中国教育改革和发展纲要》中指出的"建设一支具有良好政治业务素质、结构合理、相对稳定的教师队伍,是教育改革和发展的根本大计","要进一步加强师资培养和培训工作"以及国家教委《关于印发〈高等学校教师培训工作规程〉的通知》精神,苏州医学院特别注重加强师资培养和职工教育工作,把它作为一项具有战略意义的任务。

针对实际情况,苏州医学院制订了《苏州医学院"九五"师资培训规划》《苏州医学院"九五"师资队伍建设规划》等一系列师资培训计划并付诸实施,分别对助教培训、讲师培训、副教授培训、学科带头人和骨干教师培训作了规定和要求。继续强调师资培养工作"三为主"的原则,即国内培养为主、在工作实践中培养为主、个人刻苦自学为主的原则。把培养中青年和骨干教师作为重点,强调基础理论、边缘学科、新兴学科的学习研究和教学、科研、医疗实践的锻炼,不断提高学识水平。根据需要可参加国内外重点院校高级访问学者的培训,少数学科建设需要也可出国短期、单科进修学习,以提高学术水平,掌握学科发展前沿动态。

加强师资队伍的培训和引进与提高,使师资管理规范化、制度化,这不仅有利于加强师资队伍的建设,而且有利于提高学校的教学质量。在不同时期,苏州医学院制定了《苏州医学院在职职工关于报考研究生的若干规定》《苏州医学院在职职工出国留学工作的实施细则》《关于引进高层次人才优惠措施的暂行规定》等师资管理政策,取得了明显效果。苏州医学院一批又一批各门学科的学术带头人、在国内外有影响的专家、学者和中青年骨干教师,在各自工作岗位上不断地得到茁壮成长。苏州医学院教师被列入各级政府的跨世纪学术带头人及优秀骨干青年教师有75人;国家级及部、省级有突出贡献的中青年专家有15人;享受国务院特殊津贴的有72人;在全国、省级学术团体任委员、理事、副主委、主委的有98人次(不含附一院、附二院、附儿院)。

改革开放20余年来,苏州医学院通过聘请国外专家、学者和教师,在提高教学质量、科研和医疗水平,加强重点学科和师资队伍建设等方面取得了较好成绩。据统计,1986年以来,苏州医学院聘请长期外教22名,他们分别来自澳大利亚、英国、美国、日本和法国,培养了一届又一届医学和外语人才。授予国外专家、学者为苏州医学院名誉教授8名,客座教授51名。这些知名的中外专家教授,为苏州医学院的建设和发展作出了杰出的贡献。

师资队伍的培养与国外智力的引进使苏州医学院教师的思想素质、知识结构、业务能力、学历结构上一个新的台阶,为苏州医学院建设一支面向核事业、面向社会、面向现代化、面向世界的师资队伍打下良好的基础。

第五节 国际交流合作与国际医疗援助

党的十一届三中全会后,随着改革开放形势的深入发展,苏州医学院努力扩大对外交流的渠道,促进了对外交流与合作的发展,与国外学术交流日趋频繁。1984年成立外事办公室(1993年后与院办合署办公),高度重视与国外发展合作交流及国际医疗援助,大力开展民间交往活动,建立新的合作伙伴,如选派人员出国出境留学、进修、科研等;与海外著名医学院校、科研机构和基金会等建立友好合作关系;重视医学教育的国际化要求;重视邀请外籍教师、学者、专家来苏州医学院讲学、访问、科研等。1994年,中国核工业总公司将苏州医学院作为科技发展基地、人才培养基地和国际交流基地,为苏州医学院全方位地开展国际学术交流,探索多种渠道引进国外智力,注入了新的动力和新的活力,有力地推动了苏州医学院教学、科研、医疗工作的长足发展(图8-15)。

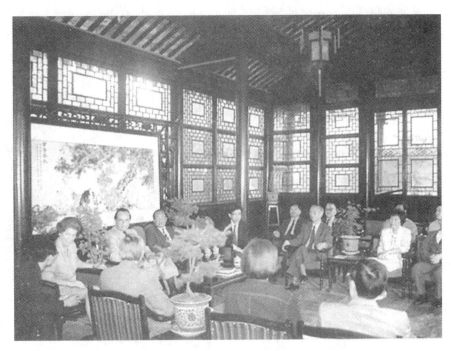

图8-15　苏州医学院院领导接见法国巴黎卫生局国际合作局局长一行4人,合作交流取得新进展(1992年5月)

1. 开展校际交流与项目合作

苏州医学院坚持相互学习和相互交流的原则,与国外高等院校和科研院所开展了广泛的校际交流与项目合作。

1987年,日本名古屋保健卫生大学授予苏州医学院院长、神经外科专家杜子威教授为该校客座教授。杜子威院长在日本受聘的同时,还对日本庆应大学、昭和大学进行访问并建立了友好合作关系。1989年,庆应大学医学部脑外科与苏医附一院脑外科联合举办中日第一次神经外科学学术交流会。1990年,在日本举办了中日第二次神经外科学学术会议。同年,苏州医学院授予庆应大学医学部户谷重雄教授和昭和大学武重千冬教授为名誉教授(图8-16),授予脑外科主任松本

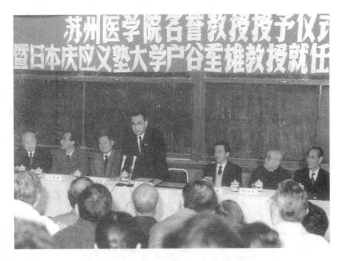

图8-16　苏州医学院授予日本庆应大学神经外科教授户谷重雄为名誉教授,图为户谷重雄教授(右四)在致答谢词(1990年11月)

清为客座教授。1993年4月,神野教授率100余名日本脑卒中病人,来苏州医学院接受中医推拿、针灸等康复治疗,经过短期治疗,有效率达83%,这一活动在中日两国之间产生了

巨大反响,扩大了苏州医学院在海外的知名度。1996年9月,在苏州医学院成功地举行了三次中日脑外科研讨会,为苏州医学院神经外科向高层次发展起到了积极的推动作用。

多年来,苏州医学院与日本的高等医学院校频繁交往达31次,合作的专业从神经外科发展到神经内科、普外科、神经生理和耳鼻喉科等专业,曾有25名专业人员赴日进修,为时一年以上,大部分人员已成为苏州医学院各专业的学科带头人或硕士生和博士生的导师。

中法友好医院是中法友谊和科技合作的典型,于1992年10月31日在苏医附二院揭牌。同时,以巴黎为中心,法国其他高等医学院校、医院及科研机构,如斯特拉斯堡大学、格勒诺布尔大学等也先后与苏州医学院建立校际合作关系,为苏州医学院科研人员和医师提供了赴法国学习进修的机会。卡昂教授致力于发展中法间的科技合作与交流,他曾来华访问20多次,为促进苏州医学院的血液学科的建设和人才培养作出了积极的贡献,1985年5月他被苏州医学院授予名誉教授。

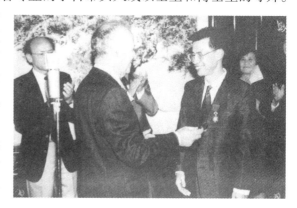

图8-17　法中友协主席卡昂教授将"法国功勋骑士"勋章授予阮长耿教授(1994年9月)

为表彰阮长耿院长在中法科技合作作出的贡献,1994年9月17日,在苏州医学院可园杏林堂举行授予阮长耿院长"法国功勋骑士"勋章的授勋仪式。"法国功勋骑士"勋章是法国最高的荣誉勋章之一,用于表彰奖励在科技、文化等方面为促进法外关系作出突出贡献的法国人和外国人。法国驻华大使馆文化参赞欧德·黎先生代表法国总统密特朗宣读了总统授勋令。法中友协主席卡昂教授将银光闪闪的勋章佩戴在阮长耿胸前(图8-17)。卡昂教授和阮长耿教授分别发表了热情洋溢的讲话(图8-18)。参加授勋仪式的有:中国核工业总公司安防卫生局副局长吴企、劳动人事局副局长范立、江苏省卫生厅厅长刘洪祺,以及省教委、苏州市委、市政府的领导。

多年来的中法交流与合作已结出了丰硕的成果。三次血液专业的国际会议在苏州医学院举行,至1999年学院已向法国派出包括血液学、免疫学、骨外科学、创伤外科学、病理生理学、消化内科学、神经内科学、普外科学、妇产科学、医学影像、护理学和医院管理等45名专业人员进修,除一名以外,均学成回国,在各个岗位上发挥了重要作用。

从1996年开始,苏州医学院与美国南佛罗

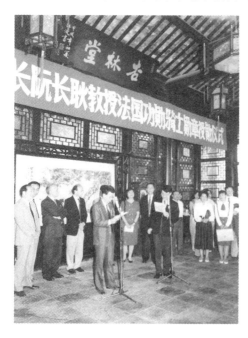

图8-18　阮长耿教授在"法国功勋骑士"勋章授勋仪式上发表感言

里达大学护理学院建立了良好的合作关系,推动了苏州医学院护理专业的学科建设。美国西海岸医学中心曾三次在苏州医学院举办了以医院管理、财务管理和人员素质为题的医院管理研讨会。根据协议,美国南佛罗里达大学已接受苏州医学院基础医学和临床医学派出赴美学习1年以上的教师和医师共9名,对促进苏州医学院的学科建设,尤其对心内科、胸外科、麻醉科等专业起到了很大的促进作用(图8-19、8-20)。1986年至1991年期间双方往来频繁。据统计,到苏州医学院讲学的专家、教授和医师共11批,促进了苏州医学院的呼吸内科、消化内科、生物化学、病理学、预防医学和儿科学等专业的发展,并接受了2名儿科和生物统计专业人员赴美学习2年。

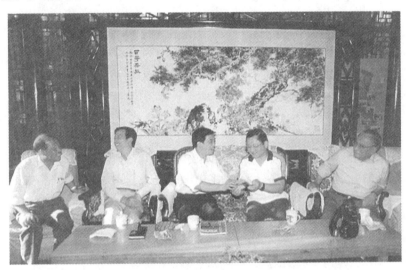

图8-19 院长杜子威教授(中)与来访的美国罗马林达大学医学院外科教授、洛杉矶华裔医师协会主席方则鹏(右二)亲切交谈

2. 开展区域双边合作与交流

根据苏州医学院与日本科技厅(STA)双边交流计划,自1989年以来,已有14名科技人员获STA项目资助,赴日本原子力研究所和国立放射医学研究所从事合作研究。他们在日本进修一年后均按期回国,在各自工作岗位上发挥了积极作用,使我们了解国际上相关领域研究的前沿水平,如应用领域的天然橡胶乳液的辐射硫化、基础研究的抗辐射菌DNA修复基因的克隆及功能分析等。目前苏州医学院已成为国内从事天然橡胶乳液辐射硫化的重要基地,辐射硫化研究项目已得到国家计委重点民品开发项目的支持。由日本STA和JAIF主办的亚洲地区放射肿瘤研讨会,自1994年以来已

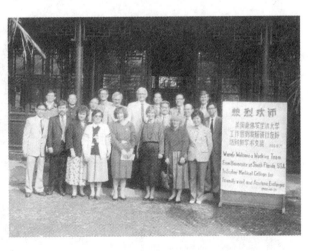

图8-20 美国南佛罗里达大学公共卫生学院院长雷文(P. J. Levin)一行至苏州医学院访问时留影

举办7次，主要以研究晚期宫颈癌标准治疗为主题。苏医附一院杨伟文教授参加历届年会，被日方认为是工作扎实、实验数据正确可靠、富有积极性和创造性的医务工作者。第七次亚洲地区放射肿瘤研讨会于1999年11月在苏州医学院召开，参加会议的8个国家24名代表分别在大会上介绍各自国家近年来宫颈癌的发病概况及晚期宫颈癌的放射治疗的进展情况，进一步加强了地区间的合作与交流，提高了苏州医学院的知名度。

在原子能利用项目的对外合作与交流中，苏州医学院得到了飞速的发展。首先，苏医附一院烧伤科开展辐照猪皮治疗烧伤的临床应用的研究，获得了突破性的进展。其次，辐照血管、骨、神经、肌腱等方面开展了研究，经国际原子能机构（IAEA）官员及美国专家的多次考察并认可，苏州医学院建立了中心组织库，这在东南亚地区产生了一定影响。该项目曾两次获IAEA的资助，积极开展临床应用的研究和人才培训。1990年8月，苏州医学院院长耿教授和同位素研究室主任医师江一民教授参加了IAEA组织的"RIA"会议，重点宣讲了苏州医学院《核技术在医学和生命科学中的应用》一文，引起了IAEA的高度重视。10多年来，通过国际交流，苏州医学院放射医学、核医学在国内外具有一定的知名度，尤其在血栓和肿瘤放射免疫导向诊断与治疗、神经核医学等领域成绩更为显著，同时在核医学专业教学方面也积累了丰富的经验。

自1999年10月起，苏医附二院参与IAEA核医学多媒体教学与因特网交流多国协作课题，促进了国际、国内核医学的信息交流。1999年的统计表明，苏州医学院自1985年起，经IAEA批准的技术援助项目有5个，获得资助85万余美元；批准的合同有6个，获得3.5万美元的资助。苏州医学院与IAEA项目有关的各种培训班、核医学会议、进修和学者访问等合作与交流形式的出访人员达62人次，分别与前苏联、匈牙利、奥地利、德国、法国、英国、美国和亚洲的日本、泰国、印尼、越南、韩国、马来西亚、新加坡、印度等国家进行广泛而深入的接触与交流。IAEA在苏州医学院举办的各种类型的国际会议和核技师培训班7次（图8-21）。

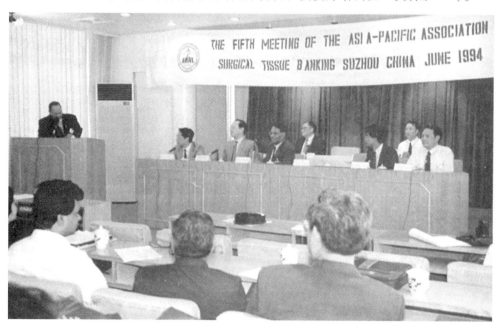

图8-21　国际原子能机构（IAEA）与苏州医学院联合主办的组织移植物辐照灭菌培训班开班典礼（1994年）

1990年2月,香港理工学院高级讲师陈木华和香港大学曹宏威博士应邀访问苏州医学院,并资助30万港币开展"人体模型"的研究,建立了苏州医学院与该大学同位素研究所的合作关系,共同对电离辐射剂量进行研究和培养研究生。

1991年,苏州医学院与香港百草堂联合建立苏港合作"苏州中药研究所",开拓了与香港方面的长期合作渠道。1991年4月18日,以全国政协常委、香港基本法起草委员会副主任委员、香港南联实业集团主席安子介先生为首的香港实业界友好人士参观团一行26人来学院参观访问。中国核工业总公司安防局局长潘自强、苏州市市长章新胜、市委副书记周治华以及苏州医学院领导,在可园会议室热情接待了香港客人。会见后,苏州医学院何寿春副院长、苏州中医院任光荣院长和香港百草堂有限公司周文轩董事长分别代表甲、乙双方在《苏州中药研究所协议书》上签了字。下午,举行苏港合作"苏州中药研究所"成立和揭牌仪式。安子介先生、周文轩先生、潘自强局长、苏州市委周治华副书记为"苏州中药研究所"揭牌(图8-22)。苏州医学院副院长赵经涌、苏州中医院院长任光荣分别任"中药研究所"正副董事长,顾振纶教授任所长,周文轩、周治华任名誉董事长。揭牌仪式结束后,在苏州医学院5号教室举行"周文轩先生客座教授颁授证书仪式",由何寿春副院长代表杜子威院长向周文轩先生颁授客座教授证书。会上周文轩先生作了"从治癌到防癌"的学术报告。潘自强局长、章新胜市长、周治华副书记及苏州医学院200余名师生出席了颁授证书仪式。19日下午,香港实业界友好人士参观团分别参观访问了苏州医学院3所附属医院。至1999年,香港已为苏州医学院培养博士生5名,接受高级访问学者3人次。

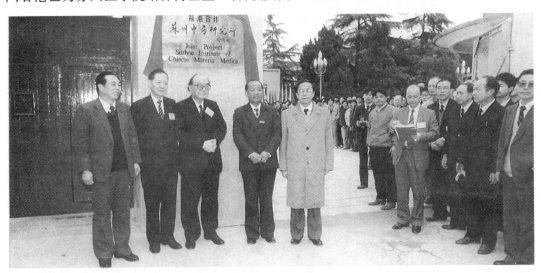

图8-22 党委书记蔡衍郎(右二)与香港基本法起草委员会副主任委员、香港南联实业集团主席安子介(右三),香港实业家、苏州中药研究所名誉董事长周文轩(左二),中国核工业总公司安防环保卫生局局长潘自强(右一),中共苏州市委副书记周治华(左一)为苏港合作"苏州中药研究所"揭牌合影(1991年4月)

1992年4月,台湾清华大学、原子能科学研究所专家一行访问苏州医学院放医系,并进行对口讲学。苏州医学院3位教授赴台参加海峡两岸的学术交流。

在对外合作与交流工作中,由于各级领导的重视和支持,取得了显著成绩。自1985年以来,苏州医学院接待了国外学者、教授和专家450批、1910人次;与25个国家和地区的高等医学院校和科研机构建立了合作关系;在苏州医学院召开了16次国际性和地区性学术会议;并授予为苏州医学院教学、科研和医疗作出积极贡献的8名国外知名学者为名誉教授(图8-23)。

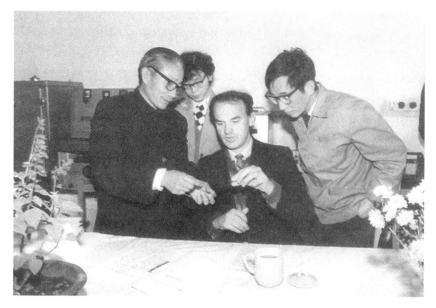

图8-23　著名寄生虫学专家李允鹤教授(左一)与世界卫生组织(WHO)血吸虫病科研协调委员会的N.R.伯奎斯特博士在基础部寄生虫学研究室商谈国际合作项目

3. 派遣教师出国进修与接收外国留学生

在国际学术交流活动中,派遣教师出国进修是培养人才的一个重要途径。改革开放以来,苏州医学院通过各种渠道派遣教师出国进修、科技人员出国讲学及出席各种国际学术会议(图8-24),为苏州医学院培养了一批高层次的学术人才和科研骨干。据不完全统计,至1999年,苏州医学院出国留学和进修人员(指国家公派和单位公派的长期生)达218名,现已回国138名,占出国人数的63%,其中,通过校际关系或双边合作派出的均学成回国,如中法交流派出45名,获日本科技厅项目资助的派出14名,获日本笹川奖学金的派出16名,IAEA机构短期派出62人次。

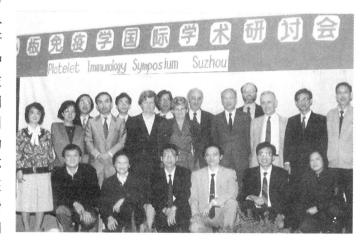

图8-24　苏州医学院与巴黎第七大学在苏州共同举行血小板免疫学国际学术研讨会,图为中外专家合影,后排右二为阮长耿教授,右三为卡昂(J.Caen)教授(1990年10月)

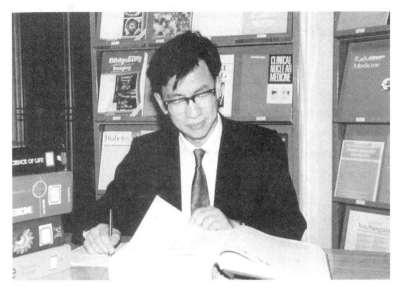

图 8-25 中国工程院院士阮长耿教授

　　留法博士阮长耿,1964年毕业于北京大学生物系,1979—1981年赴法国留学,获法国生物学国家博士学位。1981年学成回国后,他先后创建了我国第一个血栓与止血研究室和江苏省血液研究所;先后与国外,尤其与法国建立了长期和稳定的合作关系。通过他的关系,苏州医学院派出大量科研人员赴法国和美国进修,这些科研人员中大部分人员已按期回国,成为各学科的带头人,有力地促进了医学院教学和科研的发展。阮长耿教授研究发现了世界上第一株抗人血小板膜糖蛋白Ⅰ单克隆抗体;他主持的"SZ"系列单克隆抗体研究达到了国际先进水平,其中有五株抗血小板单抗通过国际鉴定,成为血小板研究的标准试剂。他从事的"血小板膜糖蛋白结构与功能"及"抗人活化血小板单抗"两项研究成果获得了国家科技进步三等奖,与中科院合作完成的"蛇毒血小板活化素"研究成果获得国家发明三等奖。他先后获得"国家有突出贡献的中青年专家"、"全国先进工作者"等荣誉称号和"全国五一劳动奖章"等嘉奖。由于他在中法交流领域中作出了卓越贡献,1994年被法国总统授予"功勋骑士勋章"。阮长耿教授回国后因突出的科研创新成果,于1997年当选为中国工程院院士(图8-25)。

　　留法博士张学光,1986年赴法蒙贝利埃科技大学攻读博士学位,1990年学成回国,创建了集教学、科研和科技开发于一体的医学生物技术研究所,并与法国蒙贝利埃科技大学、南特大学、巴斯特研究所等法国知名院校和科研机构保持长期友好的合作关系,使苏州医学院的免疫学学科得到迅速的发展;因其在人多发性骨髓瘤细胞研究上取得了突出成就,1990年获得法国抗肿瘤协会颁发的奖项——东比利牛斯奖。张学光教授1994年获得国家自然科学基金会全国优秀中青年人才专项基金30万元,1996年获得国家自然科学基金会杰出青年基金80万元资助。1995年,他被评为"全国先进工作者",并荣获省、部劳动模范和先进共产党员称号;1996年,被评为国家级有突出贡献的中青年专家;1997年度,他被评为全国优秀回国人员并获得"全国青年医学科技之星"的殊荣,还被批准列入国家"百千万人才工程"和"跨世纪人才计划"。他完成的"人多发性骨髓瘤及其B细胞增殖病的免疫病理和有关生物调节因子的研究"课题获国家教委科技进步一等奖,实现了苏州医学院获部、省级一等奖的零的突破;他领导的团队在免疫学教学、博士点和博士后流动站建设方面作出了突出贡献,在协同刺激分子及其网络调节的基础和应用研究方面,取得了突破性进展(图8-26)。

苏州医学院根据国家"来去自由"政策,对目前暂时无意回国的人员,仍然与他们保持信息交流。鼓励他们引进科技成果,或共同开展合作项目,或来华短期讲学,或支援仪器设备,或为经贸活动牵线搭桥等,积极为振兴苏州医学院作出贡献。

1995年,苏州医学院被正式批准列入接收外国留学生高等院校之一。根据苏州医学院的实际,确立了传统医学为招收国外留学生的重点。1999年,苏州医学院已接收德国中医学院等进修中医的医师18名,截至1999年,共接收国外留学生和进修生43名。

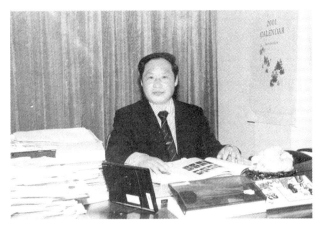

图8-26　张学光教授

4. 开展国际医疗援助与派遣援外医疗队

1986年4月26日,苏联的切尔诺贝利核电站发生了一起重大的核泄漏事故,引起国际社会的极大关注。我国政府应白俄罗斯的请求,由中国核工业总公司、卫生部等数次派出放射医学专家代表团前往考察和医疗援助。苏州医学院放射医学系主任李延义教授,于1991年2月至1993年4月曾先后参加核工业总公司、卫生部等组织的考察团,三次前往白俄罗斯进行医疗援助。

至2000年初,苏州医学院的三所附属医院(附一院、附二院、附儿院)在援外医疗队工作中,先后组建6支援外医疗队,出国担负援外医疗任务。其中:派遣援助坦桑尼亚医疗队8批25人次;派遣援助巴基斯坦医疗队6批37人次;派遣援助苏丹医疗队1人次;派遣援助马耳他医疗队1人次;派遣援助阿联酋医疗队1人次;派遣援助圭亚那医疗队2批10人次。

第六节　后勤保障与校办企业

高等院校的后勤工作和校办企业是学校总体工作的重要组成部分,其根本任务就是为教学科研和师生员工服务,为学校各项工作创造良好的环境和条件,做到服务育人和环境育人。苏州医学院历来十分重视后勤工作和校办企业,把后勤工作和校办企业列入党委和行政领导的重要议事日程。后勤部门和校办企业立足保障服务,为学校的稳定和发展作出了积极的贡献。

1. 后勤保障工作与机构设置

1957年,南通医学院由南通迁到苏州,更名为苏州医学院后,后勤部门职工不满100人。"文革"后,已增加到将近300人;到了1987年,压缩到250多人。1993年,在册220余人。之后,总务处实施总体改革方案,经过3轮的双向选择,到了1997年,在册人员压缩到了160人。随着实现后勤社会化,到1999年底为止,仅有基本工128人(不含60余名临时工)。1993年开始,总务处实施总体改革方案,将原来的八科一室组建为总务处办公室、行政管理办公室、生活服务办公室、保健科、幼儿园、实业总公司,一直延续到2000年4月并入苏州大学为止。

在苏州医学院党政领导下,总务处认真做好学校基建、维修、水电及行政事务等后勤保障工作,负责全校各类房屋的维修和水、电的供、管、修。认真做好食堂伙食质量、花色品种、安全卫生、成本核算、文明服务工作,全心全意为师生员工的生活服务,从而保证苏州医学院的教育、科研工作及师生员工生活的正常运行(图8-27)。

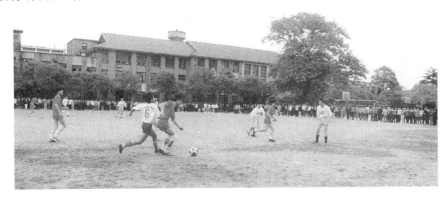

图8-27　龙腾虎跃足球场

2. 开办幼儿园与职工保健工作

苏州医学院幼儿园于1957年由南通搬迁来苏后,坐落在苏州市十梓街信孚里。从1957年开办到1999年关闭,一直保持120～150名幼儿在园,方便职工的幼儿入园,解决了职工的后顾之忧。1990年以后,随着独生子女政策的逐步深入,幼儿园人数的逐渐减少,幼儿园开始接收第三代职工子女入园。1996年向社会开放,1995—1997年先后将苏州医学院工会主办的婴托班和苏医附一院托儿所并入本园,开始招收18个月的婴儿入园。

1957年开办时,园舍设施属苏州市先进行列,但到90年代,房舍已相当陈旧,在苏州医学院党委和行政的关怀支持下,总务处领导自筹资金,建造大楼,在1994—1997年短短的4年时间里,先后投资150多万元建起了两幢共计1400多平方米的新大楼,彻底改变了幼儿园的面貌。在国家教委颁发《幼儿园工作规程》和《幼儿园管理条例》两个法令性文件以后,幼儿园抓住机遇,大搞整体改革,先后制订和实施了1991—1993年、1994—1995年两个发展规划,使幼儿园的整体水平迅速提高。1995年,苏州医学院幼儿园以全新的精神面貌、全新的基础设施、全新的教育环境和高质量的教育教学活动,通过专家检查评估,以高分跨入苏州市二类幼儿园的行列。

苏州医学院保健科隶属于总务处领导,设有内科、外科、五官、中医、妇科、检验、放射、B超、理疗等各专科,主要承担着学校职工、学生、离退休职工的门诊治疗、公费管理、预防保健、健康体检以及计划生育、爱卫会工作等。因为学校有附属医院,职工看病较为方便,因而保健科仅开展较为简单的门诊,也未设观察病床,辅助临床只做三大常规及30mAX线机的普通服务。随着苏州医学院的医疗费用和医疗需求的不断增加,逐步增添了B型超声、200mAX线机、心电图机、生化等项目,开设了观察室,病人逐年增多,年门诊量为1.4万至2万人次,输液病人1000余人次/年。除正常门诊工作外,还承担每年一次的新生入学体检、毕业生体检,以及2年一次的教职工体检工作,并建立了教职工及离退休老干部的健康档案,从而达到早发现、早治疗,深受广大教职员工的欢迎。

3. 发展院系两级校办企业

自党的十一届三中全会以来,苏州医学院从自身优势出发,开展配套并形成初步系列的有偿服务和有高校特色的院、系两级自负盈亏的校办企业。

在对外服务项目中,开展环境污染监测,对药物、毒物、化工产品、生物制剂等进行毒理试验和三致(致畸、致突变、致癌)试验;营养食品卫生、医疗制品、食品辐照灭菌和防腐、妇幼保健中的遗传咨询;各类卫生化学指标测试和超微结构观察;医疗服务中的特色门诊、专科门诊;创办和成立具有高科技成果和产品的科技开发公司等。在继续教育项目中,承担外语培训及各种医学进修,接受委托培养研究生、本科生、专科生和成人教育、研究生课程进修班等。在生活服务项目中,开展房屋租赁、招待所、维修等社会服务项目,继而发展成为工贸实业公司。

随着校办企业的不断发展,为了统一管理,成立了开发办公室。1988年,又组建成立了校产管理委员会,下设办公室,统一领导管理全院创收开发工作。1997年11月,校产管理委员会又更名为科技产业委员会。

在校办企业中,苏州医学院辐射加工产业的建立和发展,取得明显的社会效益和经济效益。苏州医学院辐照室自1984年开始搞开发创收以后,经济效益逐年增加,1984年(0.5万元)、1985年(5万元)、1986年(30万元)、1987年(80万元),之后每年的经济收益一直保持较高水平。利用辐照创收的经济收入,增添了钴源,增盖了仓库、实验室,添置了仪器设备,改善了苏州医学院和放射医学系教职工的生活待遇等。

在校办企业中,苏州生物基因技术有限公司,是由苏州医学院生物技术研究所在苏州高新技术产业开发区创业服务中心注册成立的高科技留学生企业。该公司的宗旨是迅速将苏州医学院生物技术研究所最新科研成果从实验室推向市场,走产、学、研一体化道路,从而使生物技术研究所用基因工程生产人重组蛋白、单克隆抗体和相关免疫检测试剂等领域取得更加快速的发展。

在校办企业中,学校招待所(沧浪宾馆)颇有名声。招待所始办于1984年,原址在苏医三区5号楼底层。1985年在苏医一区东面建造招待所,1986年底竣工并投入使用,总床位196张。与客房相配套的八角楼餐厅和会议室,在当时因建筑风格独特而享有盛誉。

从1988年开始到1997年3月止,近10年时间,招待所承接了国内外、核工业内部及省市等各种会议、学术团体协会所举办的培训学习班及旅游、疗养单位数以千计,营业额以每年10%的速度递增,1987年招待所营业总额只有20余万元,1997年就达到200余万元,增长近10倍。之后,利润逐年递增,招待所多次被评为苏州医学院先进集体和文明单位。

总而言之,发展中的校办企业,为学校各项工作的开展增强了活力,主要表现在四个方面:一是取得了较好的社会效益;二是缓解了学校经费紧缺的燃眉之急;三是给教学、科研工作带来了后劲;四是使一部分教师从对外创收、开发的工作中得到了实惠。

第七节 附属医院建设与援建香蜜湖友谊医院

医学是一门应用性科学,实践性很强,附属医院是对学生进行实践性教学环节的重要场所,其医疗、临床教学、科研的质量和水平,关系到毕业生的质量。苏州医学院历来十分重视附属医院的建设和发展。苏州医学院有5所附属医院,分布苏、锡、常三地,即附属第一医院(苏州市第一人民医院)、附属第二医院(苏州市第六人民医院、核工业总医院、中法友好医院)、附属儿童医院(苏州市儿童医院)、附属第三医院(常州市第一人民医院)、附属第四医院(无锡市第四人民医院)。各附属医院医学人文文化积淀深厚,医疗技术和教学科研在省内外处于先进水平,在社会享有盛誉。

1999年10月23日,在苏州市首次召开全市卫生科技大会上,首批民主评选出的30名"苏州名医"、6名"苏州名护士",受到了苏州市政府的命名。这36名当选者中有20名来自苏州医学院的三所附属医院。其中附属第一医院的陈易人、张志德、李德春、周岱、林宝爵、夏学鸣、唐天驷、董天华、蒋文平、惠国桢、鲍耀东当选为名医,王美德、杨惠花当选为名护士;附属第二医院的包仕尧、郑祖根、黄强当选为名医;附属儿童医院的张锡庆、张瑞宣、盛锦云当选为名医,阐玉英当选为名护士。

2000年4月,经国家教育部批准和江苏省委、省政府决定,将苏州大学和苏州医学院实行强强联合,合并组建新的苏州大学。并校之后,苏州医学院各附属医院亦随之并入苏州大学,成为苏州大学的附属医院。

为了做好特区人民健康事业的服务和大亚湾核电站安防卫生服务,1985年10月,核工业部出资在深圳兴建香蜜湖友谊医院,苏州医学院派员支援香蜜湖友谊医院建设,促进了深圳特区的医学教学和医疗保健事业的发展。

1. 附属第一医院(苏州市第一人民医院)

具有100余年建院史的苏州医学院附属第一医院(图8-28),又名苏州市第一人民医院,为苏州医学院临床医学一系,由于实行系院合一管理体制,医学一系主任由该院院长兼任。在党和人民政府的领导下,特别是改革开放以来,该院发生了翻天覆地的变化,医疗、教学、科研、管理等各项事业都得到长足的发展。1993年通过省卫生厅专家组的考核批准,附属第一医院的心内科、血液科、骨科、脑外科、妇产科为省级临床重点专科;呼吸内科、泌尿外科、普外科3

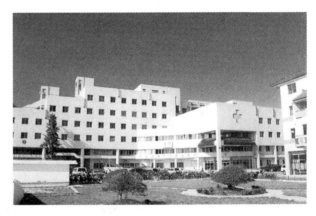

图8-28 苏医附一院门急诊大楼

个专科,1999年增列为苏州市重点专科。医院的法定床位由1984年的530张增至750张,1994年16000平方米的新门急诊大楼竣工投入使用,大大缓解了看病难、住院难的矛盾。该院年门急诊平均80万余人次,年住院平均1.6万人次,长期以来担负着苏南地区、省内外大量的医疗保健任务,以及援外、支农、支边、抗震救灾等医疗任务。近年来,附属第一医院积极开展新技术、新疗法,以高超的医疗技术赢得了众多病家的赞誉,尤其在解决疑难杂症和抢救危重病人方面发挥重要作用,是江苏省苏南地区医疗指导中心。

1994年9月,附属第一医院首批通过三级甲等医院的评审,并获得卫生部颁发的三级甲等医院匾牌。该院已成为一所科室设置齐全、技术力量雄厚、医疗设备先进、学术水平较高、医德医风良好的大型综合性教学医院,为江苏省重点医院之一(图8-29)。

附属第一医院十分重视医学教育工作,自承担苏州医学院的临床医学教学工作任务伊始,就更加注重培养医学人才,不断建立健全医学教育体系。该院拥有大小教室10余处及现代化电化教学设施,有内、外、妇、护等18个教研室及12个实验医技科室。拥有一批在国内省内享有较高知名度的专家、教授。有32位高级专家享受政府特殊津贴。截至1999年底,直接参加医疗教学的副教授以上高级教师245人,讲师181人。为保证教学质量,该院要求各科教授、副教授亲临课堂讲课,根据1995、1996年两年抽查资料表明,在医本科教学中副教授以上的高级教师授课比例达到46.8%。1997年6月,经省卫生厅及省教委专家组考核评审,确认该院为高分通过的临床教学基地。

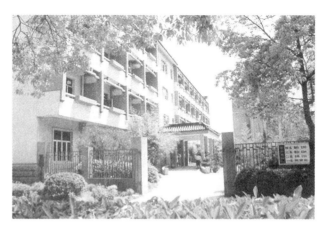

图8-29　苏医附一院高级病房

在研究生教学中,附属第一医院拥有医学博士后流动站1个(脑外科惠国桢教授已招收陈革博士为博士后研究生);博士点5个(血液、脑外、心内、骨科、普外),博士生导师25名;17个学科(血液、脑外、心内、骨科、普外、医学影像、胸外、泌尿外科、烧伤、肿瘤、神经内科、精神、传染科、妇产、放射、核医学、呼吸)为硕士学位授予权科室,硕士生导师97名。至2000年,已有94位博士、377位硕士在该院通过论文答辩并获得学位。

在专科进修教学中,经卫生部和江苏省卫生厅考核批准,附属第一医院的神经外科(脑神经生化)、血液科、放射科、妇产科为卫生部专科医师培训基地;骨科、普外科、呼吸科、心内科为省卫生厅专科医师进修班基地。

在临床医学科研中,附属第一医院为了促进科研工作发展,在加大对科研投入的同时,制定了一系列有关科研及科研管理的条例和规定,使医院在学科建设上取得了不少进展。全院有各类研究室、实验室18个、医技科室13个。1993年该院在"三甲"医院评审中,科研方面得分为全省最高分。

经江苏省人民政府批准,在血液科、血液研究室和血栓与止血研究室的基础上,1988年组建了江苏省血液研究所,由陈悦书教授任名誉所长、阮长耿教授任所长。该所在血液病基础理论和血液病诊治研究,特别是在白血病和血栓与止血方面的研究上取得了较大进展。1988—1999年,该所培养了大批人才,在国际国内公开刊物上发表论文600余篇,获科研成果奖60余项次。1995年,根据省科委对全省75所省属科研机构综合实力考核,该所在"科技发挥力"方面排序第四名,在国内外具有一定的影响和较高学术地位。

脑外科及脑神经研究室在人脑胶质瘤的研究和急性期脑动脉瘤的治疗方面,创伤骨科在脊柱疾病的诊治方面,心内科在心脏电生理研究和冠心病的治疗方面,多年来均坚持自己的研究方向锲而不舍、不断深入,取得了很多科技成果,在省内外享有一定的学术地位。传染病科、同位素、消化内科、肠道外科、心胸外科、中西结合、皮肤科、眼科、麻醉科、烧伤科等用于临床研究的实验室或研究室,也各有自己的科研课题和研究方向及科研成果。

附属第一医院积极鼓励医务人员多层次、多渠道向国家科委、自然科学基金会、卫生部、省科委、省卫生厅、教委等申请课题，争取科研基金，并及时组织成果鉴定和申报奖项工作。近20年来，医院获得省、市级以上课题300多项，科研经费近900万元。由于医院领导和科技人员的努力，在完成各项科研任务时，能注意通力合作，近年来取得一系列的科研成果，其中有不少是国家级成果，除了专利成果、各种会议展览成果及"医师论坛"评审成果外，正式由省、市科委颁发的成果奖励达200多项次，其中获部、省级以上科技成果三等奖30余项次（包括同时获专利者4项）。脑外科杜子威教授的"人脑恶性胶质瘤体外细胞系SHG—44建立及其特征"、泌尿外科郭震华教授的"耻骨上前列腺三腔气囊导管的研制和应用"、烧伤科唐忠义主任的"新型生物敷料——辐照猪皮的研究与临床应用"、心内科蒋文平教授的"心律失常电生理研究"、血研所阮长耿院士的"血小板糖蛋白结构与功能的研究"及"抗人血小板单抗Sz—51的研制与应用"等项目均被鉴定为国家级科技成果（图8-30、8-31）。

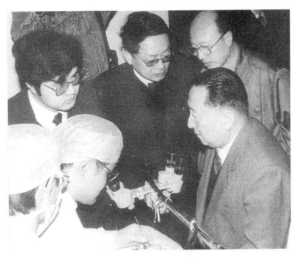

图8-30　吴阶平教授在观察人造小血管（$\varphi 0.6mm$）吻合通畅情况

在苏医附一院烧伤整形外科研究室主任唐忠义主任医师的主持下，继完成新型生物敷料——辐照猪皮的研究与临床应用（获国家科技进步三等奖）后，又和苏州丝织试样厂联合研制成国际上口径最细（$\varphi 0.6mm \sim 5mm$）的人造小血管及其临床应用，达到国际先进水平。

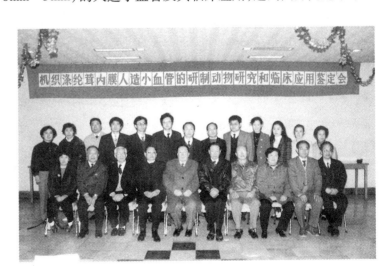

图8-31　唐忠义（后排左七）与出席鉴定会的学部委员吴阶平教授（前排左五）、陈中伟教授（前排左六）等专家合影

附属第一医院每年均有不少医学论文发表于国内外学术刊物。据统计,1989年至1999年共发表论文3000余篇,其中中华级医学刊物的论文有716篇、国际刊物的论文有82篇。该院的各时期,在学术上有造诣的专家教授均参与了医学专著的撰写,主编(参编)的专著计55部。

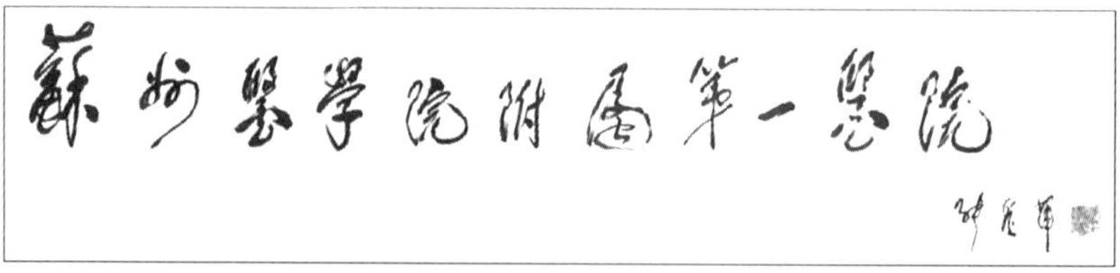

为提高医院的学术水平、开拓知识、吸收先进,附属第一医院曾组织和承担过多次全国性和国际性学术会议。如1978年的全国白血病诊断分型会;1980年全国脑神经外科学术会议;1982年、1985年两次中法血栓与止血学术交流会;1999年10月全国第七届实验血液学会议,以及骨科、心内科多次举办的区域性专题学术会,使医技人员加强了与国内外学术界的联系。该院先后派出人员出国交流参加各类专业学术会议的人数在200~300人,国际交往的国家有美国、法国、日本、澳大利亚、瑞士、英国等,同时附属第一医院接收过法国、美国、日本、瑞士等国的留学进修生多名。该院有许多专家担任了中华医学会及各种专业学会及学术刊物的主任委员、副主任委员、委员、主编、副主编、编委等职。

图8-32 张爱萍为苏州医学院附属第一医院题写院名

为了提高全员素质,加强对年轻医师的继续教育,附属第一医院实施强化继续教育,为青年医师举行系列专业知识讲座达16次,邀请国内外专家进行学术专题报告25次,全年有200人次参加了国际国内各类专题会议和讲习班,促进了知识更新,培养了学术骨干。

附属第一医院(图8-32)具有悠久的办学历史,在医院办学中,为我国的医疗卫生事业发展作出了贡献。早在百年前的苏州博习医院建院初期,就举办过"医学院",培养医学生;不久又创办"博习护校",培养护理人员。解放后,1952年筹建苏州医士学校;1958年8月,苏州医学院为解决护理人员短缺,经江苏省卫生厅批准,又创办苏州医学院附属第一医院护士学校一所,至1962年7月,因国家经济暂时困难奉命停办,共培养学生278名。"文革"期间,1971年举办一期护士班,培养护、药、检、放中专生40名;"文革"后期,针对医护技术人员严重短缺,于1975年8月经省卫生厅批准,创办苏州医学院附属第一医院卫生学校,校址设在十梓街3号(其前身为苏州博习医院住院部)。学校新建和扩建校舍、图书馆等约3600多平方米,至1996年已有教职工90余名,学生由省统招统配,曾办过护理、药剂、检验、放射4个专业班,后改为护理、药剂两个专业。毕业学生1000余名。在医院办学过程中,医学生见习、实验条件优越。医护专业课程基本上由医院各临床专科和护理部门派出资深教师任教,故教学质量较高,受到学生普遍欢迎和赞誉。

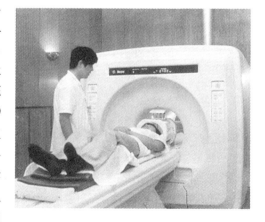

图8-33 附属第一医院放射科先进的磁共振成像诊断仪(MRZ)正在检查病人

1996年，由于中等专业学校调整合并，该校并入苏州卫生学校。

自1984年至2000年3月，该院累计投入医疗设备购置费12306.3494万元，其中10万元以上的设备180件，价值10185.0178万元，万元以上的设备有509件，价值1637.3481万元。苏州医学院提供的教学、科研设备447件，价值139.4481万元（图8-33）。

2. 附属第二医院（核工业总医院）

苏州医学院附属第二医院，又名核工业总医院、苏州市第六人民医院、中法友好医院，为苏州医学院临床医学二系。该院是一所既年轻又有历史、医技起点较高的三级综合性教学医院，如果从1988年12月新建医院开诊至2000年，仅有12年的建院史；如果追溯到建于1959年8月的原附属第二医院（1970年内迁至四川省内江市），已有41年的建院史，如果说起点较高，一是该院人才队伍，基本是从附属第一医院、附属儿童医院、苏州医学院抽调的医技业务骨干和资深专家组成。二是该院拥有代表当今先进水平的医疗设备和医疗用房。1995年8月，经苏州市卫生局组织省、市专家评审，已达到了三级医院标准（图8-34）。

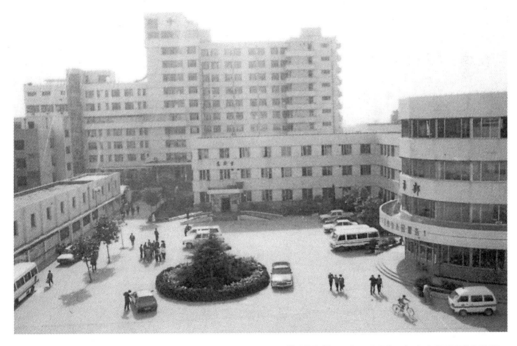

图8-34 苏州医学院附属第二医院（核工业总医院、苏州市第六人民医院、中法友好医院）外景

附属第二医院拥有法定床位550张，部级重点临床专科3个（神经外科、骨科、神经内科），市级重点临床专科5个（神经外科、骨科、神经内科、血液科、心内科）。1994年起，该院承担核工业总公司所属医院（核工业北京医院、核工业四一五医院、核工业四一六医院、核工业四一七医院、核工业四一八医院、核工业四一九医院）的医疗新技术推广和卫生技术人员的培养，疑难杂症的转诊、会诊，以及核事故医学应急技术后援任务。

1998年，附属第二医院直接隶属核工业总公司领导，为总公司直属事业单位。全面承担苏州医学院教学任务，同时享受苏州医学院附属医院的各种待遇。承担省、市、医疗、教学、科研、预防等任务与省、市相关部门的业务，以及承担核工业辐射损伤医学应急中心、秦山核电核事故应急医疗中心等安防环保卫生工作任务。

附属第二医院不仅是苏州医学院重要的教学基地,而且也已成为国家培养高级医学人才的重要基地。设有14个教研室(诊断学教研究、外科学总论教研室、放射诊断学教研室、核医学教研室、中医学教研室、内科学教研室、外科学教研室、妇产科学教研室、神经病学教研室、眼科学教研室、口腔科学教研室、放射职业病学教研室、耳鼻咽喉科学教研室、放射治疗学教研室);有博士点2个(神经外科学、骨外科学)、硕士点15个(医学影像、核医学、放射医学、神经病学、心血管病学、血液病学、呼吸病学、神经外科学、骨外科学、普通外科学、胸外科学、泌尿外科学、妇产科学、药理学、肿瘤学);有博士生导师9名,硕士生导师42名;有29名教授与主任医师级医技人员、61名副教授与副主任医师级医技人员、199名讲师与主治级医技人员,承担着苏州医学院的临床教学任务。1997年6月,江苏省教委和江苏省卫生厅,按国家教委和卫生部对教学基地进行评审的要求,对该院的教学工作进行了全面的评审,所获评审总分,列为江苏省苏南片8所附属医院的第一名。

为了加强和规范科研及学术研讨的业务指导、规划,1990年3月,附属第二医院成立了院学术委员会。经上级审批,组建成立了4个医学医疗中心(中国核工业辐射损伤医学应急中心、秦山核电核事故应急医疗中心、核工业核医学研究中心、苏州市创伤抢救中心)、1个研究所(苏州医学院神经科学研究所)、11个研究室(骨周围血管研究室、骨和关节生物材料研究室、脑肿瘤研究室、实验核医学研究室、临床核医学研究室、胸循环脑代谢研究室、血栓与止血研究室、神经电生理研究室、神经细胞生物学研究室、神经生物学研究室、血液流变学研究室)、3个实验室(放射损伤实验室、临床免疫实验室、血液病实验室)。承担部、省级重大科研课题50余项,获部、省、市科技进步奖65项。1989年至1999年,该院在各专业期刊发表论文1412篇;参加各级学术会议交流论文1229篇;主编、参编医学专著20余部;主办发行全国的省级期刊《全科医师》;40余人次担任部省级学术团体的理事长、副理事长、副主委、理事、委员等职。

随着改革开放形势的发展,为进一步加强与法方医学界的交流合作,苏州医学院将正在筹建中的附属第二医院向法国客人作了介绍,旨在拓展医院医疗工作方面的合作,并于1982年邀请了巴黎卫生局局长巴莱斯先生访华。1983年,中国核工业部安全防护卫生局局长王鹤滨率医学代表团回访了巴黎,于同年9月,中国核工业部与法国医院协会经济利益集团签订了合作协议书。按协议,1984年巴黎卫生局派出一个医院小组访华来校,双方就附属第二医院的医疗设施方案进行了商讨,深化这一领域的合作意向。1988年10月,时任苏州医学院副院长的阮长耿教授,与法国巴黎卫生局局长让·苏萨先生签订了《1989—1990年苏州医学院与巴黎卫生局合作协议书》,在扩大苏州医学院医务人员赴法学习进修范围,以及在医院的组织、规划、医疗评估、提供医疗设备等领域,达成了进一步的合作。

1992年10月,附属第二医院在苏州医学院80周年校庆之际,再次邀请法国客人访校,双方产生长期合作意向,意将苏医附二院建为中法友好医院,以确立长期合作关系。经双方本国政府同意,苏州医学院报请中国核工业总公司批准,于同年10月26日,附属第二医院又名为"中法友好医院"。10月31日,在苏医附二院隆重举行"中法友好医院"揭牌仪式。参加揭牌仪式的中方领导有:中国核工业总公司副总经理刘书林、中国核工业总公司安防环保卫生局副局长吴企、江苏省卫生厅副厅长陈萍、苏州市委副书记周治华、副市长周大炎、苏医副院长阮长耿、附二院院长包仕尧及有关方面领导。法方贵宾有:法国驻华使馆科技文化参赞奥特里克先生和夫人、卡昂教授和夫人、Liot教授、Castaldi教授和夫人、Burtuzzl 先生和夫人等。在揭牌仪式上,苏医附二院院长包仕尧与奥特里克参赞分别致词,吴企副局长、陈萍副厅长、周大炎副市长、阮长耿副院长先后讲话祝词,最后由吴企副局长与奥特里克参赞为"中法友好医院"揭牌(图8-35)。

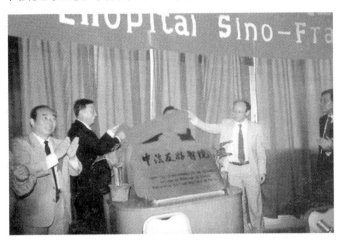

图8-35　法国驻华使馆科技文化参赞奥特里克(右)为中法友好医院揭牌

附属第二医院建为中法友好医院后,先后与法国 Nantes、Strasbourg、Montpellier、Grenoble 等地区及 Strasovrg 等大学及医学院建立了学术交流合作关系。医院每年选派2~3名中青年医务骨干赴法进修学习,经常邀请法国医学专家来院讲学,举办中法医学研讨会,并接收法国留学生到院进修学习。医院还为攻克语言关,举办多期法语学习班,邀请法国教师任教。这些年来,通过多种形式的合作交流,促进了附属第二医院的人才培养和技术进步,并与美、日、德等多个国家开展了学术交往。

附属第二医院是苏州医学院新建的附属医院,根据教学、医疗和科研的要求,创建坚持高起点,把建设目标定为三级甲等医院。为此,重要的医疗仪器装备均采用了20世纪末国际国内先进型。至2000年建院的十余年间,医疗仪器每年投入的购置费一般都在上千万元,最多时年购置费达四五千万元。1999年底,全院医疗设备总价值已达8048.9万元,其中价值万元以上的有400余台(套),价值7503.9万元,装备已跨入省内综合性医院的先进行列,为医院的医教研水平在较短的时间内达到省内先进提供了有力的保障。

3. 附属儿童医院(苏州市儿童医院)

苏州医学院附属儿童医院,为苏州医学院临床医学儿科系,是江苏省唯一的一所省卫生厅直属综合性儿科医院,该院专业齐全,设施先进,拥有雄厚的技术力量、较高的学术水平和优质的医疗服务。多年被评为省、市、苏州医学院文明医院,并4次荣

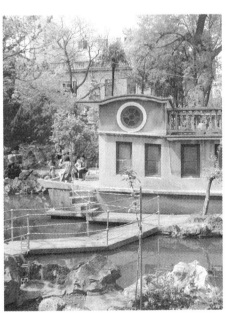

图8-36　苏医附儿院(苏州市儿童医院)庭院古石舫

获苏州市"白求恩杯"竞赛活动优胜杯奖。

医院地处苏州古城内的市中心,院内环境优美,假山石舫相伴(图8-36),小桥流水相映,既有古典园林的秀美典雅,又有现代建筑的清新秀丽,实为儿童医疗康复胜地。医院占地面积1.6万多平方米,建筑面积3万多平方米。医院年门诊、急诊量达25万人次,年收治病人8000人次左右,治愈好转率达95%以上,年抢救重危病人2200余人次,抢救成功率90%以上。现有职工500余人,其中卫生技术人员394人,高级专业人员60余人;博士生导师和硕士生导师27名,担负着全院的医疗、教学、科研和儿童保健工作。

附属第二医院在基本建设与购置设备方面,1990年,由香港爱国侨胞朱恩馀先生捐资建筑的"仁爱楼"(图8-37)落成,建筑面积为538.73平方米。1991年,建造教学楼一幢,建筑面积为2147.73平方米。1996年,扩建门诊大楼763平方米。1999年,在江苏省卫生厅和苏州市政府的关心下,医院以925万元征购东邻的苏州低压电器厂,破土动工再建病房大楼一幢,建筑面积为15343.65平方米。在医疗设备方面,90年代前,医疗设备固定资产共计180万元;1995年增至540万元;1999年底达1440万元。1995年后新增大型医疗设备有:美国ATL公司彩色多普勒诊断仪、日本奥林巴斯AV-400全自动生化分析仪、日本东芝500mA胃肠仪、多分辨荧光免疫系统、多参数生理监护仪、西门子呼吸机、血气分析仪等。

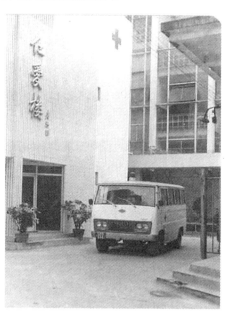

图8-37 苏医附儿院仁爱楼外景

全院设内科、外科、急救科、中医科、皮肤科、眼科、口腔科、麻醉科、儿童保健科等临床业务科室和儿科研究室。医技科室有药剂科、检验科、放射科、病理科、理疗科、脑电图室、B超室、彩色多普勒室等。内科分设新生儿、血液、心脏、肾脏、呼吸、消化、神经、内分泌、康复等专科。外科分设新生儿、普外、脑外、骨科、泌尿和心脑外科等专科。在解决疑难杂症和抢救重危病人方面积累了丰富的临床经验。血液专科为江苏省重点学科,新生儿、肾脏专科均为苏州市重点学科;呼吸、循环、骨科、泌尿外科和心胸外科等专科在省内外享有较高声誉。

附属儿童医院设有儿科学教研室、小儿传染病学教研室、小儿内科学教研室、儿基儿保学教研室、小儿外科学教研室,承担着苏州医学院儿科系及临床医学、放射、预防、影像、护理等系的教学任务。1983年以来共招收儿内、儿外、儿保专业硕士研究生57名。1986年至1999年,接受临床医学、儿科医学、预防、核医学、影像、放射医学本科实习生1807人,接受苏州卫校实习生1505人。

近几年来,附属儿童医院数百篇学术论文在各级各类杂志上发表,承接各级研究课题近百项,获省部级科技进步奖21项。有20余人(次)担任部省级学术团体的理事长、副理事长、副主委、理事、委员等职。

医院的国际交往日益增多,先后与英国、美国、法国、日本、澳大利亚、巴西等国家及我国香港特区进行友好往来和学术交流。

4. 附属第三医院（常州市第一人民医院）

苏州医学院附属第三医院（常州市第一人民医院）与苏州医学院附属第一医院（苏州市第一人民医院），具有历史渊源关系，各自前身均为美国监理公会创办的教会医院。1918年7月1日，该院举行开院典礼，定名为"武进医院"；1955年更名为"常州市人民医院"；1956年又易名为"常州市第一人民医院"；1983年成为苏州医学院教学医院。1994年8月，该院顺利通过了江苏省卫生厅三级甲等医院的评审，成为全省唯一的一所地市级"三级甲等"医院。同时，卫生部又授予该院"全国卫生系统先进集体"光荣称号。1995年，全院上下再接再厉，以"巩固发展创新"三级甲等医院为中心，强化基础管理为主线，以专科建设为重点，探索医院达标上等级后的常态运行机制，加强精神文明和医德医风建设，注重职工整体素质的提高。1995年4月4日，医院顺利通过了江苏省卫生厅职业道德建设试点单位的考核评估验收。同年，经全国500家综合性大医院信息处理公布显示，该院已跻身于全国前60家医院之列，这标志着该院的医疗技术水平等综合实力已步入全省乃至全国先进行列（图8-38）。

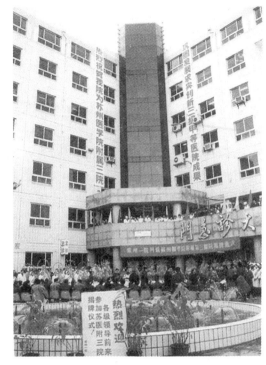

图8-38　苏医附三院揭牌仪式
（省人大主任沈达人参加）

医学院校不仅需要有充足数量的、实力雄厚的附属医院和教学实习医院作为教学基地，而且需要有素质精良、医技高超的临床教师。综合性医院需要提高医技理论水平和基础与临床研究能力，就要借助于高校的实力，进行基础研究、应用研究和临床研究，实行优势互补，从而提高医院的医疗、科研和学术水平。双方联合办学，共同培养本科生和研究生，为卫生事业及学科建设提供高层次的合格人才创造条件，同时通过临床教学，有利于促进临床教师和医务人员的基础理论和医疗水平的提高。为此，苏州医学院与常州市第一人民医院双方都希望在原有合作的基础上开

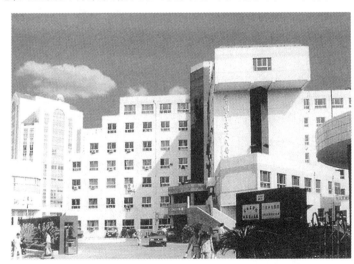

图8-39　苏医附三院（常州市第一人民医院）门急诊楼

展更为广泛的医疗、教学和科研的交流与合作,使原来较为松散的教学医院上升为紧密型的附属医院(图8-39)。

1995年12月,在省卫生厅、常州市政府的大力支持下,经与苏州医学院密切和友好协商后,决定在隶属关系、经费渠道、领导体制不变的情况下,建立江苏省内真正意义上第一家异地非直属附属医院,经中国核工业总公司及常州市政府同意批准,正式列为苏州医学院附属第三医院,遵照"资源共享、优势互补、人才共有、联合医教、合作科研、集体攻关"的精神,为常州市的医疗卫生事业作出新的贡献。

1996年2月12日,经苏州医学院领导决定,在附属第三医院成立临床医学三系,实行院系合一体制,由院长兼任临床医学三系主任,下设系办公室,负责临床本科生的日常教学工作,执行附属三院领导和苏州医学院布置的各项教学任务。临床医学三系设有11个教研室,聘任教研室主任和教学秘书,健全和完善教学体系,积极开展各科教学工作。1996年9月1日,接受第一批临床医学本科班的临床教学,促进了医院教学理论和实践的相结合,同时为学科建设提供高层次的后备力量。1997年4月10日,附属第三医院顺利通过江苏省教委对高等医学院校临床教学基地评审,从此,该院从一个市级综合医院升格为高等医学院校的附属医院,有力地推动了医院科研、教学、医疗、管理等各项工作的长足发展。

人才是医院发展的关键,科研是医院发展的命脉。1992年,该院首次召开"常州市第一人民医院科技大会",提出了科技兴院的方略,会议通过了《关于设立科研基金和科研奖励基金的决定》《常州一院科技进步奖励办法的决议》。1993年,该院三产康泰实业总公司拨出专款10万元设立"医学科技发展奖励基金",以奖励在医学科研和技术进步方面有突出贡献的人。由于医院重视了人才的培养,因而促进了科研、学术活动的开展,广大医务人员增强了学科学、搞科研的积极性。截至1999年底,该院已获得市级以上科研成果奖89项,在省以上期刊发表医学论文1560余篇,主编参编医学专著22部。

经过80多年的建设和发展,尤其是改革开放以来,附属第三医院(常州市第一人民医院)与时俱进,已发展成为一所科室设置齐全、技术力量雄厚、设备先进、学术水平较高的城市综合性医院。现占地面积4.3万平方米,建筑面积4万余平方米,床位862张。设临床业务科35个、医技科室11个,并有血液科、心胸外科、神经外科等3个研究中心,以及血液透析、肾移植、消化病介入疗法等3个治疗中心。血液科、泌尿外科、心胸外科、神经外科、消化内科、骨科、病理科等科室为市级医院的重点专科。现有兼职教授、副教授31名,22人被苏州医学院聘为硕士生导师,沈云志教授被评为博士生导师。有4位专家被省、市授予"有突出贡献的中青年专家称号",8人享有国务院特殊津贴。1995年6月29日,在北京人民大会堂,国家主席江泽民亲切接见了第35届南丁格尔奖获得者、该院原护理部主任孙静霞。该院年门急诊量60余万人次,年住院病人1.9万人次,年住院手术1万余人次,医院还承担着常州地区及邻近县(市)的大量医疗保健任务,尤其在解决疑难杂症和抢救重危病人方面发挥着重要作用。该院每年还承担着10余所医学院校的临床实习业务和教学任务,每年接受进修生和实习生200余名。改革开放以来,该院先后与美国、日本、澳大利亚、东南亚等国及香港、台湾地区建立了学术交流关系,每年选派专家访问、考察、进修和学术交流。

5. 附属第四医院(无锡市第四人民医院)

苏州医学院附属第四医院(无锡市第四人民医院)位于风景秀丽的惠泉山麓,梁溪河畔的惠河路200号,占地面积36000平方米,交通十分便利。该院筹建于1972年,正式开诊于

1976年9月20日,是一所年轻的市属综合性医院。在党的十一届三中全会精神指引下,全院职工经过20余年的艰苦创业,已发展成为科室设置较为齐全,人员结构比较合理,医疗设备比较先进,专科建设初具特色,具有较高水平的医疗、教学、科研的综合医疗机构。

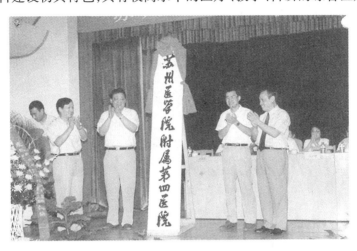

图8-40　苏州医学院附属第四医院揭牌

医院环境幽雅别致,鸟语花香,绿树成荫,素有"花园医院"之称。1994年,经省卫生厅组织专家评审,首批评定为"三级乙等医院"。1997年7月,经中国核工业总公司、无锡市政府批准,正式成为苏州医学院附属第四医院(图8-40、8-41)。截至1999年底,全院在职职工845人,其中卫技人员679人,现有高级技术职务职称69人,中级技术职称188人,编制床位610张,设有13个行政科室,15个临床科室,5个医技科室,共有病区12个。建筑总面积38636平方米,其中医疗用房26254平方米,大中型医疗设备基本配套齐全,拥有净资产1.2亿元,开设专家门诊36个,专科门诊58个,担负着700多个工矿企业、科研院校和河埒地区10万人的医疗任务及郊区、宜兴、武进等市县的转诊医疗任务。

苏医附四院十分重视学科建设,逐步形成了胸心外科和肿瘤学科的医疗特色,1989年6月和9月,无锡市肿瘤防治研究所和无锡市胸心外科治疗中心相继建立并设在该院,标志着肿瘤防治和胸心外科发展进入新的阶段。在肿瘤治疗方面,现有放疗、化疗、介入3个独立科室,全院建立了头颈、胸腔、肿外、妇瘤等专业协作组,已形成了手术、放疗、术中放疗、化疗、中西结合、免疫、血管及淋巴介入等系统的肿瘤防治体系。心胸外科前沿领域课题冠状动脉搭桥、婴幼儿先天性心脏矫治、重症肺

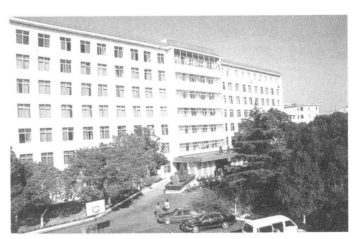

图8-41　苏州医学院附属第四医院
(无锡市第四人民医院)病房大楼外景

气肿呼吸衰竭病人肺减容术、中央型肺癌体外循环下切除术,均有突破进展;以胸心外科、肿瘤学科为先导,带动了麻醉科、妇产科、心内科等一批学科的新发展。

苏医附四院十分重视对人才的引进、培养、教育,先后从全国各地引进一大批事业心强,并有一定学术造诣的专业技术人员,成为医院的学科带头人。医院针对不同层次的专业技术人员,经常进行规范化岗位培训,举办各种类型的学习班、学术讲座,开展技术操作竞赛,选派人员外出进修深造,不断提高卫技人员的专业技术水平、外语水平和电脑使用的能力,以适应医、教、研工作的需要。10多年来,临床各科室开展新技术、新项目368项,达到国内先进水平有68项,省内先进水平的有99项,市级先进水平的201项。完成中科院、卫生部、省市下达的科研课题22项,获奖21项。参加学术交流的论文共346篇,其中:国际性学术交流论文147篇,省内学术交流的论文86篇,市内学术交流的论文113篇;发表学术论文954篇,其中中华级97篇、国家级139篇、省级334篇、市级杂志的论文384篇;主编和参编医学专著4部。

苏医附四院是江苏省确定的临床进修实习基地之一,每年接收省内外进修生20余名。1986年5月,经无锡市政府批准为江南学院教学医院,1989年9月起,成为苏州医学院的教学医院,先后承担过南京铁道医学院、苏州医学院、扬州医学院、江南学院等大专院校和苏州、无锡等地中专卫校实习生带教任务。

1997年7月18日,苏医附四院正式挂牌为苏州医学院附属第四医院,教学工作上了新台阶。同年10月成立了临床医学四系,院长与分管教学的副院长兼任系主任和副主任。同年11月成立系办公室(系办公室与科教科合并一起办公),重新调整了内、外、妇、儿四个教研室成员。并制订了临床医学四系的工作制度、各级人员的岗位职责、教学工作条例、工作程序及其考核办法等。在苏州医学院的指导下,还与附属第二医院建立了教学结对关系,多次进行集体备课,上示范课,共同研究探讨教学工作中的问题。该院现已拥有一支结构合理、卓有成效的师资队伍。目前有教授、副教授19人,硕士生导师12人,主任、副主任医师67人,主治医师199人,承担苏州医学院本专科、研究生教学任务。

6. 支援深圳香蜜湖友谊医院建设

1985年10月,核工业部安防卫生局和苏州医学院抽调学院科研处处长钱学昌,附属第一医院副院长龚辉,附属第一医院血液科副主任徐中和等3人赴深圳特区,筹建香蜜湖友谊医院(原华泰总医院)。钱学昌任院长,龚辉、徐中和任副院长。同年12月,香蜜湖友谊医院成立党支部,龚辉任党支部书记。至此,筹建工作进入到一个新的阶段。

由核工业部出资300万元,在深圳兴建一所医疗机构,利用特区毗邻港、澳和改革开放的优越条件,建立一个窗口,以利于外引内联,以利于医学教学和医疗保健事业的发展;同时,为特区人民健康服务,为大亚湾核电站的建设服务。在筹建过程中,香蜜湖医院先后与美国罗马林达大学医学院、洛杉矶华裔医师协会和美国ADRA建立了合作关系。1985年、1987年医院院长钱学昌教授两度访美,与合作伙伴商讨合作事宜。不久,美国ADRA决定赠送一批价值约50万美元的医疗仪器、设备、卫生材料和部分药品,为医院正式开业奠定了一定的物质基础。在内联方面,香蜜湖友谊医院与山西省医药局合作,医药局投资50万元,负责供应医院用药,医院为其提供200平方米的药房面积。此外,医院还举办了外语培训班,并负责核工业部驻深圳地区卫生技术人员晋升中级职称的评审工作,为大亚湾核电站的干部职工进行健康体检及会诊等。

医院正式开业后,苏州医学院根据核工业安防卫生局的意见,又先后派出戴长富(苏医人事处处长)、时文彪(附属儿童医院副院长)、任美芳(附属第二医院党办主任)等同志前往担任正、副院长,并抽调部分医疗技术骨干赴深圳工作。苏州医学院为筹备和建设香蜜湖友谊医院,为支援核工业的建设和发展,作出了积极的贡献。

第八节　党政组织建设与统战群团工作

在改革开放的新形势下,苏州医学院党委和行政积极探索实践高校党委领导下的校(院)长负责制(图8-42),抓好领导班子建设,顺应发展调整党政机构设置,围绕培养德、智、体、美全面发展的高素质医学专门人才的中心任务,不断改进和加强学校党的组织建设,加强宣传思想政治工作,积极开展师生文明共建活动,重视加强统一战线工作,充分发挥民主党派、工会、共青团等群团组织作用,调动各方面的积极性,为学校的改革与发展提供了强有力的组织保障和思想保证。

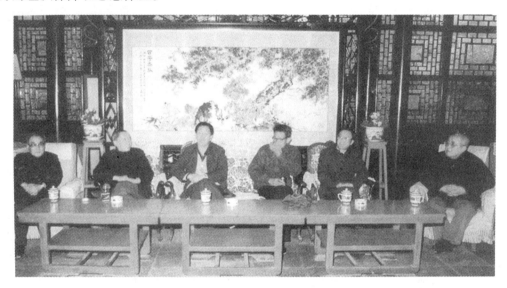

图8-42　中国核工业总公司副经理李定凡(左三)来院视察时与院领导交谈

1. 党的组织建设与党政机构设置

党的组织建设、思想建设、作风建设、制度建设是学校党建工作的关键和基础。苏州医学院党委根据党的不同时期发展党员的工作方针与发展重点,努力把好发展党员的"入口关",贯彻"坚持标准,保证质量,改善结构,慎重发展"的十六字方针,使学生党员和教师党员数稳步增长。院党委围绕此发展方针,制定了年度发展与积极分子培养教育规划、组织发展工作程序、预备党员的教育与转正等有关暂行规定,使苏州医学院党的组织发展工作逐步走上了规范化的轨道。1999年底,苏州医学院党员数已达1050人。在大学生中发展党员是组织发展工作的重点,由于学生工作处与有关部门的共同努力,从1989年1月至2000年4月,发展党员数占学生数的比例大幅增加,仅在1995年已达17.59%,学生党员在班内起到了先锋模范作用。

党员的教育与管理是提高党组织战斗力的重要手段。为了比较系统地对党员、干部实行党的"三基"教育,有计划地轮训党员和培训干部,在原业余党校的基础上成立了党校,由党委书记任校长。此外,每年安排全院性的党课教育2~3次,各总支、支部还要根据实际情况再作具体安排,使党员与非党员积极分子能及时受到党的有关知识的教育。1988年,党委组织部组织学院党员500余人参加了由中央电视台、辽宁电视台联合主办的党的基础知识竞赛,全院不但成绩优良,党委组织部还荣获了优秀组织奖。

1990年,根据中央组织部建立民主评议党员制度的意见,苏州医学院党委组织部开展了党建目标管理,设个人、支部、总支、党委四级目标,每年总结检查修订一次。这些制度化、规范化的举措,对党建工作的促进与党员素质的提高,起到了积极的作用。1996年,国家教委思想政治工作局局长瞿振元一行来院进行党建目标管理与师生共建专题调研,对党建工作给予了较高评价。1997年10月,江苏省高教工委公布全省高校党建工作评估结果显示,苏州医学院为达标单位(图8-43、8-44)。

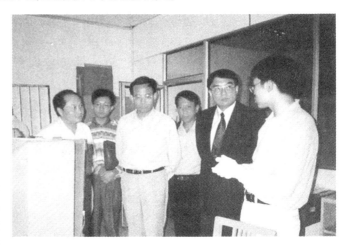

图8-43　副省长王珉(右二)视察苏州医学院重点实验室

苏州医学院党委在全院党员特别是党员领导干部中,深入开展党风廉政建设和反腐斗争的教育活动。1992年开展了"普及党的纪律基础知识"教育。1993年进行了"做党的忠诚卫士"的教育。1994年开展了"学理论、学党章"的双学教育,并获苏州市"双学"知识竞赛第一名。1995年进行了"民主集中制"的主题教育活动。1996年开展了"三讲一学"教育活动,并参加了中纪委组织的"党纪政纪条规"知识竞赛活动,获得苏州市优秀组织奖。1997年开展了"廉政勤政、艰苦创业"的主题教育活动,并获苏州市"廉政勤政、艰苦创业"的先进集体。1998年开展了"高举旗帜、增强党性、艰苦创业"的主题教育活动。1999年进行了"学习理论、弘扬正气、振奋精神、加快发展"的主题教育活动。在教育活动中,充分利用党委中心学习组、党校、组织生活、领导干部双重民主生活等阵地,采用上党课、作专题报告,利用专栏、知识竞赛、教育录像等多种形式,增强大家学习的吸引力,提高了受教育面,保证了学习的实效,同时着力抓好领导干部的廉洁自律教育。

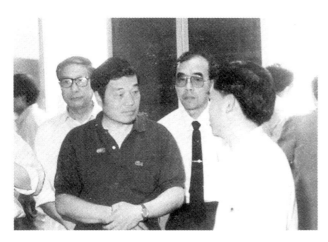

图8-44　国防科工委副主任张华祝(前左一)视察苏州医学院

苏州医学院党委认真贯彻、执行、落实上级党委、纪委颁布的一系列党纪政纪条规和领导干部勤政廉政、廉洁自律的各项规定，结合学院实际，建立健全了相关制度。先后制定了《关于苏州医学院党风廉政建设的规定》《关于进一步坚持和健全党委民主集中制的意见》《关于党政领导班子议事制度》《关于党政领导干部廉洁自律的规定》等近20项制度与规定。实行了领导干部报告个人重大事项、收入申报、离任审计、新任干部廉政谈话和诫勉谈话等活动。1997年至1999年，对近15人次进行了离任审计，对30余名新任干部进行了廉政谈话，有效地遏制了腐败现象的发生。

在1985年至2000年期间，核工业部、中国核工业总公司对苏州医学院党政领导班子先后作过充实和调整。

1987年12月，核工业部决定：阮长耿任苏州医学院副院长。1989年9月15日，苏州医学院召开中层干部会议，中国核工业总公司安防局局长潘自强宣布中国核工业总公司党组决定：蔡衍郎任苏州医学院党委书记，何寿春任常务副院长；印其章因到任职年限，免去党委书记职务。1990年10月，中国核工业总公司决定：赵经涌任苏州医学院副院长。1993年4月5日，中国核工业总公司安防局副局长吴培生、综合处处长易忱，代表中国核工业总公司党组，在苏州医学院召开的中层干部会上宣布了院领导班子调整的决定：何寿春任苏州医学院党委书记；阮长耿任苏州医学院院长；顾钢任常务副院长兼党委副书记；赵经涌、许鸿儒任副院长；聘任原院长杜子威教授为名誉院长；蔡衍郎因到任职年限，免去党委书记职务。同年9月，中国核工业总公司党组通知：任命夏东民为苏州医学院党委副书记兼纪委书记；免去顾钢党委副书记兼纪委书记职务。1997年10月16日，中国核工业总公司安防局局长陈竹舟来苏州医学院宣布院级领导任免决定：1997年10月5日，中国核工业总公司党组决定，苏州医学院院长阮长耿；常务副院长顾钢；副院长王顺利、张学光、葛建一、朱南康；免去赵经涌、许鸿儒副院长职务。

在1985年到2000年期间，苏州医学院分别召开了第八次和第九次党代会，大会主题思想为：加强党的组织建设和思想建设，全面贯彻党的教育方针，改善和加强思想政治工作，坚持社会主义办学方向，在深化改革中稳步前进。

1990年12月29日，根据中国核工业总公司党组和江苏省高校工委的批示，中国共产党苏州医学院第八次代表大会隆重举行，大会正式代表146名。党委书记蔡衍郎代表上届党委作《加强党的领导，坚持社会主义办学方向，在深化改革中稳步前进》的工作报告。大会经过充分酝酿和民主选举产生中国共产党苏州医学院第八届委员会、常务委员会、第八届纪律检查委员会。蔡衍郎、顾钢、何寿春、阮长耿、赵经涌、苏允执、赵子川、李华南、温端改、李庆宝、包仕尧、陈谋森、刘凤鸣、蒋滢、佘桂枝、夏东民、王顺利

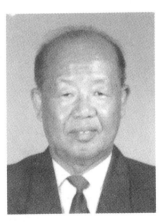

图8-45　党委书记蔡衍郎

等17人当选为中国共产党苏州医学院第八届委员会委员；蔡衍郎、顾钢、何寿春、阮长耿、赵经涌、苏允执、赵子川当选为常务委员会委员；蔡衍郎当选为党委书记（图8-45），顾钢当选为党委副书记。顾钢、许绍基、张锡南、徐仑、陈虎保、葛建一、殷福兴等7人当选为中国共产党苏州医学院第八届纪律检查委员会委员，顾钢当选为纪律检查委员会书记。

1994年12月2日，中国共产党苏州医学院第九次代表大会隆重举行。180名代表参加

了大会。党委常委、院长阮长耿（图8-46）致开幕词,省委高校工委书记陈万年、苏州市委副书记冯瑞渡分别致词,党委书记何寿春（图8-47）代表上届党委作了《坚持党的基本路线,加快改革和发展的步伐,努力争创一流水平的高等医学院校》的工作报告,纪委书记夏东民代

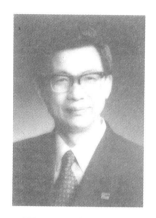 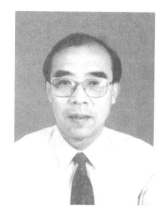

图8-46　院长阮长耿　　　　图8-47　党委书记何寿春

表上届纪委作了《全面履行监督职能,保证改革稳定发展》的工作报告。大会经过充分酝酿和民主选举,产生中国共产党苏州医学院第九届委员会、常务委员会、第九届纪律检查委员会（图8-48、8-49）。王顺利、包仕尧、朱南康、阮长耿、许鸿儒、李大南、苏允执、何寿春、张学光、赵子川、赵经涌、夏东民、顾钢、徐树英、黄厚甫、蒋国平、葛建一、简云媛、戴长富等19人当选为中国共产党苏州医学院第九届委员会委员;冯凤和、李克祥、张锡南、徐仑、浦莲芳、夏东民、薛德宝等7人当选中国共产党苏州医学院第八届纪律检查委员会委员。在第一次党委全委会上,选举阮长耿、许鸿儒、何寿春、赵子川、夏东民、顾钢、黄厚甫等7人为党委常委,选举何寿春为党委书记、夏东民为党委副书记。在第一次纪委全委会上,选举夏东民为纪委书记。

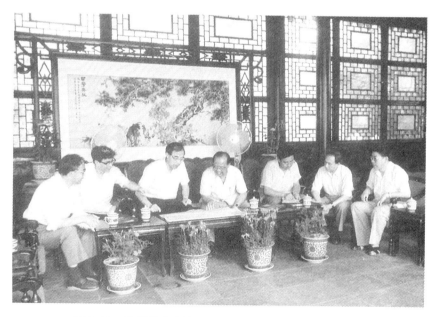

图8-48　苏州医学院第八届党委常委正在集体研究工作

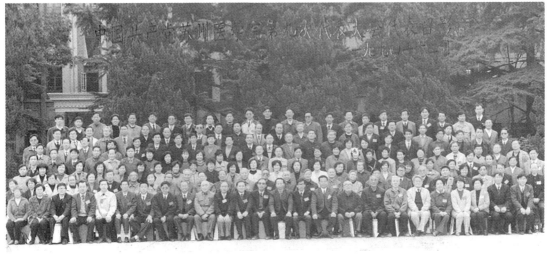

图 8-49 中共苏州医学院第九次代表大会代表合影（1994年12月）

随着苏州医学院规模的扩大，专业的增多，苏州医学院的党政机构设置也顺应发展作过多次调整，截至1999年底，苏州医学院的党政机构设置见表8-11。

表 8-11 苏州医学院党政机构设置一览表

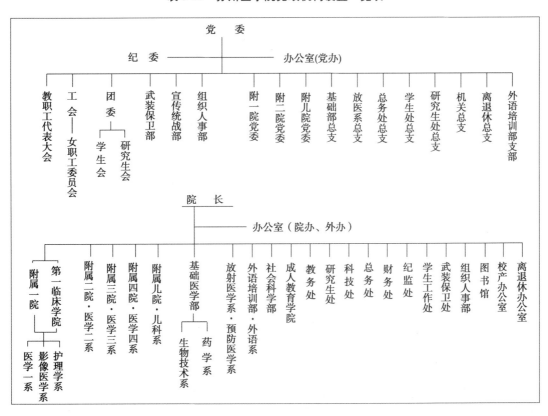

2. 党的统战工作与民主党派组织建设

统战工作在高校具有特殊的地位，苏州医学院党委和行政一如既往地重视统一战线工作,1983年成立统战部,1993年党委机构调整,统战部与宣传部合署办公,定名为宣传统战部。

在统一战线工作中,苏州医学院党委和行政始终坚持"长期共存、相互监督、肝胆相照、荣辱与共"的方针,遵照党的统一战线理论、方针和政策,加强和推进本院各民主党派、无党派人士、侨联、台联等建设方面,团结和调动一切积极因素,并取得了优异的成绩。苏州医学院于1992年12月被中共江苏省委统战部授予"江苏省统一战线工作先进单位"称号;1999年3月被中共苏州市委统战部、苏州市人事局授予"苏州市统一战线工作先进集体"称号。

在苏州医学院建设和发展的进程中,各民主党派发挥了重要的作用,已成为苏州医学院的一大特色,各民主党派的自身建设也取得了长足的发展。党的十一届三中全会之后,拨乱反正,苏州医学院各民主党派的工作才重新恢复起来,并很快进入了飞速发展的时期。1980年2月,中国农工民主党苏医支部组建(1987年成立苏医总支),翌年6月,中国民主同盟苏医支部诞生(1988年9月成立苏医总支)。1986年1月和10月,中国国民党革命委员会苏医小组(1987年3月成立苏医支部)和九三学社苏医支社相继成立。1992年12月,中国民主促进会苏医支部诞生,

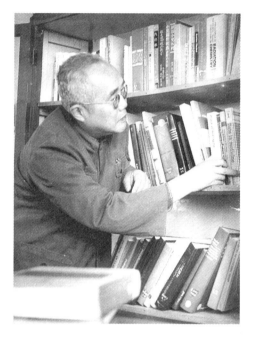

图8-50　在学海中忙碌的陈王善继教授

1993年中国致公党苏医小组创建。至此,苏州医学院有了6个民主党派的基层组织,民主党派成员人数跃居江苏高校前列,民主党派工作空前活跃。到2000年4月,学院各民主党派人数达到338人,民主党派主要代表人物为陈王善继(图8-50)、李颢、陈明斋、叶书荣、诸荣恩、陆建棠、钱海鑫、强亦忠、范我、周立人、高锦声、张沪森、鞠承祖、詹月红、黄宗琪等。

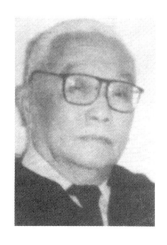

图8-51　李颢教授

民盟苏医支部的创建人李颢,是苏州医学院外科奠基人之一(图8-51)。改革开放之初,在他的努力下,苏州医学院与美国罗马林达大学建立了国际合作关系,通过开展学术交流和人才培养,使苏州医学院率先成功开展了冠状动脉搭桥手术。他早年爱党爱国,追求真理和光明,1938年就和我党取得联系,成为党的忠实朋友,曾将中国红十字会第31、32医疗队引进皖南抗日根据地。在重庆,他不顾个人安危,利用医生的职业便利,为中共中南局和八路军驻渝办事处做各种掩护工作,还先后为董必武、王若飞、刘晓、乔冠华等许多革命领袖和知名人士看病、做手术,并按党的要求和周恩来同志的指示精神,留在党外工作。解放后,他更加积极参加革命工作,在上海医务界第一批报名参加抗美援朝医疗队,任中队长。他还为祖国的统一做了大量的工作,是中国共产党的诤友。

3. 卓有成效的工会与教代会工作

工会是职工自愿结合的工人阶级的群众组织,在同级党组织和上级工会的领导下开展工作。苏州医学院工会紧紧围绕学校改革和发展的大局,一步一个脚印,以教代会制度建设和创建"职工之家"活动的两个着力点,扎扎实实地开展工作,推动工会和教代会各项工作上台阶、出成果。

参与学校的民主管理是工会的一项重要职能,随着教代会制度的不断发展,在改革开放的新的历史时期,这一职能进一步强化。

1987年6月2日至6日,苏州医学院召开首届二次教职工代表大会,出席代表222人,大会中心议题:全面贯彻党的教育方针,开展教育思想大讨论,深入进行教育领域的各项改革,提高教学质量。代表们听取了院长杜子威的《院长工作报告》和副院长蔡衍郎《认真开展教育思想的学习讨论,深化教育改革,切实加强本科教育》的专题报告。在会上,王顺利同志代表院分房工作小组作了《关于教职工住房分配工作的报告》。大会通过了《苏州医学院教职工住房分配条例》和《关于开展为秦山核电站建设立功竞赛活动的号召书》。

1991年11月6日至9日,苏州医学院召开二届一次教职工代表大会,出席代表194人。大会中心议题:加强科技开发,坚持科教兴校。代表们听取何寿春常务副院长的《院长工作报告》和赵经涌副院长的《锐意进取、开拓奋进——"七五"以来科技工作情况回顾及"八五"期间的初步设想》的专题报告。在会上,院工会作了《关于开展秦山核电站社会主义劳动竞赛的报告》。大会通过《关于进一步开展师生共建活动,搞好"三育人"的倡议书》。

1993年12月2日至4日,苏州医学院召开二届二次教职工代表大会,出席代表194人,大会中心议题:苏州医学院"211工程"规划。代表们听取阮长耿院长的《以国家"211工程"为标杆,深化改革、争创一流,全面提高整体办学水平——苏州医学院"211工程"建设规划纲要(1994—2000)的专题报告》和顾钢常务副院长的《苏州医学院深化内部管理体制改革实施意见和"八五"深化改革工作的打算》。

1995年6月22日至23日,苏州医学院召开三届一次教职工代表大会,出席代表188人。大会中心议题:深化教育教学改革,提高教学质量。代表们听取了顾钢常务副院长的《院长工作报告》和许鸿儒副院长的《深化教育教学改革,加快发展步伐,提高教学质量》的专题报告。大会通过了《关于校风建设,优化育人环境的倡议书》。

1996年11月21日至22日,苏州医学院召开三届二次教职工代表大会,出席代表186人。大会中心议题:加强师资队伍建设。代表们听取了阮长耿院长的《院长工作报告》和顾钢常务副院长的《贯彻全省师资工作会议精神,加强师资队伍建设》的专题报告。大会通过了《苏州医学院教职工代表大会提案工作条例》和《关于认真学习贯彻党的十四届六中全会精神,开创我院精神文明建设新局面的倡议书》。

在参加"秦山核电站社会主义劳动竞赛"中,苏州医学院工会积极做好具体竞赛的工作。1987年7月14日至25日,苏州医学院秦山核电站劳动竞赛营85位师生首赴秦山核电站建设工地。参加现场义务劳动的师生与核电建设者们一起顶烈日、冒酷暑奋战在工地,历时10天的义务劳动成果共计折合6500多工时。来自各附属医院的医务人员则在三个职工医院和工地现场开展巡回医疗,10天共诊治各类病人1056人次。在秦山核电站劳动竞赛期间,苏州医学院每年均派出2批医疗队为核电建设者提供医疗保健服务。在秦山核电厂30万千瓦机组建成发电后,苏州医学院仍坚持派医疗队为核电建设者服务,截至1997年

6月，核电秦山联营公司（秦山核电二期工程）开工，苏州医学院先后派遣了15批医疗队。每年暑假均组织师生赴秦山核电建设工地参加义务劳动（图8-52）。与此同时，环境监测、本底调查、人员培训等竞赛项目也圆满完成了任务。

苏州医学院师生在秦山核电建设工地的活动受到核电职工的欢迎和赞誉，也得到了核工业部领导及劳动竞赛委员会的肯定。核工业部副部长赵宏亲自接见了苏州医学院首批秦山核电站劳动竞赛全体人员。参加第二批医疗队的苏医附一院骨科医师朱国梁荣立个人三等

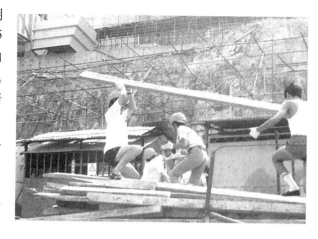

图8-52　苏医师生参加秦山核电站义务劳动

功，院党委副书记顾钢作为组织者荣立三等功，第三批医疗队获"秦山核电站劳动竞赛先进集体"的光荣称号。

苏州医学院工会在教代会制度建设和创建"职工之家"的活动中，加强自身建设，在1985年至2000年期间，按照工会章程，分别于1988年、1991年、1994年召开会员代表大会进行换届改选，选举产生新一届工会委员会和工会经费审查委员会。

4. 朝气蓬勃的共青团工作

1985年至2000年的15年间，在学校党委和上级团组织的领导下，苏州医学院团委以提高团员青年整体素质为目标，以把握大局、突出重点、讲求实效为工作思路，不断加强团的基层组织建设，以文化艺术、知识竞赛、社会实践等活动为载体，组织开展了丰富多彩的第二课堂活动，取得显著成绩。

伴随着共青团工作围绕改革而发展的进程，团的自身建设也在发展中创新，在改革中奋进。基层团组织是共青团工作发展的终端，院团委努力把团支部建设成为班级和青年团员的核心。1986年，院团委响应团中央号召，深入开展"组织建设合格团委"竞赛活动，认真做好团干部培训、考核工作，开展支部生活会，推优评先、组织发展、收缴团费等工作，各级团干部充分发挥了积极性和创造性，形成了"有班子、有活力、有制度、有经费"的良好局面。

社会实践活动是广大学生积极投身改革开放，培养艰苦创业精神，为祖国建设服务，努力成才的有效途径。1988年始，院团委与党委宣传部、工会、学生工作处等有关部门一起，认真组织社会实践活动，取得较大成绩。苏州医学院赴秦山核电站社会实践医疗服务队被核工业部、全国总工会、妇联和共青团中央命名为"全国核电社会主义劳动竞赛先进集体"，每年均有教师、学生被授予省社会实践先进个人。

院团委坚持把团的思想教育放在首位，把学习领会邓小平理论作为重点，充分利用宣传栏、橱窗、板报、《苏医团讯》《学生报》、广播台等宣传阵地，广泛宣传党的基本路线、方针和政策，通过学生骨干培训班、业余党（团）校、党章学习小组，帮助、引导团员青年在思想上紧扣时代脉搏，坚定走有中国特色社会主义道路的信念。根据学生特点，发展建立学生社团。先后建立了学生心理协会、神剑文学社、皮纹协会、抗癌协会、传统医学协会、日知社、大学生科协、业余京剧社、大学生艺术团等，增长了学生知识，为大学生的成长创造了良好

的氛围。根据不同时期的特点,有针对性地开展主题鲜明的教育活动,如纪念抗战胜利50周年(图8-53)和反法西斯战争胜利50周年、纪念红军长征胜利60周年、纪念建党75周年、迎接香港回归等,使广大团员青年在活动中受到了生动的爱国主义教育,促进了一大批青年人才的健康成长。

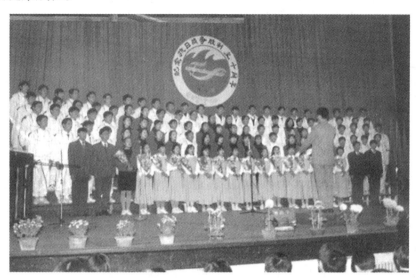

图8-53　纪念抗日战争胜利50周年文艺汇演

院团委从培养跨世纪社会主义事业接班人的战略高度出发,根据苏州市团委和市委组织部联合发出的《关于进一步做好推荐优秀团员作为党的发展对象工作的意见》,配合院党委组织部、学生工作处进一步做好团员推优工作。苏州医学院团委加强自身组织建设,按照团章要求,分别于1986年、1990年、1993年、1998年召开团代会,进行换届改选,会议选举产生了新一届团委会。

5. 富有生机的学生会和研究生会

学生会是院党委领导下的学生群众组织,是学生利益的忠实代表。在各级党政部门的领导和关怀下,在院团委的指导和帮助下,学生会以学习为中心,积极开展学生所喜闻乐见的,生动活泼、丰富多彩的学习、文化、娱乐、体育、公益等活动,并充分发挥桥梁和纽带作用,沟通学校各部门与学生间的联系,倡导尊师爱生,加强与兄弟院校学生及社会的联系。

多年来,学生会注重青年学生的政治思想教育,引导全院学生坚持正确的政治方向。作为院党政领导联系学生的纽带,紧密围绕在党、团组织周围,充分利用广播台、学通社、文学社这些宣传窗口,广泛深入地开展以爱国主义、集体主义、社会主义为主题的思想政治教育(图8-54)。同时,学生会大力倡

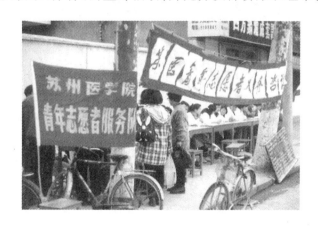

图8-54　苏州医学院青年志愿者服务队开展为民服务活动

导"学雷锋、树新风"活动,每年都有近千名学生参加无偿献血,受到社会各界好评。为响应团中央发出的"青年志愿者义务奉献"口号,以学生会执委为主体,各系部分学生、部分附属医院老师组成的医疗咨询队一次次走上街头(图8-55),为广大苏州市民提供义务服务,市广播台、电视台均作过现场采访和新闻报道。1999年5月8日,以美国为首的北约悍然轰炸我国驻南联盟大使馆,消息传来,举国震惊,苏医学子义愤填膺,举行了声势浩大的游行示威活动。学生会号召全校学生"好好学习,强我中华;努力工作,壮我国力"。

学生会开展工作的基本原则是组织同学实行"自行管理,自我教育,自我服务"的三自方针,在宿舍管理方面、食堂就餐秩序方面、校园禁烟、图书馆就座及帮助贫困生落实勤工助学等方面,学生会自我管理委员会下属的校园事务部、宿舍工作部、食堂工作部、勤工俭学和学生纠察队作出了不懈的努力,取得了一定的成绩。

苏州医学院研究生会是在院党委领导和院团委指导下的研究生组织,是研究生开展学术、科研、文体、生活、社会实践等活动的组织者。

广大研究生一方面紧张学习专业,提高理论水平;另一方面,不断在医学科学研究中培养实践能力。以博士生为首的各学科带头人的学术沙龙活动活跃了学术气氛,为推动科研、提高医疗水平起到了很好的作用。在各自的医学领域里,每年均有数十篇学术论文、综述在全国各级各类杂志上发表,或在全国学术会议上交流发言,有的获得了科技成果奖,有的在有影响的国际会议上录用,并被大会主席免费邀请到国外交流。每年都有不少优秀学子获得杜子威奖学金、普强奖学金、许氏奖学金、周氏奖学金、红杉树奖学金等各种奖学金。这些成绩的取得来源于导师们的教诲与鼓励,更来源于学子们求实创新、勇攀科技高峰的敬业精神。

6. 鲜明特色的师生文明共建

苏州医学院从1986年开始,开展了师生共建社会主义精神文明活动,至2000年4月并入苏州大学止,已有14年之久。全院有37个本、专科班级、6个硕士研究生班级和3个博士研究生班级与71个教研室、机关党政部门及各实习医院结成"共建"对子,参加共建活动的教师、干部和职工有800余人。师生共建活动较好地发挥了教师、干部和职工的群体优势,调动了师生两方面的积极性,加强了全校的思想政治工作和精神文明建设,受到了师生的欢迎。

为全面推动"师生共建精神文明"活动的开展,1988年3月,苏州医学院党委和行政联合颁发了《苏州医学院师生文明共建实施意见(试行)》;1995年11月20日,制定了《苏州医学院师生文明共建工作暂行条例》。为了使这项工作真正落到实处,党委决定由一名副书记负责,日常工作则由宣传部、教务处和学生工作处落实,宣传部牵头。党委还规定,把共建活动作为评比优秀教师、先进单位和文明科室的条件之一(图8-56)。

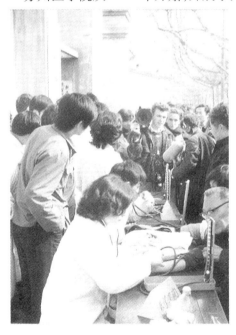

图8-55 医学生上街为民服务

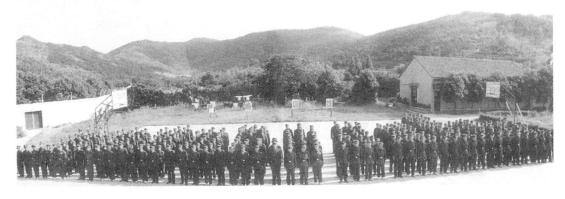

图 8-56　新生军训

鲜明特色的师生文明共建活动,是苏州医学院的一项工作创新,较好地发挥了教师、干部和职工的群体优势,调动了师生两方面的积极性,进一步促进了苏州医学院社会主义精神文明的顺利开展(图 8-57、8-58),得到了江苏省教委的充分肯定,并在省内高校中加以推广。1996 年,苏州医学院被中共苏州市委、苏州市人民政府授予"文明共建先进集体"称号。

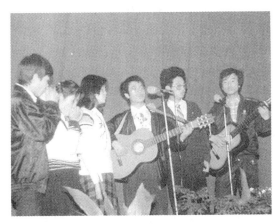

图 8-57　琴韵新歌联唱

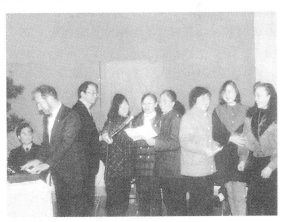

图 8-58　师生联欢情意长

7. 苏医侨联与苏医台联

苏州医学院侨联在市侨联支持下,于 1990 年 5 月成立,共有成员 70 多人,其中归侨 8 人,中高级职称的知识分子占归侨侨眷的 87%,他们是苏州医学院教学、科研和医疗的一支重要力量,也是苏州医学院开展对外学术交流的桥梁和纽带。

原苏州医学院院长杜子威教授是日本归侨,他与海外华侨、外籍华人及其社团的联系并开展对外学术交流,在培养学科带头人方面做了大量工作。1972 年,经杜子威教授牵线,苏州医学院与日本庆应大学和名古屋保健卫生大学签订校际合作交流协议;先后又与美国、法国、日本、澳大利亚等国家 20 多所医学院校、医学中心和研究所签署了校际合作交流协议;先后共派出 300 多名专家、学者赴美、日、德、英、加、澳等国家和我国的港澳台等地区讲学、考察、进修、攻读学位;并接受外国专家、教授和学者来学院考察、访问、讲学、研讨或共同举办国际学术会议。杜子威教授为苏州医学院的教学、科研、医疗水平的提高及人才培养作出了巨大贡献(图 8-59)。

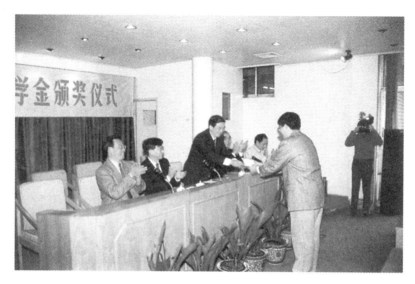

图 8-59　苏州医学院名誉院长杜子威(左三)在颁发杜子威设立的奖学金

苏州医学院归侨、侨眷,为了苏医的兴旺和祖国的繁荣昌盛,积极地建言献策。他们与国外和境外在政治上有影响、经济上有实力、学术上有造诣的人士有密切联系,因此他们利用自己的特殊优势,为苏州医学院引进资金、技术、设备、人才等方面发挥了搭桥铺路的作用。由侨眷李颢教授牵线,美国华裔医师协会赠给学院8台医用麻醉机,价值10余万美元,对附属医院麻醉科的发展作出贡献。神经内科专家、归侨姜书枫教授,一心扑在科研事业上,多次完成有关脑神经医学的科研项目,1984年他与其他专家合作,成功研制出"脑部肿瘤疾病声响诊断仪",受到了核工业部和江苏省卫生厅的奖励。苏州医学院侨联第二届主席顾振纶教授,参与创办了由苏州医学院与香港百草堂有限公司合作的、江苏省首家苏港合作苏州中药研究所,并出任所长,闯出了高校与香港企业联合办中药研究所的新路。1994年起,顾振纶教授白手起家、从无到有参与筹建了苏州医学院的新专业——药学系。

苏州医学院台属联谊会,1998年7月3日成立,现有成员56名。苏医台联会是由我国台湾地区人员的眷属组成,在苏州医学院党委统战部领导下,他们广泛联系在台人员眷属,关心台属的工作、学习和生活,反映台属的合理要求,积极帮助海峡两岸的亲人沟通联系,促进海峡两岸之间学术、文化等方面的交流,为加强与在台人员的沟通,开展各种形式的联谊活动,为统一祖国、振兴中华而贡献力量。苏医台联会是"台属之家",是海峡两岸交往的桥梁。

8. 苏医党委机关报——图文并茂的《苏医报》

苏州医学院院报是苏州医学院的党委机关报,于1986年1月1日复刊,由院党委宣传部主办,院报编辑部编辑出版。1992年11月16日总第184期起,《苏州医学院报》更名为《苏医报》,刊头由张爱萍将军题字。《苏医报》经上级批准,1989年2月24日总第134期起,获省内统一准印刊号,江苏省内部刊准印证(JS)第185号;1991年3月15日总第154期起,为江苏省内部报刊准印证JSX(B)第019号;1992年10月1日总第184期起,为省内统一刊号JSXB-19;1999年6月1日起,经江苏省新闻出版局批准正式启用国内统一刊号CN-0827/(C)。

《苏医报》4开4版,每月1日、15日出版。先由苏州印刷厂后由苏州医学院印刷厂、吴县机关印刷厂承印。每期发行数2000~2500份，除面向苏州医学院师生员工外，并参加与其他院校的交流，至2000年4月1日共出版310期。

《苏医报》的办报宗旨是："坚持以马列主义、毛泽东思想、邓小平理论为指导，围绕学院中心工作，宣传党的路线、方针、政策，认真贯彻党的教育方针，全面反映学院和附属医院的教学、科研、医疗及开发工作，为培养'四有'人才作贡献。"《苏医报》紧密联系学校的工作、生活实际，运用典型事实和先进人物进行宣传，激励读者，不断推进学校两个文明建设和各项工作的开展。

《苏医报》坚持正确的舆论导向，坚持以正面宣传为主，以质取胜，以情感人。稿件把关严格，精选有针对性、有新闻价值的消息、通讯和有艺术特色的文艺稿。文章短小精悍，版面形式多样，新闻及时迅速，副刊生动活泼，学生争相传阅，师生踊跃投稿。《苏医报》是联系师生情感的纽带，沟通上下关系的桥梁，已成为全院的信息中心和宣传党的方针政策的有力工具。

1995年6月13日，江苏省校报研究会副理事长张明亮率检查组来院检查评估院报。张明亮副理事长对苏州医学院的院报编辑工作给予了充分肯定，认为"《苏医报》办得很有特色，体现了较高的水平和质量"。

1999年6月28日下午，师生同堂，嘉宾云集，历经风雨42载的《苏医报》创刊300期暨五四征文颁奖仪式在苏州医学院第三会议室隆重举行（图8-60）。院领导何寿春、夏东民，《苏医报》复刊200期以来的历任主编，以及《苏医报》优秀记者、优秀通讯员、五四征文获奖师生出席了颁奖仪式和座谈会。在座谈会上，各位来宾畅所欲言，对《苏医报》在人手较紧的情况下仍能如期出版给予了充分的肯定和鼓励。同时，也对院报在内容、版面等方面存在的不足提出

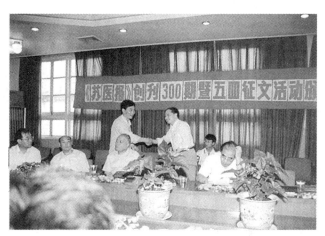

图8-60 《苏医报》复刊300期暨五四征文活动颁奖大会（1999年6月）

了许多中肯意见，对提高编辑人员的素质，加强《苏医报》采写人员的培训等具体事务也都发表了各自看法。院领导何寿春、夏东民同志在鼓励中提出新目标，希望《苏医报》以300期为新起点，承前启后，继往开来，为学院的发展，为正确思想的弘扬，为优良学风教风的培养再立新功。会上，院领导何寿春、夏东民同志分别为王馨荣等5名优秀记者，赵琦等7名优秀通讯员，以及张苏亚、陈余庆等30多名"五四征文"获奖师生颁了奖。

9. 隆重的80周年校庆大典

建校80年，桃李满天下。1992年10月31日上午，来自全国各地的校友、国际友人、各界领导、社会贤达、教师和学生代表4000余人欢聚在苏州市体育馆，隆重庆祝苏州医学院建校80周年。

隆重的80周年校庆大典，由院党委书记蔡衍郎主持。在校庆大典上，院长杜子威教授作了题为《深化改革，开拓创新，为把我院办成具有苏医特色的社会主义高等医学院校而奋

斗》的重要报告。在报告中,院长杜子威教授简要介绍了苏州医学院80年来的发展情况和取得的成就,并对关心和支持学院建设和发展的校友、国际友人、各界领导、社会贤达、全体师生表示衷心的感谢。院长杜子威教授最后表示,一定要在党的十四大精神的指引下,坚持党的基本路线,把握时机,团结和依靠广大师生员工开拓创新,使苏州医学院焕发出新的生机和活力。

中国核工业总公司副总经理刘书林在讲话中,充分肯定了苏州医学院所取得的优异成绩,并希望学院在改革开放的大好形势下,办出有核工业特色的、更高水平的社会主义高等医学院校,为我国的医疗卫生事业和核事业再立新功。

出席大会的领导和贵宾有:原国防部部长、国防科工委主任张爱萍将军(图8-61),中国核工业总公司副总经理刘书林,江苏省委常委、省党校校长胡福明,省教委副主任冒瑞林,省政协常委、省卫生厅副厅长陈萍,中国核工业总公司安防环保卫生局副局长吴企,中国核工业总公司老干部局局长魏哲,中国核工业总公司核燃料局局长张志峰,江苏省国防工业办公室主任毛阳青,苏州市委书记王敏生,市人大常委会主任戴心思,市政协主席林瑞章,市委副书记、高校工委书记周治华,苏州市副市长周大炎,以及江苏省各兄弟院校、各单位的代表,各届校友和来自澳大利亚、日本、法国、美国、白俄罗斯等国家以及我国香港地区的嘉宾。

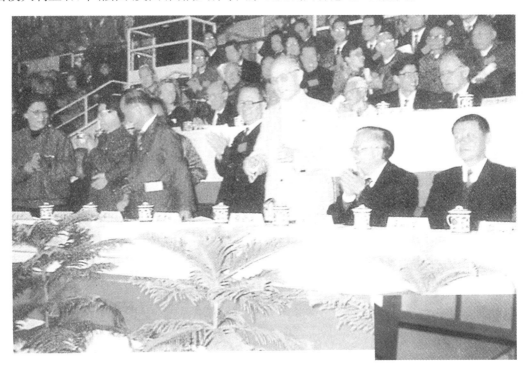

图8-61　原国防部长、国防科工委主任张爱萍将军(右三)在苏州医学院校庆80周年大会上

国家教委、卫生部、国务院学位委员会、中国核工业总公司、中国核工业总公司教育培训部、中国核工业总公司科技局、核工业管理干部学院、遵义医学院、衡阳415医院等单位和江苏省人大常委会主任韩培信等个人发来贺电贺信。

校庆大典期间,还举办了国际组、国内组的专业学术交流活动。原国防部长、国防科工委主任张爱萍将军在苏州,不仅为苏州医学院校庆80周年题词,而且为苏州医学院附属第一医院题写了院名,同时还为《苏州医学院院报》题写新报名《苏医报》。苏州医学院院报从第84期起,启用新报名《苏医报》(图8-62)。

院庆前夕,中国核工业总公司总经理蒋心雄,国家卫生部部长陈敏章,国家教委副主任滕藤,中国科学院学部委员、杰出科学家、前第二机械工业部副部长钱三强,中共江苏省委书记沈达人,江苏省省长陈焕友,中国国际信托投资公司常务董事、副总经理张绪武,中共江苏省委高校工委书记陈万年,江苏省教委主任袁相碗,中共苏州市委书记王敏生,香港百草堂有限公司董事长、苏港合作苏州中药研究所名誉董事长、苏州医学院客座教授周文轩等分别为庆贺苏州医学院建校80周年校庆题词。

图8-62 张爱萍为《苏医报》题写报名

伴随着88年的历史脚步,历经沧桑巨变的苏州医学院,已是一所历史悠久、具有优良学风、文化积淀深厚的高等医学院校。其雄厚的师资力量、精良的科研传统、享誉国内外的专家教授、独具特色的专业、领先优势的学科,令世人和学界所瞩目。风华正茂的苏州医学院开拓创新与时俱进,教书育人成绩显赫,科研成就硕果累累,医疗水平声誉鹊起,国内国际颇具知名,堪称88年建校史上的鼎盛时期(图8-63、8-64、8-65、8-66)。

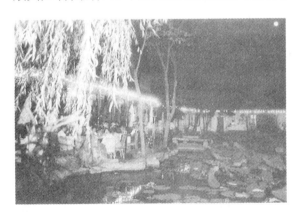

图8-63 中秋校园夜,欢歌笑语声

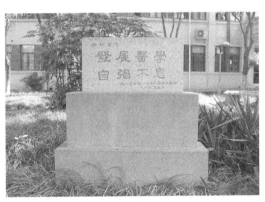

图8-64 母校留念碑(1958届校友)

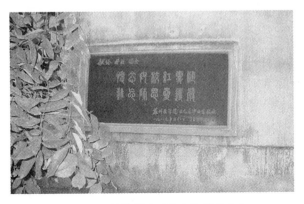

图8-65 母校留念碑(1959届校友)

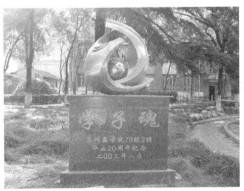

图8-66 学子魂(1983届校友)

结　　语

　　苏州医学院的88年院史,是一部骄人的光荣史,是一部激越的奋进史。

　　88年前,学校诞生于风云激荡的民国肇始,经历了五四运动、抗日救亡、全国解放、民主建国、"文革"内乱、改革开放、科教兴国等一个个重大的历史时期和事件,经历了私立南通医学专门学校、私立南通医科大学、私立南通大学、私立南通学院、苏北医学院、南通医学院、苏州医学院等一个个校名的更迭相延,经历了方兴未艾的初创期、奋力前行的成长期、逆境图存的低谷期、私转公立的调整期、搬迁苏州的发展期、十年内乱的"文革"期、正本清源的繁荣期、开拓创新的鼎盛期等一个个难忘的峥嵘岁月。

　　大凡知名的院校之所以知名,均以高端人才之所存。正如清华大学校长梅贻琦1931年在清华大学的就职演说所云:"一个大学之所以为大学,全在于有没有好教授。孟子说:所谓故国者,非谓有乔木之谓也,有世臣之谓也。我现在可以仿照说:所谓大学者,非谓有大楼之谓也,有大师之谓也。"①

　　苏州医学院亦是如此。88年来,学校涌现出一大批杰出人才。无论是早期的执掌校政者,还是后来的继任执掌校政者;无论是早期的执教者,还是后来的继任执教者;在他们当中都曾涌现过一批名闻遐迩的社会贤达、名师大家、学者鸿儒。当然,奠定着深厚历史底蕴的苏州医学院,不仅仅有一批杰出人才,还有一支乐于奉献、辛勤耕耘、德艺双馨的师资队伍作为基石。正因为如此,才有88年苏州医学院的英才辈出、个性飞扬,才有88年苏州医学院的文脉绵延、奔腾浩荡。

　　无论从历史角度,还是从声誉来说,具有88年历史的苏州医学院,在近现代教育史上,无疑是一所有着深远影响的高等医学院校。由于创办早,开风气之先,苏州医学院(含其前身各个校段)在我国近现代高等教育史上,不仅占有一席之地,而且创立了若干个第一,成为学界的示范和标杆。

　　就创办的年代而言,苏州医学院的前身校段之一——民国元年创办的私立南通医学专门学校,不仅是国人最早创办的高等医学院校之一,而且是我国民办高等医学教育本土化的发端。

　　从当时的大学统计资料来看,清末民初,中国人办理的大学寥若晨星,即使到了1919年,《大学修正令》已经出台了两年,中国人办理的大学也不多。苏州医学院前身校段之一的南通大学,在民国时期就享有很高的办学声誉,是中国近代高等教育史上的"一颗明珠"。据《第一次中国教育年鉴》统计,当时全国有公立大学3所,私立大学7所。私立南通大学和南开大学、厦门大学基本上同时起步。美籍汉学家费正清主编的《剑桥中华民国史》②,向西方社会介绍中国近代高等教育的历史状况,公、私立综合性大学分别以北京大学、南开大

---

①　赵建林:《解读清华》,广西师范大学出版社2004年版,第25页。
②　费正清:《剑桥中华民国史》(下卷),中国社会科学出版社1998年版,第425页。

学为代表,公立技术大学以交通大学为代表,而私立技术大学则以南通大学为代表。这并非是对南通大学的过誉之词,而是出于对历史事实的尊重。

建校之初,张謇制定了"祈通中西 以宏慈善"的校训,言犹在耳,代代传承。苏州医学院顺应时势,"勤奋、严谨、求实、创新"又蔚然成风。昨日的桃李芬芳,今天的社会栋梁。万余名校友遍布神州大地,天涯海角;许多校友成绩卓著,学术精深,出类拔萃;88年来,他们为医学卫生事业和祖国的繁荣昌盛作出了自己的贡献,为母校增添了光彩。

历史是一条生生不息的长河,办学传统是一所学校绵延不绝的血脉。它的精髓弥散在学校的每一个角落,潜移默化地影响着学校的发展走向。尊重历史,尊重先贤的创造,站在前辈的肩膀上,我们才会视野更加开阔,步履更加坚实,精神更加豪迈。88年过去了,"祈通中西 以宏慈善"的校训,不应该因沧桑变迁而流逝遗忘,更不应该因学校建制消失而成为绝响。

1999年12月30日,由苏州医学院全体师生自愿捐资兴建的张謇铜像,在沧浪可园一水间的校园内落成。铜像高2.9米,是由南京艺术学院设计制作的。

当日下午在苏州医学院正门广场,隆重举行学院创始人张謇铜像揭幕仪式。苏州医学院党政领导及离退休干部代表、师生代表等数百余人参加了揭幕仪式。

院党委副书记夏东民主持了揭幕仪式。在揭幕仪式上,常务副院长顾钢满怀深情地介绍了张謇先生的生平和铜像的筹建情况。教师代表、博士生导师顾振纶教授概述了张謇先生实业救国和教育救国的爱国主义精神,以及几代苏医人严谨治学、开拓创新、艰苦奋进的精神。院党委书记何寿春简述了张謇先生在近现代教育上作出的巨大贡献。他指出,我们要铭记张謇先生爱国兴国的伟大精神,以实际行动实施科学育人,培养医学人才的使命。

在师生们热烈的掌声中,院党委书记何寿春和院长阮长耿并肩向前,庄严地为张謇先生铜像揭幕,当红绸幕布缓缓落地之时,肃穆的张謇先生铜像屹立在先生亲手创建的美丽校园里。

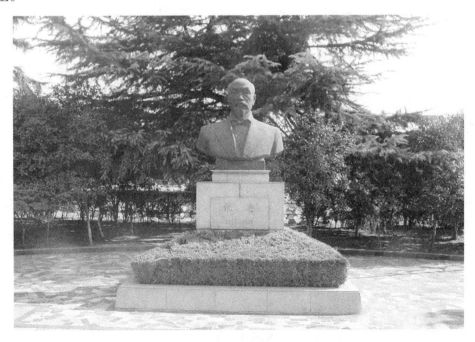

耸立在苏州医学院校园里的张謇铜像

时至今日,清末状元、中国近代著名实业家、教育家张謇的铜像落成之地,已成为沧浪可园一水间的文化景观和历史遗存。人们在这里回眸,从苏州医学院的发展历史中,汲取心灵的养分,寻找精神的慰藉,从而催人常思;人们在这里缅怀,从苏州医学院的历史演变中,发掘力量的源泉,倍感任重道远,从而令人奋进……

变革的时代呼唤教育的变革,时代的风云成就时代的骄子。2000年4月,苏州医学院并入苏州大学,强强汇流,和谐包容,携手并进,她将以其求真务实与科学灵性的光芒,成为苏州大学闪亮的一脉,在新世纪的起跑线上,开始新的起航,新的腾飞,新的辉煌。

苏州医学院大事记

（1912 年 3 月至 2000 年 4 月）

1912 年

3 月　私立南通医学专门学校（初名为通州医院附设医科学校）由张謇、张詧借南通城南庙宇籍仙观（即三官殿，又称温元帅庙）创办，19 日（农历二月初一）开学。

8 月　张謇、张詧派医学专门学校庶务金石负责南通城南昭武院及其邻地筹建新校舍。

1913 年

4 月　校舍建成，学校迁入新址。

6 月　张謇、张詧购地 11.7 亩，扩建南通医院，供医学专门学校学生实习之用。

1914 年

6 月　南通医院（附属医院）新院舍建成。

12 月　张謇为学校题校训："祈通中西　以宏慈善。"

是年　设图书馆。

1915 年

4 月 30 日　熊省之在校内作了南通历史上第一次尸体解剖示教。

夏　招收 1919 届学生，从本届起均秋季始业。

12 月　本科首届学生毕业。

1916 年

1 月 16 日　举行首届本科毕业生毕业典礼。南通县县长卢鸿钧及学界代表 100 多人参加。张謇到会致训词。

1917 年

9 月　增设中医科，学制预科 1 年，本科 4 年。

1918 年

7 月　学校向德国购买 X 线机、发电机等仪器设备，大小数百件。

是年　南通医院建 X 线室。

1919 年

5 月 15 日　学生代表召集南通各校学生代表开会，响应北京学生发动的五四运动。会议产生学生会组织，定名"南通学生会"，会长：私立南通医学专门学校学生陈光宇。

5 月 18 日　南通学生会举行成立大会，由陈光宇主持，会后游行。

6 月 3 日　私立南通医学专门学校学生和其他一些学校学生罢课，罢课持续至暑假。

6 月　私立南通医学专门学校宣讲团代表罗元骏，偕同上海学生联合会代表在石港、马塘、如皋等地讲演，宣传提倡国货，抵制日货。

1920 年

5 月　建成手术室一座。

6月　聘德国医学博士夏德门(Dred Schel Demann)任南通医院(附属医院)总医长。

6月　南通医院设内科、外科、产科、妇科、皮肤科、花柳科、眼耳鼻咽喉科等,各科均有教员教学。

1921年

1月　购地4亩多,辟为游戏场,另设娱乐室5间。

3月　基础实习室建立,内分细菌、病理、组织、生理实习及医化实习等,均由各科教师指导实施。

1922年

3月　北京政府教育部给私立南通医学专门学校立案。

9月　中医科停办。

1924年

5月9日　全体学生和县城各校学生一起,至城南东公园参加国耻纪念会,会后游行。

11月　学校呈请解剖监犯尸体案由江苏省高等检察院批准。

1925年

1月　建筑尸体解剖室两间,传染病室6间。

6月　私立南通医学专门学校学生和南通其他学校学生一起组织"南通学生上海五卅血案后援会"。南通学生上海后援会第五次会议主席为私立南通医学专门学校学生汪昆。

1926年

8月24日　张謇病逝于南通濠南别业,终年73岁(1853—1926)。

1927年

8月　私立南通医学专门学校扩展为私立南通医科大学,设5年制本科。

1928年

8月　私立南通医科大学与私立南通农科大学、私立南通纺织大学合并,定名私立南通大学,设农科、医科、纺织科。私立南通医科大学遂为私立南通大学医科,学制仍为5年。

是年　南通医院改名私立南通大学医科附属医院。

1930年

11月8日　私立南通大学经国民政府教育部核定以私立南通学院为校名立案,仍设农、医、纺三科。私立南通大学医科遂为私立南通学院医科。医本科学制从1936届起改为6年制。

1931年

9月24日　私立南通学院农科学生发起组织南通学生反日会,声讨日本帝国主义侵占中国东北三省。学院医科、纺织科学生和南通中学、通师、女师、女红传习所、崇敬中学、商中等校学生参加。

12月　医科学生组织战地救护队,支援东北马占山抗日部队。

1932年

是年　医科聘请意大利籍医学博士贝贡新(Bergonzinl)筹办浆苗血清研究所。

1933年

是年　医科添置新式X光机、人工太阳灯、电气机等设备。

1934年

是年　私立南通学院医科浆苗血清研究所成立。

1935 年

10 月 17 日　张孝若在上海逝世,终年 37 岁(1898—1935)。

12 月 23 日　私立南通学院农科、医科、纺织科及附设职业中学全体学生响应"一二·九"抗日爱国运动,上街游行示威。

12 月 26 日　私立南通学院农、医、纺三科学生组织晋京请愿团。28 日,学生绝食。江苏省政府派员会同南通专员公署专员、县长多方劝阻,29 日晨,学生由地方当局用汽车接回。

1936 年

是年　医科在南通城南濠阳路女红传习所原址设分院。

是年　医科增设解剖学、生理学、病理学、细菌学、寄生虫学、物理学等研究室及实验室。

1937 年

8 月 17 日　日本帝国主义 4 架飞机轰炸南通基督医院,在该院实习的私立南通学院医科 6 年制本科生王道炜执行防护任务时被炸遇难。

秋　私立南通学院被迫停课,医科及其附属医院经扬州(即组成重伤医院,随军转移)内迁湖南沅陵。

1938 年

3 月 18 日　南通沦陷。私立南通学院遭劫。

8 月　医科在湖南沅陵与江苏省立医政学院合并,建立国立江苏医学院,私立南通学院医科由此中断。

8 月　私立南通学院迁至上海江西路 451 号,农科、纺科复课。

1939 年

1 月 26 日　张謇逝世,终年 88 岁(1851—1939)。

1942 年

10 月　私立南通学院代理院长郑瑜,在中国共产党地下组织策动下,经过多方筹划,带领农科和纺织科学生 49 名,教师 13 名,至淮南民主抗日根据地——铜城办学。后因敌军进攻,于 1943 年 1 至 3 月陆续撤回上海。

是年　私立南通学院由上海江西路迁至重庆北路 270 号。

1946 年

2 月　私立南通学院成立还校委员会,于南通建立还校办事处,办理学校从上海迁返南通和恢复医科事宜。

5 月　私立南通学院购国民政府接管的日寇所办江北中央病院院舍和设备,恢复附属医院。

7 月　医科在南通恢复,招收新生,学制仍为 6 年。

8 月　院本部迁返南通,农、纺两科二、三、四年级学生仍留上海,学院留上海部分称"沪院",南通部分称"通院"。

9 月 17 日　私立南通学院医科开学,学生 81 名。农科、纺科一年级新生亦在南通上课。农、医、纺三科一年级新生共 8 班 350 名新生,统称新生班,形成"通院"、"沪院"两地办学的格局。

11 月 11 日　私立南通学院于西院举行还校典礼。

12 月　私立南通学院的农、医、纺三科校友会成立。

1947 年

6 月　私立南通学院制订医科发展计划。

是年　私立南通学院训育委员会成立,由院长、各科科长、各处主任及选聘专任教授组成,为训导方面之最高权力机构。

夏　沪院农艺系三、四年级部分学生迁返通院上课。

是年　附属医院制定《学院教职员暨学生就诊优待办法》。

10 月 11 日　私立南通学院制定学生转科转学规则。

是年　私立南通学院医科重建解剖室及生物学、化学、组织学、生理学等实验室。

1948 年

6 月　私立南通学院医科 30 多名学生因南通《国民日报》刊登批评附属医院报道与事实不符前往责问,砸坏部分印刷设备,使该报停刊 20 多天。后由学院赔偿损失。

夏　私立南通学院医科重建药理学、病理学、细菌学 3 个实验室。

9 月 1 日　制订《私立南通学院组织章程(修正草案)》。

1949 年

2 月 3 日　私立南通学院成立临时院务委员会,尤逸农为临时院务委员会主任委员。

2 月 21 日　私立南通学院开学,28 日上课。

4 月　私立南通学院学生会成立。

6 月　中国新民主主义青年团南通学院(通院)支部委员会成立。

夏　沪院成立临时院务委员会。

8 月 3 日　私立南通学院院务联席会议在南通举行,通院和沪院临时院务委员会全体委员以及教师、学生、工友代表参加会议。苏北行署南通行政区专员公署文教处负责人丁冲到会讲话。

8 月 3 日　私立南通学院临时院务执行委员会成立,通院和沪院临时院务委员会一并撤销。

8 月 4 日　临时院务执行委员会举行第一次会议,选举张敬礼为主任委员,夏永生为副主任委员。

8 月 6 日　临时院务执行委员会决定成立迁校委员会,办理沪院迁返南通事宜。迁校委员会主任委员为冯焕文教授,副主任委员为学生张绪武。

9 月　沪院迁返南通。

9 月　中共南通学院支部由中共上海市新城区委员会领导改属中共南通市委青年部领导,原通院党组织合并于南通学院支部。书记王彩彪,副书记顾石明。

12 月 20 日　私立南通学院医科临时科务委员会成立。

12 月 24 日　私立南通学院职员会举行成立大会,通过《南通学院职员会章程》,选出执行委员。

是年　私立南通学院医科仍招 6 年制本科生(1946—1948 年所招本科生均为 6 年制)。

是年　制定人民助学金标准及申请办法,经苏北行署核准。

是年　人民政府补贴学院 5% 名额人民助学金。

1950 年

4 月　中国新民主主义青年团南通学院总支委员会成立。

6月1日　私立南通学院成立院务委员会和行政机构。

夏　苏北人民行政公署根据私立南通学院关于改组校董会的申请,原则上同意新校董会成员名单,并转请华东军政委员会核定。

夏　根据中央教育部指示,向工农开门,招收新生时注意吸收工农干部和工农青年入学。

暑假　华东军政委员会卫生部拨给私立南通学院医科补助费2亿元(旧币),供添置仪器和参考书用。

7月下旬　私立南通学院医科1952届20多名学生由两名教师带领前往江苏淮阴地区帮助防治黑热病。

12月18日　中央人民政府教育部批复:"私立南通学院聘任顾尔钥为该院院长事准予备案。"

12月　上级党委批准,中共南通学院支部领导成员调整,顾尔钥任书记,孙石灵任副书记(原为书记)。

是年　政府补贴私立南通学院人民助学金由5%增加到25%。

1951年

2月　私立南通学院医科附属医院与南通专区中心卫生院合并,改称南通医院,为公私合营。

7月　华东教育部拨给私立南通学院行政补助费每月1.1亿元(旧币)。

8月　苏北人民行政公署卫生局委托私立南通学院筹办苏北第二医士学校和苏北第二护士学校,两校于本月建立,由私立南通学院管理。

11月　华东教育部拨给私立南通学院经常补助费4亿元(旧人民币),医科分得8700余万元,用于购置图书仪器。

12月上旬　私立南通学院组织教师学习,进行思想改造,树立为人民服务的思想。

12月17日　院政治学习委员会成立,主任委员顾尔钥,副主任委员冯焕文、蒋德寿。

12月27日　私立南通学院医科科务委员会成立,主任委员瞿立衡,副主任委员黄竺如。

是年　共建学生宿舍96间。

1952年

1月　私立南通学院举行思想政治改造动员会。

2月25日　中央人民政府教育部批准私立南通学院医科实行专科重点教育制。医科1950年入学学生,从这一年秋季起分内科学系和外科学系。

3月　私立南通学院广大师生员工投入反对美帝国主义在朝鲜战场和中国境内使用细菌武器的斗争。医科、农科农艺系和农科畜牧兽医系还组织师生至海门、南通、如东、海安县及南通市郊区防疫除虫。

7月　上级党委批准,成立中国共产党南通学院委员会,顾尔钥任书记。

8月　根据苏北行署指示,私立南通学院附设工农速成中学。

8月　华东军政委员会教育部制定《华东区高等学校院系调整方案》(草案)。方案规定:私立南通学院农科独立,组成苏北农学院;纺织科调整至华东纺织工学院;医科独立,组成苏北医学院,设于私立南通学院原址。

8月至11月　私立南通学院农科搬至扬州与江南大学农艺系、苏南文教学院农教系组成苏北农学院。纺科调整至华东纺织工学院。医科就私立南通学院原址扩建成苏北医学院(公立),院长为顾尔钥,副院长为黄竺如。

11月中旬　苏北医学院归中央高等教育部统一领导。

11月　南通医院改名苏北医学院附属医院。

11月　中国共产党苏北医学院委员会成立。

11月　中国新民主主义青年团苏北医学院委员会成立。

初冬　苏北第二医士学校、第二护士学校合并改称苏北医学院卫生学校。

12月23日　《苏北医学院院刊》创刊号发行。

12月27日　"苏北医学院"命名典礼在学校大礼堂举行。

12月　苏北医学院思想改造学习委员会成立,主任委员黄竺如,副主任委员赵定、郑白。

是年　续招5年制本科生,开办3年制医疗专修科。

是年　建立教学研究室,吴祥骍任主任。

是年　完成阶梯教室、女生宿舍楼、护士宿舍、附设速成中学教室建筑任务。

1953年

1月　董立任苏北医学院副院长。

4月　从4月1日起,苏北医学院属中央卫生部直接领导。

4月17日　苏北医学院院务委员会成立。

8月27日　中共江苏省委派牛子春任苏北医学院第二副院长。

12月14日　华东军政委员会通知,苏北医学院自1954年1月起由江苏省人民政府管理。

是年　苏北医学院教学研究委员会成立,顾尔钥兼任主任委员,原教学研究室归属教学研究委员会,有条件的学科均建立教研小组。

是年　建成男生宿舍楼、教师、医师宿舍、自来水塔等。

1954年

4月　苏北医学院成立马列主义教研室,牛子春兼任教研室主任,教研室下设马列主义基础组、中国革命史组、政治经济学组。

5月17日　苏北医学院建立体育健康委员会。

6月　附属医院根据中央关于中医问题指示精神,设中医科,下设中医内科组和针灸组。

9月下旬　苏北医学院建立科学研究筹备委员会,并制订《苏北医学院科学研究工作暂行办法》。

12月17日　苏北医学院工会第一次会员代表大会举行,19日选举产生苏北医学院工会委员会。

1955年

5月23日　院务委员会通过《苏北医学院院务委员会章程》。

7月10日　肃反运动开始,至10月基本结束。

10月　制订《苏北医学院一般学生人民助学金实施办法》。

1956年

1月　根据高等教育部所发《全国高等教育十二年规划方案》,制订苏北医学院发展规划。

5月　苏北医学院成立防治脊髓灰白质炎研究委员会。

6月15日　苏北医学院举行明代尸腊座谈会。

7月14日　副院长牛子春调职离院。

9月　根据中华人民共和国高等教育部和卫生部《关于统一全国高等医药院校名称的联合通知》,苏北医学院改名为南通医学院。

9月　中共苏北医学院委员会改称为中共南通医学院委员会。

9月　苏北医学院附属医院改称为南通医学院附属医院。

9月7日　郑白任南通医学院副院长。

9月25日　南通医学院学报编审委员会成立,出版《南通医学院学报》第1期。

12月　顾尔钥调江苏省卫生厅工作,汪青辰调至南通医学院。

1957年

3月7日　江苏省人民委员会发出《关于南通医学院迁校问题的通知》。南通医学院迁往苏州,迁校后改名为"苏州医学院"。

3月20日　中央批准：汪青辰任南通医学院院长；顾尔钥任江苏省卫生厅副厅长,免去南通医学院院长职务。江苏省委2月9日批示,同意汪青辰同志兼任南通医学院党委书记。

3月　成立迁校委员会,由汪青辰任主任委员。迁校办公室主任陈少青。迁校后在南通留下副院长黄竺如等43名教工,筹建苏州医学院南通分部。

4月23日　戈绍龙任南通医学院副院长。

6月11日　南通市市长林克在市人民代表大会预备会和政协预备会上作南通医学院迁校及善后问题报告。决定在南通市设立医学院南通分院。

6月27日　南通医学院开始反右派斗争。

6月下旬　南通医学院开始往苏州搬迁,8月搬迁结束。

8月　南通市人民委员会、南通医学院联合向江苏省人民委员会呈报《关于建立南通分院工作委员会及有关问题的报告》。

8月5日　南通分院建院工作委员会举行第一次会议,研究分院筹备工作及发展规模。

8月23日　苏州市第一人民医院确定为苏州医学院的附属医院。

9月13日　中国科学院院长郭沫若为苏州医学院及附属医院题写了院名。

10月1日　《苏州医学院》院刊发行创刊号。

10月6日　苏州医学院成立《医学译丛》出版委员会。

10月14日　苏州医学院7134.59平方米的教学大楼奠基建造。

11月5日　省委决定,派原苏州地委副书记刘铁珊任苏州医学院党委书记,免去汪青辰兼任的党委书记职务,郑白改任党委副书记兼马列主义教研室主任,免去原副院长职务。

12月23日　江苏省人民委员会发出《关于建立苏州医学院南通分部有关问题的通知》。

是年　苏州医学院毕业本科生58名。

1958年

1月　苏州医学院副院长黄竺如兼任南通分部主任。

2月　南通分部招收医疗专修科学生107名。

2月　南通医学院附属医院改名为苏州医学院南通分部附属医院。

2月14日　全院第一次党员大会选举刘铁珊、汪青辰、郑白为党委常委;刘铁珊为书记、郑白为副书记。

同日　苏州医学院科学研究委员会成立。汪青辰任主任委员,戈绍龙、王同观、杨汝杰任副主任委员。

3月中旬　南通分部开学上课。

3月25日　全院停课一周,师生员工1176人参加苏州市的填河劳动。

3月27日　卫生部副部长钱信忠、饶子健一行4人来苏州医学院视察。

4月12日　张国梁任中共苏州医学院南通分部委员会书记。

5月31日　卫生部副部长傅连璋来苏州医学院视察。

6月25日　苏州医学院物理教研组教师秦诚等人和苏州市光学仪器眼镜生产合作社合作,试制成功一台1500倍斜视式显微镜,达国内领先水平。

8月　苏州医学院南通分部改为南通医学院,属省管。至此,苏州医学院南通分部与苏州医学院脱离隶属关系。

8月　苏州医学院附属医学仪器厂成立。

12月　苏州医学院医学仪器厂试制成功移动式X射线机。

1959年

2月6日　汪青辰调任南京药学院党委书记兼院长;党委书记刘铁珊兼任苏州医学院院长;黄文锦调任苏州医学院副院长。

同月　苏州医学院医学仪器厂制成我国第一台X线缩影机。

4月30日　附属医院外科学教研组所做体外循环、心内直视手术动物实验获得成功。

7月26日　中国教育工会苏州医学院基层委员会首届会员代表大会隆重举行。

7月29日　苏州医学院第一届院务委员会正式成立,刘铁珊任主任委员,黄文锦、戈绍龙、王同观任副主任委员。

8月23—27日　第二次党员大会召开。刘铁珊、黄文锦、陈少青、毛之衡、邰曼伯当选党委常委。

9月　苏州医学院附属医院更名为苏州医学院附属第一医院,陈王善继任院长。

9月15日　苏州医学院新建综合性附属第二医院,正式挂牌,陈明斋任院长。

9月20日　苏州医学院附属儿童医院建成,正式挂牌,陈务民任院长。

是年　在苏州医学院附属第一医院成立了江苏省首家"同位素实验室"。

1960年

1月1日　《苏州医报》杂志创刊号正式出版。

4月　赵凯任苏州医学院党委副书记。

8月15日　第三次党员大会召开。刘铁珊任党委书记、赵凯任副书记。

9月　陈悦书教授首次招收硕士研究生2名。

1961年

6月　中共江苏省委批准,陈少青任苏州医学院副院长。

11月　苏州医学院成立儿科系,附属儿童医院院长陈务民兼任儿科系主任。

1962年

12月2日　苏州医学院本部和附属第二医院及附属医学仪器厂(X光机修理车间除

外）全部交给二机部使用。附属第一医院和附属儿童医院属地方建制,由江苏省卫生厅和苏州医学院双重领导,委托苏州医学院统一管理使用。

是年　卫生部副部长钱信忠来院视察。

1963 年

1月9日　苏州医学院正式移交给二机部,对外名称仍为苏州医学院。

9月　苏州医学院第一届血液病学2名研究生顺利通过了论文答辩。

是年　苏州医学院面向全国招收医疗系本科6年制学生100名。

1964 年

1月1日　苏州医学院附属医学仪器厂更名为苏州光学仪器厂。

1月　接江苏省人委通知,苏州医学院儿科系建制撤销。

5月11日　省委宣传部批复,陈明斋调任院一院副院长,免去原附二院院长职务。

6月17日　二机部任命冯致英为附属第二医院院长。

8月　二机部调西北203所放射医学研究室朱寿彭等及上海、北京等地医疗、卫生、防疫、科研机构具有放射卫生、放射科研专业知识的人员帮助苏州医学院筹建放射医学系。

9月　放射医学系面向全国招收首届学生50名,学制6年。

是年　苏州医学院成立职业病研究室、放射卫生研究室、血液病研究室以及基础医学研究室。苏医附二院改为收治二机部所属厂矿职业病人的专科医院。

1965 年

10月9日　党委召开第五次党员代表大会,代表90人。大会选举毛之衡、刘铁珊、李杰、陈少青、陈荣、陈金生、邰曼伯、金均、赵凯、黄文锦、顾介玉等11位同志为第五届党委委员。同时选出刘铁珊、金均、侯锦如、高延安、顾介玉5位同志为出席苏州市党代会代表。

1966 年

3月19日　江苏省委宣传部通知,调冯致英来本部另行分配工作,免去苏州医学院附属第二医院院长职务。

6月3日　全院第一张大字报贴出:"责问院党委为什么我院的运动冷冷清清？"此后全院大字报铺天盖地。

6月17日　中共苏州市委派文化革命工作组进驻学院。

8月20日　苏州医学院红色造反团成立。

8月31日　中共苏州市委撤销党委书记刘铁珊和赵凯、陈少青、顾介玉等人的职务。

9月　苏州医学院"文革"筹委会宣告成立,王成标任主任委员。

10月12日　院党委召开委员会议,鉴于目前党委主要领导同志的现状,推举李杰、邰曼伯二同志主持党委工作,并向苏州市委报告。

1967 年

1月26日　苏州医学院造反派组织夺权,成立临时管委会,苏州医学院的党政职能部门全部瘫痪。

4月5日　苏州医学院临时权力机构——革命委员会宣告成立。李杰任主任,刘山海、王成标任副主任。

6月22日　苏州医学院遭市内造反派的打砸抢,损失惨重。

8月2日　串联会向驻苏州医学院联络站发起攻击,双方发生枪战,一幢教学楼被火烧,2名师生被打死。无锡驻军前来解围未果。苏州医学院部分教职工被迫撤到城外。

1968年

4月24日　苏州市革命委员会批复苏医附儿院革委会成立,高延安任主任委员。

5月5日　中共陆军第27军委员会批准苏州医学院调整革命委员会,史玉符任主任委员,李杰、刘山海、羊超等任副主任委员。

6月29日　苏州市革命委员会批复苏医附一院革命委员会成立,胡鹏发任副主任委员。

7月9日　苏州市革命委员会批复苏医附二院革命委员会成立,纪仁善任主任委员。

9月5日　苏州长风机械厂、苏州阀门厂组成的毛泽东思想工人宣传队进驻学院。

是年　苏州医学院在吴县尹山湖农场建立了"五七"干校。

1969年

3月13日　苏州市革命委员会通知,免去史玉符苏州医学院革委会主任职务,调离苏州医学院。

7月6日　苏州市革委会核心小组批复,增补驻苏医工宣队队长徐学平为苏医革委会核心小组副组长。

12月　二机部军管会通知,需将附属第二医院搬迁至四川内江市,建立综合医院,定名为西南416医院。

1970年

1月　苏州医学院由二机部划归江苏省领导管理。

3月8日　工宣队队长徐学平向全院职工作了动员报告。全院开展"一打三反"运动。

1971年

9月底至12月　苏州医学院干部群众分批听取中共中央关于粉碎林彪、陈伯达反党集团的文件传达,批判林陈反党集团罪行。

12月6日　中共苏州市委批复:苏州医学院党的核心小组由陆继珍(军代表)、李杰、杨永奎(工宣队)、李玉昌(军代表)、钱永华(工宣队)、刘山海、羊超、孙军、郭佩荣(军代表)等组成。陆继珍任组长,李杰、杨永奎任副组长。

1972年

4月　高校恢复招生。苏州医学院招收首批工农兵大学生270名,学制3年。

4月13日　中共苏州市委决定:刘铁珊任苏州医学院党的核心小组第一组长;陆继珍任苏州医学院革委会主任;郭佩荣、杨永奎任革委会副主任。

7月20　中共江苏省委批复,陈少青任苏州医学院革委会常委、副主任。

8月19日　中共苏州市委决定:刘铁珊任中共苏州医学院核心小组第一组长,陆继珍任核心小组组长,李杰、杨永奎任核心小组副组长。

1973年

2月　苏州医学院前副院长、著名专家学者、一级教授戈绍龙,因病在上海逝世,享年75岁。他是第一位将苏联著名生理学家巴浦洛夫学说翻译介绍来我国的第一位学者。

3月　中共江苏省任命刘铁珊为苏州医学院革委会主任,汪青辰、陆继珍、黄文锦、陈少青、吴甦为革委会副主任。

5月25—27日　苏州医学院第六次党员代表大会召开,选举刘铁珊、陆继珍、李杰、陈少青、钱永华、黄文锦、汪青辰等7人为党委常委。

6月1日　经国务院批准,同意苏州医学院由江苏省和二机部实行双重领导,以江苏省为主。

1974年

11月12日　中共江苏省委决定:任命汪青辰为苏州医学院党委书记兼革委会主任。原党委书记刘铁珊调离苏州医学院。

是年　2700平方米的图书馆大楼落成开放。

1975年

2月26日　中共江苏省委批复,免去陆继珍党委副书记、革委会副主任职务,调离苏州医学院。

1976年

1月15日　苏州医学院全体师生员工在大礼堂举行追悼周恩来总理大会。

5月　工农兵学员继续奔赴苏州地区各县开门办学。

7月28日　苏州医学院迅速组成100余人的医疗救护队,由孙军任队长,奔赴唐山灾区。苏医附一院、苏医附儿院收治唐山伤病员40余人。

9月9日　毛泽东主席逝世。苏州医学院在大礼堂设悼念毛泽东主席灵堂,全体师生员工前往吊唁。18日下午,全院师生员工在大礼堂举行追悼大会。

10月　苏州医学院师生员工举行声势浩大的游行活动,欢庆粉碎"四人帮"。

1977年

7月14日　中共苏州市委任命陈少青为苏州医学院党委副书记;原党委副书记赵凯调职离院。原党委书记兼革委会主任汪青辰被免职调离苏州医学院。

12月30日　中共苏州市委通知:陈法森任苏州医学院党委副书记、院革委会副主任;苏广义任苏州医学院党委常委、院革委会副主任;蒋继汉任院党委常委、院革委会副主任。

是年　苏州医学院成立了"落实政策办公室"。

是年　国务院改革高等学校招生制度、实行全国统考。苏州医学院被批准招收本科(5年制)学生360名,其中临床医学专业300名,放射医学专业60名。

1978年

4月　首次全国科学大会在北京召开,黄文锦副院长出席了大会。苏州医学院有7项科研成果获科学大会奖。

5月17日　中共江苏省委决定:陈法森任苏州医学院党委书记;王鹤滨任党委副书记、第一副院长;陈少青、苏广义、黄文锦、蒋继汉、吴甦、刘林、陈王善继任副院长。

5月　苏州医学院成立了院职称评审委员会。

9月6日　苏州医学院复归二机部管理。

12月1日　苏州医学院恢复招收硕士研究生。

是年　苏州医学院决定对1968—1978年"文革"期间本校毕业生回院进修1～2年,结束后回原单位工作。

1979年

4月10—16日　日本庆应大学工藤达之教授一行3人来院访问,并进行学术交流。

7月7日　第二机械工业部党组决定:霍慎斋任苏州医学院党委副书记。

7月11日　日本名古屋保健卫生大学神野哲夫教授一行4人,应邀来院参观访问并进行学术交流。

10月　苏州医学院第一副院长王鹤滨和陈王善继、杜子威、印其章教授一行4人,应邀出访日本名古屋保健卫生大学,进行学术交流,并签订学术交流和合作议定书。

11月21日　中共江苏省委决定:陈少青兼任中共苏州医学院纪律检查委员会书记。

1980年

2月7日　日本高能物理访华团龟井亭教授一行5人来苏州医学院放射医学系参观和学术交流。

8月　苏州医学院建立外语培训部。

8月　二机部党组决定:陈王善继教授为苏州医学院院长,杜子威教授任副院长,郑白任党委副书记兼副院长。

9月14日　日本名古屋保健卫生大学户谷彻造教授一行4人来院参观访问和学术交流。

11月18日　苏州医学院鲍耀东、陈悦书、李允鹤、苏燎原教授一行4人,应邀赴日本名古屋保健卫生大学考察并进行学术交流。

1981年

4月30日至5月12日　法国巴黎第七大学血液病研究所卡昂教授应邀来院参观讲学和学术交流,并签署"血栓形成和止血研究中心学术交流和合作议定书"。

6月2日　苏州医学院"苏州医学院学报"编辑委员会成立。陈王善继院长任主编,黄文锦、刘林、杜子威、陈明斋、陈务民、陈悦书、鲍耀东、印其章任副主编。

8月　《苏州医学院学报》第1期出版。

11月3日　经国务院批准,苏州医学院内科学陈悦书教授、外科学杜子威教授、鲍耀东教授为全国首批博士学位授予单位指导教师及其学科专业。

12月　国务院学位委员会确定苏州医学院为首批授予学士学位单位之一。

12月15日　中共二机部党组接中共中央组织12月3日(81)干任字750号通知:刘光任苏州医学院党委书记,原党委书记陈法森改任顾问。

1982年

3月9日　苏州医学院学位评定委员会成立,陈王善继院长任主席,黄文锦、杜子威副院长任副主席。

4月1—26日　应苏州医学院邀请,由心脏外科教授艾尔斯渥兹·瓦海姆率领的美国罗马林达大学医学院心脏外科医疗队一行18人,来学院进行学术交流,并协助苏医附一院开展心脏外科手术。

8月　苏州医学院授予日本庆应大学客座教授工藤达之为名誉教授;授予名古屋保健卫生大学脑外科教授神野哲夫为客座教授。

12月3日　为尽快适应四化建设需要,苏州医学院制定了《苏州医学院总体发展规划纲要(1982—1990)》。

1983年

6月　苏州医学院院长陈王善继教授与日本名古屋保健卫生大学医学部长渡边裕教授签署了"苏州医学院与日本名古屋保健卫生大学关于学术交流备忘录"。

6月　核工业部任命:印其章为苏州医学院院长,蔡衍郎为党委副书记,何寿春为副院长。陈少青改任顾问。学院一批资深望重的老专家、老干部离职休养。

6月 医学院党委统战部成立。

6月 副院长杜子威教授当选第五届全国人民代表大会代表,以后又连任第六届、第七届代表和江苏省第七届人大常委会副主任、江苏省政协第五届副主席。

9月13日 副院长杜子威教授与法国巴黎第七大学血栓形成与止血研究中心主任卡昂教授在巴黎签署了第二次中法"血栓形成与止血交流日"备忘录。

9月 卫生部确认苏州医学院的人类染色体、血液病、生理学、病理学、寄生虫学、放射卫生学、放射毒理学、脑外科、放射诊断学和妇产科等10个学科为卫生部医学教育进修基地,招收高年资教师医师进修一年。

是年 苏州医学院成立"核工业放射医学研究所"。

1984年

4月18日 苏州医学院举办政治思想教育干部专修科,学制2年。

4月28日 应苏州医学院邀请,法国巴黎卫生局医院管理专家毕赞·达列尔副教授一行2人来院访问,并进行学术交流活动。

4月 核工业部部长蒋心雄等领导来院视察。

4月 根据核工业部和江苏省高教局的指示,苏州医学院增设预防医学专业。

6月15日 "院改革发展规划咨询委员会"成立。主任:陈王善继;副主任:陈少青、陈务民、顾介玉。

8月16日 核工业部决定:杜子威任苏州医学院院长;蔡衍郎、何寿春任副院长。

8月17日 核工业部党组决定:印其章任苏州医学院党委书记。原党委书记刘光离职休养。

10月16日至11月3日 应苏州医学院的邀请,以威尔弗莱特·谭(Wilfred Tam)为团长的美国华裔医师协会代表团一行11人,第5次来院访问交流,示范指导心脏手术。5次共示范指导附一院开展心脏(搭桥、换瓣等)手术28例。

11月9—10日 苏州医学院第七次党代表大会开幕。大会选举印其章、顾钢、蔡衍郎、何寿春为党委常委,印其章任党委书记,顾钢任党委副书记兼纪律检查委员会书记,徐远社任纪委副书记。

12月25日 根据上级通知,苏州医学院成立整党办公室,党委副书记顾钢任办公室主任。

是年 教育部要求高等学校以本院最具优势和特色的学科开办助教进修班。学院确定了生理学、放射卫生学、病理学和寄生虫学等4个学科举办助教进修班。

1985年

1月26日 苏州市教育工会批复,同意苏州医学院工会第二届委员会选举结果,顾振纶任工会主席,汤惠兴任工会副主席。

1月 杜子威教授被聘为国务院学位委员会第二届委员会学科评议组成员。

4月29日 苏州医学院授予法国巴黎第七大学血栓形成与止血研究中心主任卡昂教授为名誉教授。

5月7—10日 中法第二届"血栓形成与止血学术交流日"在苏州医学院进行。来自国内外50余名专家参加了会议。

9月11日　《苏州医学院院报》复刊。

11月1日　阮长耿被评为核工业部劳动模范。

11月6日　苏州医学院整党工作顺利结束。全院613名党员重新进行了登记。

1986年

1月22日　苏州医学院举办放射卫生学和人体寄生虫学助教进修班。

4月26日　国家教育部审定,同意苏州医学院举办业余医学院(夜大学)医学基础和护理专修科(大专)。

6月25—29日　苏医附一院副院长、传染病科主任范宗溽副教授出席世界卫生组织(WHO)组织的第二届世界性传播性疾病会议。

7月13日　应美国南佛罗里达大学的邀请,苏州医学院副院长蔡衍郎一行3人赴该校访问,并签订了两校关于学术交流和合作的议定书。

12月25—29日　中华血液学会第一届全国血栓与止血会议在西安举行,阮长耿和鲍耀东教授出席了会议。会议期间,正式成立了中华血液学会血栓与止血学组,阮长耿教授当选为副组长。

是年　在江苏省卫生厅支持下,苏州医学院正式筹建预防医学系,并于同年开始招生。

1987年

9月15—18日　苏州医学院首届博士研究生论文答辩会隆重举行。神经外科学博士研究生杨伟廉、蒋昆先后顺利通过论文答辩。

12月　核工业部决定:阮长耿任苏州医学院副院长。

1988年

1月8日　苏州医学院设立研究生工作办公室,离退休干部工作办公室、监察室和开发工作办公室。

9月5日　江苏省血液研究所在苏医附一院成立并挂牌。

10月12—14日　全国第二届临床神经生化学术交流会在苏州东吴饭店召开。

12月6日　在苏医附一院血液科张桂如、林宝爵教授等带领下,我省首例白血病自身骨髓移植成功。

12月30日　附属第二医院一期工程竣工,举行挂牌开诊仪式。

1989年

9月15日　中国核工业总公司党组决定:蔡衍郎任苏州医学院党委书记,何寿春任常务副院长;印其章因到任职年限,免去党委书记职务。

9月24日　副院长阮长耿教授被授予全国先进工作者光荣称号,赴北京出席表彰大会,同时受到江泽民、邓小平等中央领导同志的接见。

10月4日　苏州医学院第一位内科血液学博士研究生张日,在我国著名血液学专家陈悦书教授的指导下,完成了博士论文并顺利通过答辩。

1990年

1月10日　中顾委委员、中华红十字总会会长、原卫生部部长崔月犁来院视察。

4月　世界上最细的人造小血管(内经为0.6mm),由苏医附一院烧伤整形外科与苏州丝织试样厂的科研人员共同研制成功。

10月　中国核工业总公司决定:赵经涌任苏州医学院副院长。

11月5日　苏州医学院医学生物技术研究所正式成立。

12月29日　苏州医学院第八次党代会举行。选举并报上级批准，蔡衍郎任党委书记，顾钢任党委副书记。顾钢任纪律检查委员会书记。

是年　国家教委批准,同意苏州医学院建立儿科医学专业。中国核工业总公司批准在放射医学专业内设核医学专业方向。

1991年

4月5日　苏州医学院放射医学研究所成立,朱南康兼任所长。

4月18日　苏港合作"苏州中药研究所"成立并举行揭牌仪式。

11月　唐忠义教授负责研制的新型生物敷料——辐照猪皮,获国家科技进步三等奖。

11月26日　陈王善继、杜子威、阮长耿、陈务民、何馥贞、陈明斋、陈悦书、蒋文平、蒋滢、周立人等获得政府特殊津贴证书。

1992年

3月6日　在苏州医学院第三会议室召开建院80周年校庆筹委会第一次正式会议。

4月22日　苏州医学院隆重举行《医学生誓言》宣誓仪式,在校1500余名学生参加了宣誓。

5月5日　苏州医学院增设儿科医学本科专业,1993年面向社会招生。

5月11日　我国第一个人脑胶质瘤基因文库通过部级鉴定,并在苏医附一院建立。

9月21日　周氏医学教育科研基金首发仪式举行。

10月31日至11月1日　"苏州医学院建院80周年校庆大典暨中外现代医学进展学术交流会"假座苏州市体育馆隆重举行。原国防部部长、国防科工委主任张爱萍将军,中国核工业总公司副总经理刘书林等出席。

11月　蒋文平教授等人承担的"室性心动过速电生理研究"课题,通过了卫生部组织的专家鉴定。

是年　苏医附二院隆重举行《中法友好医院》揭牌仪式。

1993年

3月1日　院党委决定首先在机关试行管理体制改革方案。

4月5日　中国核工业总公司党组对苏医领导班子进行调整:何寿春任苏州医学院党委书记;阮长耿任苏州医学院院长;顾钢任常务副院长兼党委副书记;赵经涌、许鸿儒任副院长;聘任原院长杜子威教授为名誉院长;蔡衍郎因到任职年龄,免去党委书记职务。

4月　成立医学一系与医学二系,并贯彻"院系合一"的体制,由附属医院院长兼任系主任,教学副院长兼任副主任。

9月1日　中国核工业总公司总经理蒋心雄来学院视察。

9月　中国核工业总公司党组通知:任命夏东民为苏州医学院党委副书记兼纪委书记;免去顾钢党委副书记兼纪委书记职务。

10月20日　中国核工业总公司副总经理刘书林来学院视察。

12月2日　苏州医学院二届二次教代会隆重召开。

1994年

1月　在比利时布鲁塞尔举办的第42届尤里卡国际发明展览会上,苏州医学院的"新型生物敷料——辐照猪皮"和"光电磁综合治疗仪"分别荣获金、银牌奖。

4月18日　苏州医学院举行图书馆新楼建成开馆仪式。

6月1日　苏医附儿院举行门诊楼扩建奠基典礼。

6月2日　苏医附一院获得"三级甲等医院"称号。

9月17日　在苏州医学院可园杏林堂举行授予阮长耿院长"法国功勋骑士"勋章的授勋仪式。

10月15日　部级核医学生物技术重点实验室在苏州医学院建成。

11月8日　苏医附一院举行建院110周年暨门急诊大楼落成启用典礼。

12月2日　中国共产党苏州医学院第九次代表大会隆重举行。经选举并经上级批准，何寿春任党委书记，夏东民任党委副书记。纪委会选举夏东民同志兼纪委书记。

是年　国家教委批准苏州医学院建立医学影像专业和药学专业。

1995年

2月中旬　苏州医学院建立教学督导制度。

2月　苏州医学院600平方米化学、药学实验楼建成，投入使用。

4月3日　苏州医学院生物医学研究所实验楼破土动工。

4月12日　苏州医学院核医学生物技术集团公司成立，王顺利兼任该公司总经理。

5月1日　张学光教授被评为"全国先进工作者"，受到江泽民等党和国家领导人的亲切接见。

5月8日　苏州医学院召开红十字会成立大会。

5月24日　国家教委副主任张天保来院视察。

6月9日　外语系成立大会隆重举行。

6月12—15日　中国核工业总公司副总经理张华祝来院视察。

9月21日　苏州医学院创始人张謇之孙女、校友张宁武女士来院参观。

10月1日　广大师生员工捐资建造的国旗台落成。

10月8日　苏州医学院外语教学电台提前建成并于即日起正式开播。

10月　江苏省94年度医药科技进步奖在南京揭晓，苏州医学院获奖13项，占总数的30%。

10月　制订了"九五改革和发展规划"。

11月10日　首届杜子威医学奖学金颁奖仪式隆重举行。

12月26日　常州市第一人民医院隆重举行苏州医学院附属第三医院揭牌仪式。

是年　张学光教授主持的"人多发性骨髓瘤及B细胞增殖病的免疫病理和生物调节因子"的课题研究，获国家教委科技进步一等奖。

是年　苏州医学院神经科学研究所在附二院成立，包仕尧任所长。

1996年

3月20日　苏州医学院首次召开各附属医院院长联席会议。

5月　在第五届全国实验血液学会议上，阮长耿教授和陈子兴副教授分别当选为新一届学会副主任和学会委员。

10月31日　苏州医学院核医学生物技术重点实验室通过省部级技术专家的验收。

11月　苏州医学院召开三届二次教代会。

11月　苏州医学院召开首届成人教育教学工作会议。

是年　1996年全国优生科学大会在北京召开,苏州医学院高锦声教授被选为中国优生科学协会副会长、专家委员会第一副主任委员。

是年　国家教委批准苏州医学院建立医学生物技术专业。

1997年

2月20日　苏州医学院举行升、降旗仪式,下半旗为邓小平逝世致哀,全院师生默哀3分钟。

3月28日　中国核工业总公司苏州培训中心(沧浪宾馆、苏州医学院招待所)开张。

4月15日　美国著名钢铁大王、美籍华人唐仲英先生率领的美国唐氏工业集团一行6人,来苏州医学院参观考察。

6月　苏州医学院院长阮长耿被聘为国务院学位委员会第四届学科评议组成员。这是苏州医学院继杜子威名誉院长之后的第二位专家获此职衔。

6月　苏州医学院被国家教委批准为接收保送生院校。

7月18日　无锡市第四人民医院正式成为苏州医学院附属第四医院,临床医学四系也同时成立。

8月28日　中国核工业总公司总经理蒋心雄来院视察。

9月　核工业总公司公布首批部级重点学科专业。苏州医学院放射医学、影像医学、核医学、劳动卫生与环境卫生学、生物技术、内科学(血液学)、急诊医学和放射治疗学被确定为首批部级重点学科专业。

10月6日　法国驻沪总领事馆领事卜雷(J. P. Bourrel)等来院访问并参加"中法交流日"活动和IVS奖学金颁奖仪式。

10月15日　中国核工业总公司副总经理李玉伦到苏医附二院视察。

10月16日　中国核工业总公司安防局局长陈竹舟来院宣布院级领导任免决定。中国核工业总公司党组决定:苏州医学院院长阮长耿;常务副院长顾钢;副院长王顺利、张学光、葛建一、朱南康;免去赵经涌、许鸿儒副院长职务。

10月23日　中国核工业总公司副总经理李定凡来院视察。

10月　经中国核工业总公司批准,苏州医学院夜大学临床医学和护理学专业2个大专专业升格为本科专业。

11月28日　接中国工程院主席团执行主席、院长朱光亚来信,苏州医学院院长阮长耿教授当选为中国工程院院士。

是年　江苏省首例异体外周血干细胞移植治疗白血病,在苏医附一院血液科获得成功。

是年　国家教委批准苏州医学院建立护理学专业。

是年　苏州医学院辐照技术研究所成立,朱南康任所长。

1998年

1月16日　苏州医学院唐氏青年教师基金奖励首届颁奖典礼在院学术报告厅举行。

1月　苏医附一院钱海鑫教授当选为第九届全国人民代表大会代表,苏州医学院强亦忠教授当选为全国政协第九届委员会委员。

5月29日　苏州医学院朱敬文奖学金颁奖典礼在学院学术报告厅举行。

9月19日　江苏省血液研究所假座苏医附一院学术报告厅举行建所10周年庆典。

10月14日　由苏港合作苏州中药研究所主办的"21世纪中医药发展研讨会"在苏州

医学院云轩举行。全国人大常委会副委员长吴阶平应邀参加了会议。

10月28日　苏州中化王致权先生纪念奖学金首届颁奖典礼在学院学术报告厅举行。

11月13日　"苏州医学院美国唐氏基金奖助学金"首届颁奖典礼在学院学术报告厅举行。美国唐氏工业董事长唐仲英先生亲临典礼。

12月12日　苏州医学院神经科学研究所在附属第二医院成立。

1999年

3月3日　苏州医学院召开处以上干部会议,传达国务院国发(1999)3号文《关于调整五个军工总公司所属高校体制的决定》和江苏省教育工作会议及中国核工业集团安防局工作会议精神。

3月5日　苏州医学院临床医学硕士专业学位指导委员会成立,院长阮长耿任主任委员,常务副院长顾钢任副主任委员。

3月12日　苏州医学院临床医学博士后科研流动站设立。

3月　外语系大楼竣工并投入使用。

4月7日　由国务院主持、教育部参加,国防科工委、中国核工业集团总公司和江苏省委教育工委在北京铁道大厦正式签订交接协议:苏州医学院以中央部委为主管理的学校转归以江苏省为主管理的学校。

5月22日　苏医临床医学博士后流动站暨苏州医学院第一临床医学院在附属第一医院正式挂牌。

8月26日　苏州医学院与南京航天航空大学进行合作办学意向书签字仪式举行。

9月23日　江苏省人民政府副省长王珉来苏州医学院视察。

10月28日　江苏省教育工委书记兼教委主任陈万年及干部处、计划处的负责同志一行来苏州医学院进行调研。期间,对院级领导班子进行了民主测评、评议及推荐近期进领导班子的人选。

10月　苏州医学院放射医学被批准为设置第三批特聘教授岗位的学科。

11月6日　国务院秘书三局局长袁隐、国务院秘书局副处长周异决、国家教育部发展规划司处长戴井冈、国家教育部高教司处长陈田初一行4人,在江苏省教委、苏州市教委有关领导的陪同下,来苏州医学院听取办学管理体制改革落实情况的汇报。院领导何寿春、阮长耿、顾钢、夏东民、张学光、朱南康等出席了会议。会上,袁局长重申了李岚清副总理提出的"要在苏州办好一所大学"的指示。

12月14日　苏州医学院"杜子威医学奖学金"、"美国唐氏基金奖、助学金"、"许骧教授奖学金"、"苏州中化王致权先生奖学金"、"华瑞奖学金"颁奖典礼在院学术报告厅隆重举行。

12月30日　在苏州医学院正门广场隆重举行学院创始人张謇铜像揭幕仪式。

2000年

1月20日　国家教育部发出通知,批准苏州医学院设置7年制临床医学专业。

2月　苏州中核华东辐照有限公司成立。

4月5日　根据3月29日教育部教发[2000]71号文和江苏省苏政发[2000]42号文关于撤销苏州医学院建制并入苏州大学的决定,苏州大学召开两校干部大会,江苏省副省长王珉、江苏省教委主任陈万年等领导出席了大会,并宣布了上述决定。至此,苏州医学院即并入苏州大学。

附录一
苏州医学院历届党政领导一览表

（含私立南通医学专门学校、私立南通医科大学、
私立南通大学、私立南通学院、苏北医学院、南通医学院时期）

一、私立南通医学专门学校、私立南通医科大学、私立南通大学、私立南通学院、苏北医学院、南通医学院历任校领导
（1912—1957）

学校名称	姓名	职务	任职时间
私立南通医学专门学校 （1912.3—1927.7）	张詧	校长	1912.3—1926.7
	张謇	名誉校长	
	张孝若	校长	1926.8—1927.7
私立南通医科大学 （1927.8—1928.7）	张孝若	校长	1927.8—1928.7
私立南通大学 （1928.8—1930.10）	张孝若	校长	1928.8—1930.10
私立南通学院 （1930.11—1952.10）	张孝若	院长	1930.11—1935.10
	褚民谊	代理院长	1935.11—1936.7
	郑亦同	院长	1936.8—1940.1
	郑瑜	代理院长	1940.2—1942.6
	徐静仁	代理院长	1942.7—1945.2
	严惠宇	代理院长	1945.3—1945.12
	张渊扬	院长	1946.1—1948.7
	唐启宇	院长	1948.8—1949.7
	张敬礼	院执委会主任	1949.8—1950.5
	张敬礼	代理院长	1950.6—1950.11
	冯焕文	副院长	1950.6—1952.10
	蒋德寿	副院长	1950.6—1952.10
	顾尔钥	院长	1950.12—1952.10
苏北医学院 （1952.11—1956.8）	顾尔钥	院长	1952.11—1956.8
	黄竺如	副院长	1952.11—1956.8
	董立	副院长	1953.1—1953.5
	牛子春	副院长	1953.8—1956.7
南通医学院 （1956.9—1957.8）	顾尔钥	院长	1956.9—1957.3
	汪青辰	院长	1957.3—1957.8
	黄竺如	副院长	1956.9—1957.12
	郑白	副院长	1956.9—1957.9
	戈绍龙	副院长	1957.4—1957.9

二、私立南通大学、私立南通学院历任医科科长（主任）
（1928—1952）

1928—1929	李希贤
1930—1931	赵师震
1931—1936.8	瞿立衡
1936.9—1938	洪式闾
1946.7—1946.8	黄季平
1946.9—1952.4	瞿立衡

三、私立南通学院、苏北医学院、南通医学院历任党委书记、副书记
（1952—1957）

学校名称	姓名	职务	任职时间
私立南通学院 （1952.7—1952.10）	顾尔钥	书 记	1952.7—1952.10
苏北医学院 （1952.11—1956.8）	顾尔钥 赵 定	书 记 副书记	1952.11—1956.8 1952.11—1954.3
南通医学院 （1956.9—1957.8）	顾尔钥 汪青辰	书 记 书 记	1956.9—1957.2 1957.2—1957.8

四、苏州医学院历任院领导职务更迭情况
（1957—2000）

书 记	院 长
汪青辰（1957.9—1957.11） （1980.5—1983.12）	汪青辰（1957.9—1959.2） （1974.11—1977.7）
刘铁珊（1957.11—1966.8） （1972.4—1974.11）	刘铁珊（1959.2—1966.8） （1973.2—1974.11）
李 杰（1969.6—1971.12）	李 杰（1967.5—1968.5）
陆继珍（1971.12—1972.4）	史玉符（1968.5—1969.3）
陈法森（1978.6—1981.12）	陆继珍（1972.4—1973.12）
刘 光（1981.12—1984.7）	陈王善继（1980.5—1983.6）
印其章（1984.8—1989.9）	印其章（1983.6—1984.8）
蔡衍郎（1989.9—1993.4）	杜子威（1984.8—1993.4）
何寿春（1993.4—2000.4）	阮长耿（1993.4—2000.4）
副书记	副院长
郑 白（1956.9—1959.3） （1980.5—1983.12）	黄竺如（1956.9—1957.10）
赵 凯（1960.4—1966.8）	戈绍龙（1957.4—1973.2）
汪青辰（1973.6—1974.11）	王同观（1957.11—1966.8）
陈少青（1977.7—1983.6）	黄文锦（1959.2—1966.8） （1973.2—1983.11）
李 杰（1973.6—1977.12）	汪青辰（1973.2—1974.11）
陆继珍（1973.6—1975.3）	陈少青（1961.6—1966.8） （1972.7—1977.12）
陈法森（1977.12—1978.6）	
王鹤滨（1978.6—1980.5）	李 杰（1968.5—1971.12）
霍慎斋（1979.7—1983.7）	刘山海（1968.5—1969.3）

续表

副 书 记	副 院 长
蔡衍郎(1983.7—1984.9) 顾　钢(1984.11—1993.9) 夏东民(1993.9—2000.4)	羊　超(1968.5—1972.6) 陆继珍(1973.12—1975.3) 吴　甦(1973.2—1977.12) 苏广义(1973.2—1977.12) 　　　(1978.6—1979.12) 蒋继汉(1977.12—1983.7) 王鹤滨(1978.6—1983.12)(第一副院长) 刘　林(1978.6—1983.12) 陈王善继(1978.6—1980.5) 杜子威(1980.5—1984.8) 何寿春(1983.6—1989.8) 　　　(1989.8—1993.4)(常务副院长) 蔡衍郎(1984.8—1989.8) 阮长耿(1987.11—1993.4) 顾　钢(1993.4—2000.4)(常务副院长) 赵经涌(1990.7—1997.10) 许鸿儒(1993.4—1997.10) 王顺利(1995.9—2000.4) 张学光(1997.10—2000.4) 葛建一(1997.10—2000.4) 朱南康(1997.10—2000.4)

注:"文革"至1978年(1967—1978)期间,党委书记称为党的核心领导小组组长,院长、副院长称为革委会主任、副主任;其中驻院工宣队负责人调动频繁,在革委会中的任职未列入。

附录二

苏州医学院历届全国、省人大代表、政协委员一览表

全国人民代表大会代表

第三届（1964 年 12 月）　何馥贞
第五届（1978 年 2 月）　杜子威
第六届（1983 年 6 月）　杜子威
第七届（1988 年 3 月）　杜子威
第九届（1998 年 3 月）　钱海鑫

中国人民政治协商会议全国委员会委员

第九届（1998 年 3 月）　强亦忠

江苏省人民代表大会代表

第二届（1958 年 10 月）　戈绍龙
第三届（1964 年 9 月）　戈绍龙　陈明斋
第五届（1977 年 12 月）　刘　光　陈悦书　陈明斋　杜子威　何馥贞（常委）
第六届（1983 年 4 月）　陈悦书　陈明斋　杜子威（常委）
第七届（1988 年 2 月）　杜子威（常委会副主任）　蒋文平
第八届（1993 年 3 月）　王声愿
第九届（1998 年 3 月）　詹月红

中国人民政治协商会议江苏省委员会委员

第二届（1959 年 12 月）　陈王善继　吴克潜　何馥贞
第三届（1964 年 9 月）　吴克潜　陈悦书
第四届（1977 年 12 月）　吴克潜　陈王善继
第五届（1983 年 4 月）　李　颢　杨鸿声　何馥贞（常委）　陈王善继（常委）
　　　　　　　　　　　　杜子威（副主席）
第六届（1988 年 2 月）　阮长耿　林宝爵　李　颢　杨鸿声　陈王善继（常委）
　　　　　　　　　　　　杜子威（常委）
第七届（1993 年 3 月）　杜子威　阮长耿　林宝爵　周立人　叶书荣
第八届（1998 年 2 月）　杜子威　阮长耿　周立人

附录三

苏州医学院历年在校本、专科学生数一览表

一、私立南通医学专门学校、私立南通医科大学、私立南通大学医科、私立南通学院医科、苏北医学院、南通医学院本、专科学生数一览表（1912—1956）

年份	在校生数		
	合计	本科	专科
1912	20	20	
1913	55	55	
1914	45	45	
1915	52	52	
1916	58	58	
1917	84	84	
1918	96	96	
1919	97	97	
1920	104	104	
1921	88	88	
1922	90	90	
1923	117	117	
1924	83	83	
1925	82	82	
1926	80	80	
1927	81	81	
1928	116	116	
1929	116	116	
1930	140	140	
1931	162	162	
1932	178	178	
1933	156	156	
1934	142	142	
1935	158	158	
1936	162	162	
1937	159	159	
1938至1945因抗日战争中断	—	—	
1946	81	81	
1947	126	126	
1948	166	166	

续表

年 份	在 校 生 数		
	合 计	本 科	专 科
1949	111	111	
1950	219	219	
1951	302	302	
1952	324	284	40
1953	470	412	58
1954	539	484	55
1955	494	494	
1956	591	591	

二、苏州医学院历年在校本、专科学生数一览表（1957—2000）

年份	招生人数	毕业人数	在校生数	备 注
1957	本科 177	59	715	1957年7月随校搬迁至苏州
1958	本科 415	93	1037	（除注明外均为临床医学专业）
1959	本科 484	112	1409	
1960	本科 588	101	1896	
1961	本、专科 341	148	2089	（含农村医疗专修科三年制126人）
1962	本科 216	177	2128	
1963	本科 100	404	1824	
1964	本科 143	477	1490	（含放医专业60名）
1965	本科 142	560	1072	
1968	—	793	—	
1972	大普 270	—	270	工农兵学员（三年制）
1973	大普 397	—	667	（含社来社去班49人）
1974	大普 360	—	1027	
1975	大普 360	264	1123	
1976	大普 365	347	1141	
1977	本科 354	353	1142	（含社来社去班49人、放医60）
1978	本科 396 专科 51	357	1231	
1979	本科 363 专科 46	—	1640	（含放医62）
1980	本科 285	360	1565	（含放医48）
1981	本科 242	46(专)	1761	（含放医49）
1982	本科 243	341	1663	（含放医48）
1983	本科 268	382	1549	（含放医50）
1984	本科 283	362	1470	（含放医50）
1985	本、专科 369	282	1557	（含放医27、思政专修74）
1986	本、专科 343	239	1661	（含放医41、预防30、思政专修43）
1987	本科 301 专科 96	242 73	1743	（含放医39、预防30）
1988	本科 310 专科 78	261 43	1827	（含放医40、预防30） 毕业生中结业生本专科各1人

续表

年份	招生人数	毕业人数	在校生数	备 注
1989	本科 310	261	1911	（含放医 40、预防 30）
	专科 78	43		毕业生中结业 1 人
1990	本科 310	269	1938	（含放医 51、预防 18、儿科 28）
	专科 80	67		毕业生中结业 1 人（临床）
1991	本科 310	294	2008	（含放医 51、预防 22、儿科 31）
	专科 130	76		毕业生中结业 1 人（临床）
1992	本科 331	300	1998	（含放医 55、预防 15、儿科 39）
	专科 122	63		
1993	本科 348	306	2187	（含放医 55、预防 15、儿科 29、影像 16、应用英语 31）
	专科 226	79		
1994	本科 387	298	2305	（含放医 55、预防 16、儿科 30、影像 30、药学 29、应用英语 59）
	专科 158	129		
1995	本科 400	310	2484	（含放医 55、预防 16、儿科 30、影像 30、药学 29、应用英语 59）
	专科 209	120		
1996	本科 510	311	2661	（含放医 55、预防 16、儿科 30、影像 30、药学 31）
	专科 201	223		
1997	本科 592	332	2926	
	专科 179	174		
1998	本科 621	336	3186	
	专科 179	204		
1999	本科 840	386	3556	
	专科 61	145		
2000	本科	434		
	专科	178		

附录四

苏州医学院1978—1999年研究生培养情况[①]一览表

年度	招生				授学位			
	硕士	博士	在职申请学位	总数	硕士	博士	在职申请学位	总数
1978	14	—	—	14	—	—	—	—
1979	10	—	—	10	—	—	—	—
1980	3	—	—	3	—	—	—	—
1981	8	—	—	8	14	—	—	14
1982	11	—	—	11	10	—	—	10
1983	11	—	—	11	3	—	—	3
1984	22	2	—	24	8	—	—	8
1985	47	—	—	47	11	—	—	11
1986	46	3	—	49	9	—	—	9
1987	44	3	1	48	22	2	—	24
1988	39	7	4	50	54	—	1	55
1989	34	3	9	46	55	2	2	59
1990	36	6	10	52	44	4	7	55
1991	30	8	18	56	47	5	8	60
1992	28	12	14	54	36	1	—	37
1993	37	11	11	59	37	7	7	51
1994	73	18	16	107	28	7	11	46
1995	37	20	35	92	29	10	—	39
1996	52	27	55	134	41	11	28	80
1997	41	22	88	151	65	18	16	99
1998	70	33	102	205	33	15	25	73
1999	84	40	147	271	48	23	77	148
合计	777	215	510	1502	594	105	182	881

---

① 苏州医学院"文革"前(1960—1964)曾招收7名研究生,他们是张桂如、何机典、姚尔固、王嘉祥、陆惠民、杜凯一、郭兆奎。

附录五
苏州医学院夜大学（成教）
历年招生数、在校人数、毕业人数一览表

年份	专业名称	学制	招生数	在校人数	毕业数	备注
1985	基础医学	4年	49	49	—	
	护理学	4年	39	39	—	
1986	基础医学	4年	—	49	—	
	临床医学	4年	38	38	—	
	护理学	4年	24	63	—	
1987	基础医学	4年	—	49	—	
	临床医学	4年	25	63	—	
	护理学	4年	—	63	—	
1988	基础医学	4年	—	49	—	
	临床医学	4年	24	87	—	
	护理学	4年	15	78	—	
1989	基础医学	4年	—	49	46	
	临床医学	4年	19	106	—	
	护理学	4年	—	40	38	
1990	临床医学	4年	—	68	38	
	护理学	4年	—	18	22	
1991	临床医学	4年	20	63	25	
	护理学	4年	—	18	—	
1992	临床医学	4年	29	72	20	
	护理学	4年	—	18	18	
1993	临床医学	4年	33	90	15	
	护理学	4年	—	—	—	
1994	临床医学	4年	117	207	—	
	护理学	4年	51	51	—	
1995	临床医学	4年	316	503	20	
	护理学	4年	58	109	—	
1996	临床医学	4年	364	841	26	
	护理学	4年	179	288	—	
	英语	3年	20	20	—	
1997	临床医学（含计划生育方向）	4年	535	1347	29	
	护理学	4年	130	418	—	
	英语	3年	—	20	—	
	药学	4年	46	46	—	

续表

年份	专业名称	学制	招生数	在校人数	毕业数	备注
1998	临床医学(本科)	5.5年	6	—	—	延至1999年入学
	临床医学	4年	535	1770	112	
	护理学	4年	164	532	50	
	英语	3年	—	20	—	
	药学	3年	37	83	—	
	医学影像学	4年	42	42	—	
1999	临床医学(本科)	5.5年	21	27	—	
	临床医学(专升本)	3年	90	90	—	
	临床医学(脱产班)	3年	30	30	—	
	临床医学 (含计划生育方向)	4年	308	1762	316	
	护理学(脱产班)	3年	29	29	—	
	护理学	4年	192	668	56	
	英语	3年	—	12	8	
	药学	4年	50	133	—	
	医学影像学	4年	22	64	—	
	预防医学	4年	43	43	—	
	临床检验	4年	70	70	—	

参 考 文 献

1. 《张謇全集》,第 4 卷,江苏古籍出版社 1994 年版。
2. 王敦琴:《张謇"父教育而母实业"之内涵及其当代意义》,《南通大学学报》(教育科学版),2006 年第 1 期。
3. 《张謇全集》,第 6 卷,江苏古籍出版社 1994 年版。
4. 《南通学院院刊》,1947 年第 4 期。
5. 陈邦贤:《医学史》,商务印书馆 1937 年版。
6. 马伯英、高晞、洪中立:《中外医学文化交流史——中外医学跨文化传通》,文汇出版社 1983 年版。
7. 《大清德宗(光绪)皇帝实录》(六),台北华文书局 1960 年印行。
8. 《北京合众大开院志盛》,《万国公报》第 207 册。
9. 梁启超:《医学善会序》,《时务报》第 38 期。
10. 何炳元:《论中国急宜开医智》,《医学丛编》,1909 年初集。
11. 《张謇全集》,第 1 卷,江苏古籍出版社 1994 年版。
12. 乔那森·斯潘塞:《改变中国》,上海三联书店 1990 年版。
13. 廖育群:《歧黄医道》,辽宁出版社 1991 年版。
14. 《张謇研究年刊》,2007 年。
15. 《张謇研究年刊》,2008 年。
16. 庄安正:《张謇年谱(晚清篇)》,吉林人民出版社 2006 年版。
17. 《正告南通自立非自立各学校学生及教职员》,1925 年。
18. 张孝若:《南通大学成立纪念刊宣言》,1928 年。
19. 《通州医院附属医科学校特别广告》,《通海新报》,1912 年 3 月 14 日。
20. 姬树:《通医始建前后》,《江海晚报》,2002 年 11 月 12 日。
21. 《张謇全集》第 2 卷,江苏古籍出版社 1994 年版。
22. 张退庵、张啬庵:《介绍南通医院熊省之君精制戒烟神丸》,《通海新报》,1913 年 8 月 2 日。
23. 《江苏南通医学专门学校学则》,1918 年。
24. 《医校第一次毕业志盛》,《通海新报》,1916 年 1 月 20 日第 4 版。
25. 赵洪钧:《近代中西医论争史》,安徽科学技术出版社 1989 年版。
26. 孙约翰:《南通近代医学教育史料——介绍一所由国人创办较早的医学专门学校》,《交通医学》,2002 年第 16 卷第 5 期。
27. 《张季直九录·教育录》,卷一。
28. 《南通大学医科民国十九年毕业纪念刊》,南通:内部资料,1931 年。
29. 《南通学院医科毕业同学录》,1934 年。
30. 赵鹏:《状元张謇》,中华工商联合出版社 2003 年版。
31. 《访瞿立衡先生谈话摘录(1982)》,南通大学档案馆。
32. 《南京医科大学志(1934—2004)》,科学出版社 2004 年版。

33. 《苏北医学院三年来的工作总结》,南通大学档案馆。
34. 江苏省人民委员会:《关于南通医学院迁校问题的通知》,苏高教管字第9021号。
35. 《苏医报》,1999年10月1日,第302期。
36. 羽离子:《历史上的南通大学与新组建的南通大学》,《南通大学学报(教育科学版)》2005年3月第1期。
37. 《华东医学院通告》,《新苏州报》,1949年7月1日第2版。
38. 又一:《参观吴中文献展览会记》,《大千世界》,上海书店出版社1997年版。
39. 《沧浪区志》(下册),上海社会科学院出版社2006年版。
40. 《苏州市志》(第三册),江苏人民出版社1995年版。
41. 王扬宗:《民国初年一次"破天荒"的公开尸体解剖》,《中国科技史料》,2001年第2期。
42. 《沧浪区志》(上册),上海社会科学院出版社2006年版。
43. 北京大学校史研究室:《北京大学史料》第1卷,北京大学出版社1993年版。
44. 张大庆:《中国近代解剖学史略》,《中国科技史料》,1994年第15卷第3期。
45. 仲:《本校两年来开创小史》,《江苏公立医学专门学校校友会》,1914年第1期。
46. 《中国共产党中央委员会关于建国以来党的若干历史问题的决议》,人民出版社1981年版。
47. 《苏州医学院附属第一医院、苏州市第一人民医院院志》(1883—1983),内部资料。
48. 何东昌:《当代中国教育》,当代中国出版社1996年版。
49. 秦玉清:《民国时期的南通大学》,《南通师范学院学报(哲学社会科学版)》,2004年第2期。
50. 《苏州医学院院史》(内部资料)。
51. 《南通医学院志》,江苏人民出版社2002年版。
52. 王馨荣:《天赐庄—西风斜照里》,东南大学出版社2004年版。
53. 庄安正:《张謇研究》,吉林人民出版社2000年版。
54. 陈有清:《张謇》,江苏古籍出版社1988年版。
55. 李明勋、褚佩言、尤世玮:《开拓与发展——张謇所创企事业今昔》,江苏人民出版社1993年版。
56. 金城:《张謇研究论稿》,华东理工大学出版社2003年版。
57. 崔之清:《中国早期现代化的前驱——第三届张謇国际学术会议论文集》上下册,中华工商联合出版社2001年版。
58. 周新国:《中国近代化先驱:状元实业家张謇》,社会科学文献出版社2004年版。
59. 《第五届张謇国际学术研讨会论文汇编》,中国海门,2009.4。
60. 〔英〕罗伯特·玛格塔:《医学的历史》,希望出版社2003年版。
61. 张绪武:《张謇》,中华工商联合出版社2004年版。
62. 费正清:《剑桥中华民国史》(下卷),中国社会科学出版社1998年版。
63. 赵建林:《解读清华》,广西师范大学出版社2004年版。
64. 王观龙、张廷栖:《张謇与南通大学》,《南通工学院学报》,2002年第3期。
65. 1957—1960年《苏州医学院院报》合订本,苏州大学档案馆。
66. 1986—1992年《苏州医学院院报》合订本,苏州大学档案馆。
67. 1992—2000年《苏医报》合订本,苏州大学档案馆。

后　　记

　　大学是知识辐射源、科学策源地、文化发祥地、人才群集区、社会智力库,其文化历来独具一格,而校史文化则是每一个高等学府经年累月所积淀的思想宝库。整理一所高校史,梳理其发展脉络,重温其文化蕴藏,回首其历史,弘扬其先贤,顾后而瞻前,鉴往而知今,应该是一件意义深远的事,也正是我们撰写《苏州医学院简史》的真正目的和现实意义之所在。

　　为一所消逝的大学写简史,就像穿越岁月的时空,对其远离的背影,唱一首深情的恋歌。在一所曾经工作过并朝夕相处的、建制现已消失的大学面前追忆,脑海里会有许多美好的莲花开放在记忆的池塘里。暗香浮动的莲花间,是大师名家们的信仰,是莘莘学子们的追求,以及与信仰、追求有关的艰辛和坚守。一个个大师名家的背影,一张张莘莘学子的笑脸,群贤毕至,少长咸集,一所具有88年历史的高等医学院校,前尘往事,让记忆变得美丽而怅然。

　　在研读苏州医学院相关史料的过程中,学校创建之艰辛,发展之曲折,繁荣之昌盛,一幕幕的历史场景,不免使人思绪激荡,心潮起伏,豪情满怀。许多教师呕心沥血,培育英才,甘为人梯,锲而不舍;许多职工默默无闻,毕生辛劳,无私奉献;许多同窗互相勉励,切磋学业,刻苦攻读的音容笑貌,一一浮现。尤其是抗战八年颠沛流离的日子,学校年年岁岁时时,艰难拮据如阴霾的天,但师生们教书和读书的一如既往,依然像晴空万里湛蓝的天。在相关史料的字里行间,都不曾有黯淡下来的时辰,到后来,落到文字里的都是心心念念的执着和美好。其实你看到的不是一个学校,而是一群人,一群坚持做一些事而不做另一些事的人。强烈而深邃的文字穿透力,使我们感悟到师长学长们对社会的奉献、对生活的挚爱、对理想的渴求、对科学的执着……

　　88年风雨兼程的苏州医学院历史,犹如一堵无形的纪念墙,上面镌刻着学校发展的轨迹和所有员工辛勤劳作的身影。触摸它,也许会勾起你书里书外的杏林逸事;阅读它,也许会使你感受到"存史、资政、育人"的意义;回眸它,也许会使你以往鉴来,重温历史,正确地认识现在和走向未来。我们希望,这本《苏州医学院简史》能成为这堵无形纪念墙的导读书,与所有的历史研究一样,力图达到"以信立本,以达为要,以雅传世"。

　　《苏州医学院简史》作为苏州大学校史丛书的系列之一,自选题、立项开始,就得到苏州大学校领导和苏州大学附属第一医院党政领导的关心和重视。10年前,由时任苏州医学院常务副院长顾钢领衔的院史编纂小组编纂的《苏州医学院院史》(内部资料),为《苏州医学院简史》一书的撰写提供了蓝本。在历时一年的史料研究和书稿撰写过程中,我们得到了苏州大学档案馆和图书馆、南通大学领导和南通大学档案馆、南通市图书馆古籍部等相关部门以及诸位教师的大力支持;得到了苏州大学校史丛书执行主编王国平教授、张謇研究专家庄安正教授真诚的帮助;书稿(征求意见稿)撰写定稿之后,承蒙强亦忠教授、倪祥庭研究员、王金香副所长拨冗通览,并提出宝贵的修改意见,责任编辑郑亚楠老师亦为本书的出版付出辛勤的劳作。在这里,我们谨致以衷心的谢忱。

由于建校年代久远,合分搬迁较频,资料散失颇多;再加上书稿撰写时间仓促,笔者才疏学浅,虽五易其稿,不足和疏漏之处仍在所难免,敬请各位校友和师生员工批评指正。在这丹桂飘香的金秋之际,谨以此书献给在苏州医学院88年历史中为我国医学事业作出奉献的全体教职员工和全体校友!

顾　钢　王馨荣

2009年秋于沧浪可园一水间